Roboterassistierte Viszeral- und Thoraxchirurgie

Thilo Hackert
Roland S. Croner
Hrsg.

Roboterassistierte Viszeral- und Thoraxchirurgie

Springer

Hrsg.
Thilo Hackert
Klinik für Allgemein-, Viszeral- und Transplantationschirurgie
Universitätsklinikum Heidelberg
Heidelberg, Deutschland

Roland S. Croner
Klinik für Allgemein-, Viszeral-, Gefäß- und Transplantationschirurgie
Universitätsklinik Magdeburg A.ö.R.
Magdeburg, Deutschland

Die Online-Version des Buches enthält digitales Zusatzmaterial, das durch ein Play-Symbol gekennzeichnet ist. Die Dateien können von Lesern des gedruckten Buches mittels der kostenlosen Springer Nature „More Media" App angesehen werden. Die App ist in den relevanten App-Stores erhältlich und ermöglicht es, das entsprechend gekennzeichnete Zusatzmaterial mit einem mobilen Endgerät zu öffnen.

ISBN 978-3-662-60456-4 ISBN 978-3-662-60457-1 (eBook)
https://doi.org/10.1007/978-3-662-60457-1

Die Deutsche Nationalbibliothek verzeichnet diese Publikation in der Deutschen Nationalbibliografie; detaillierte bibliografische Daten sind im Internet über http://dnb.d-nb.de abrufbar.

Springer

Universitätsklinikum Heidelberg Chirurgischen Klinik

Springer ist ein Imprint der eingetragenen Gesellschaft Springer-Verlag GmbH, DE und ist ein Teil von Springer Nature.
Die Anschrift der Gesellschaft ist: Heidelberger Platz 3, 14197 Berlin, Germany

Vorwort

Die Chirurgie wurde schon immer durch technische Innovationen geprägt und Chirurgen haben gleichzeitig immer technische Innovationen mitgestaltet. So hat Erich Mühe mit der Durchführung der ersten laparoskopischen Cholezystektomie 1985 eine neue Ära in diesem Bereich eingeläutet und nach initialer Anwendung der minimal-invasiven chirurgischen Verfahren in der Gynäkologie diese Technik in der Viszeralchirurgie eingeführt.

Die minimal-invasiven Verfahren haben sich im Nachgang rasant entwickelt und Einzug in viele Bereiche der Viszeral- und Thoraxchirurgie gefunden. Anfänglich noch kritisch beäugt, sind sie heute nicht mehr aus der Chirurgie wegzudenken.

Die neueste Entwicklung in diesem Szenario ist die sogenannte Roboterchirurgie, die streng genommen keine Robotik, sondern eine Telemanipulation ist. Über eine Konsole können Instrumente am Patienten, welche über minimal-invasive Zugänge eingebracht sind, bewegt werden. Durch neue Innovationen ist diese Technologie ein enormer Fortschritt im Vergleich zur bisherigen Laparoskopie.

Hohe Kosten und innovationskritische Stimmen blockieren allerdings einen schnellen Einzug der Robotik in die Kliniken und die breite Anwendung. Dennoch ist ihr Siegeszug aufgrund der potenziellen Vorteile, welche die Robotik bietet, nicht aufzuhalten.

Allerdings muss jedes neue Verfahren in der Anwendung durch uns Chirurgen wissenschaftlich begleitet und die Indikationen klar definiert werden. Eine Standardisierung der Prozeduren und ein effizientes Training sind wesentliche Grundlagen, um neue operative Techniken sicher für den Patienten zu gestalten und deren Nutzen zu bewerten.

In unserem Buch haben wir häufige Indikationen für roboterassistierte Eingriffe in der Thorax- und Viszeralchirurgie zusammengetragen. Experten in den jeweiligen Gebieten haben hier mitgeholfen und ihr Wissen eingebracht. In den entsprechenden Kapiteln werden die Patientenvorbereitung, die Anwendung der Technik und die operative Strategie vor dem Hintergrund der aktuellen Möglichkeiten beschrieben. Videos machen hierbei die einzelnen Schritte besser nachvollziehbar.

Wir hoffen, dass wir Sie mit unserem Buch beim Einsatz der Robotik in den unterschiedlichen Bereichen unterstützen können und damit die Anwendung dieser faszinierenden Technik erleichtern.

Roland S. Croner — Ihr
Heidelberg, November 2020 — Thilo Hackert

Inhaltsverzeichnis

1 **Einführung** ... 1
Thilo Hackert und Roland S. Croner

2 **Training für die roboterassistierte Chirurgie** ... 5
Felix Nickel, Caelán Max Haney und Beat Peter Müller-Stich

3 **Operationen am Ösophagus** ... 17
Daniel E. Stange, Jürgen Weitz und Thilo Welsch

4 **Pankreaschirurgie** ... 29
Yakup Kulu, Pietro Contin und Thilo Hackert

5 **Roboterassistierte Kolon- und Rektumresektionen** ... 45
Henry Ptok und Roland S. Croner

6 **Robotische Magenchirurgie** ... 79
Felix Berlth und Peter Grimminger

7 **Bariatrie** ... 85
Jan-Niclas Kersebaum und Jan Henrik Beckmann

8 **Roboterassistierte Leberresektionen** ... 95
Roland S. Croner

9 **Roboterassistierte Spendernephrektomie** ... 121
Yakup Kulu, Mohammad Golriz und Arianeb Mehrabi

10 **Roboterassistierte Schilddrüsenchirurgie** ... 131
Elisabeth Maurer und Detlef K. Bartsch

11 **Operationen an der Lunge** ... 143
Thorben Möller und Jan-Hendrik Egberts

Erratum zu: Roboterassistierte Kolon- und Rektumresektionen ... E1

Anhang ... 153

Stichwortverzeichnis ... 157

Übersicht Videos

Kapitel	Abbildung	Video
4	Abb. 4.8	Video 4.1
4	Abb. 4.9	Video 4.2
4	Abb. 4.10	Video 4.3
5	Abb. 5.10	Video 5.1
5	Abb. 5.11	Video 5.2
5	Abb. 5.15	Video 5.3
5	Abb. 5.30	Video 5.4
8	Abb. 8.13	Video 8.1
8	Abb. 8.14	Video 8.2
8	Abb. 8.16	Video 8.3
8	Abb. 8.30	Video 8.4
8	Abb. 8.32	Video 8.4

Einführung

1

Thilo Hackert, Roland S. Croner

Inhaltsverzeichnis

Literatur 4

Seit den 1980er-Jahren begann in der Chirurgie die Entwicklung und Einführung minimal-invasiver Operationsverfahren, die zunächst über gynäkologische Eingriffe in die Viszeralchirurgie Einzug hielten, bevor sie dort Akzeptanz und in den 1990er-Jahren zunehmend weitere Verbreitung fanden (Mack 2001). Nachdem initial die Appendektomie und Cholezystektomie zu Standardeingriffen mit minimal-invasivem Zugang wurden, erfolgten dann zunehmend auch komplexere Operationen, so wurde beispielsweise 1994 die erste laparoskopische Pankreatikoduodenektomie beschrieben (Gagner und Pomp 1994), was deren grundsätzliche technische Machbarkeit in spezialisierten Institutionen zeigte – zu einer flächendeckenden Ausbreitung solch hochkomplexer Eingriffe kam es jedoch nicht.

Mit etwas Verzögerung und unter Anwendung der nun etablierten minimal-invasiven Zugangswege erfolgte die Erforschung und Entwicklung robotergestützter Operationstechniken zur Verbesserung der Präzision bei operativen Eingriffen auf kleinstem Raum im Umfeld von kritischen anatomischen Strukturen; so erfolgten Ende der 1980er-Jahre erstmalig stereotaktische roboterassistierte neurochirurgische Eingriffe (Kwoh et al. 1988).

Die weitere Entwicklung der robotischen Chirurgie in den späten 1980er-Jahren wurde maßgeblich am Stanford Research Institute (SRI) der Stanford University in Kalifornien zunächst ohne wirtschaftliche Interessen vorangetrieben. Mit der finanziellen Unterstützung des National Health Institute (NIH) konnte ab 1990 der Prototyp einer robotischen Operationsplattform entwickelt werden. Auf diese Entwicklung wurde die „Defense Advanced Research Projects Agency“ (DARPA) aufmerksam, die im Sinne von militärischen Interessen die Entwicklung weiter vorantrieb; Ziel war hierbei die Möglichkeit, Operationen in Kriegsgebieten oder im Weltall durchzuführen, ohne den Chirurgen dabei der unmittelbar damit verbundenen Gefahren

T. Hackert (✉)
Klinik für Allgemein-, Viszeral- und Transplantationschirurgie, Universitätsklinikum Heidelberg, Heidelberg, Deutschland
e-mail: thilo_hackert@med.uni-heidelberg.de

R. S. Croner
Klinik für Allgemein-, Viszeral-, Gefäß- und Transplantationschirurgie, Universitätsklinik Magdeburg A.ö.R., Magdeburg, Deutschland
e-mail: roland.croner@med.ovgu.de

T. Hackert, R. S. Croner (Hrsg.), *Roboterassistierte Viszeral- und Thoraxchirurgie*,
https://doi.org/10.1007/978-3-662-60457-1_1

auszusetzen (Mack 2001). Daher erfolgte dieser Entwicklungsschritt in erster Linie durch die Initiative des US-amerikanischen Verteidigungsministeriums und führte im Weiteren in Kooperation mit der Industrie zur Einführung dieser Technologie in die klinische Praxis. Hieraus ging zunächst als Start-up-Unternehmen 1995 die Firma Intuitive Surgical© Sunnyvale, Kalifornien, USA hervor, die nach den weiterentwickelten Prototypen „Lenny", „Leonardo" und „Mona" 1999 das Da-Vinci®-System als robotische Plattform auf den Markt brachte und im Jahr 2000 die allgemeine FDA-Zulassung für laparoskopische Eingriffe erhielt. 2001 erfolgte die FDA-Zulassung für die Prostatektomie, die den heute weltweit am häufigsten durchgeführten Eingriff darstellt. Das zeitgleich entwickelte ZEUS-System der Firma Computer Motion Inc. Sunnyvale, Kalifornien, USA. erhielt vor dem Da-Vinci-System zwar die europäische, nicht jedoch die FDA-Zulassung, sodass es in dieser Phase der Entwicklung und Markteinführung zu einem harten Konkurrenzkampf der beiden Firmen kam, der mit der Übernahme der Computer Motion Inc. durch Intuitive beendet wurde, was dazu führte, dass die Weiterentwicklung des ZEUS-Systems zugunsten der Da-Vinci-Plattform aufgegeben wurde (Lane 2018).

Bis heute hält die Firma Intuitive Surgical© fast eine weltweite Monopolstellung in der Roboterchirurgie und das Da-Vinci-System ist die mit großem Abstand am weitesten verbreitete und am häufigsten angewandte Plattform, aktuell in der Xi-Version, die seit 2014 auf dem Markt ist.

Die Funktionsweise des Robotersystem entspricht einem Telemanipulator, d. h. der „Roboter" führt keine eigenständigen Bewegungen oder Abläufe aus, sondern übersetzt die Manipulationen des Chirurgen, der an der Konsole über entsprechende Manipulatoren handelt.

Eine robotische Operationsplattform besteht prinzipiell aus einer Konsole, an der der operierende Chirurg sitzt und die mit zwei joystickartigen Manipulatoren ausgestattet ist, über die die Bewegungen auf die Roboterarme am Patienten und damit die intrakorporalen Instrumente übertragen werden. Die Konsole bietet einen HD-3-dimensionalen Blick mit ausgeprägter Zoommöglichkeit, auch die Übertragungsstrecke der Bewegungen kann variiert werden (z. B. 1:1,5 oder 1:3); daneben ermöglicht ein Tremorfilter extrem präzise Bewegungen der Instrumente, alle Einstellungen (z. B. Intensität des Koagulationsstromes) können von der Konsole aus gesteuert werden. Eine zusätzliche Konsole kann mit dem System verbunden werden, sodass ein zweiter Chirurg hier zu Ausbildungszwecken an der Operation teilnehmen und auch einzelne oder alle Instrumente mit ihrer Funktion unter Anleitung übernehmen kann.

Das zweite Element der Plattform ist der Patientenwagen („patient cart"), der an einem Stativ die Roboterarme trägt, die an die Trokare am Patienten angedockt sind, auf denen die endoskopische Kamera sowie die entsprechenden Instrumente angebracht werden, sodass der distale Teil der Arme jeweils vor Operationsbeginn mit einem sterilen Bezug versehen werden muss. Hier können je nach System alle Arme für alle Funktionen (Kamera oder Instrumentierung) verwendet werden.

Das dritte Element des Systems ist der laparoskopische Turm („vision cart"), der neben einem Monitor für den Assistenten den Generator der Koagulationsinstrumente sowie den Insufflator zur Anlage des Pneumoperitoneums und Geräte zur Videoaufzeichnung enthält. Alle Komponenten der Plattform sind über Kabel miteinander verbunden und kommunizieren kontinuierlich hierüber.

Die potenziellen Vorteile des roboterassistierten Operierens im Vergleich zur konventionellen Laparoskopie stellen v. a. die 3-dimensionale Bewegungsfunktion der meisten eingesetzten Instrumente dar, mit der die natürliche Handgelenksfunktion simuliert wird und die daher v. a. bei Rekonstruktionen mit komplexer Nahttechnik mehr Möglichkeiten bietet als konventionelle starre laparoskopische Instrumente. Daneben bietet die sitzende Position des Operateurs an der Konsole mehr Bequemlichkeit.

Im Jahr 1997 erfolgte die erste robotisch durchgeführte Cholezystektomie durch Jacques Himpens in Belgien, im Jahr darauf der erste koronarchirurgische Eingriff durch Matthias Mohr in Leipzig (Mees et al. 2017). In den folgenden Jahren wurde der Roboter in zahlreichen chirurgischen Bereichen erprobt und eingeführt, ohne dass zunächst nennenswerte Anzahlen der jeweiligen Eingriffe durchgeführt wurden.

Die Erstbeschreibung kolorektaler Eingriffe mit dem Roboter erfolgte 2002 (Weber et al. 2002) in Form von zwei Resektionen (Hemikolektomie rechts bzw. Sigmaresektion) bei benigner Indikation. Die Gruppe um Merola und Weber hatte hier zunächst mit einem robotischen und sprachgesteuerten Kameraarm der Firma Computer Motion eine Serie von laparoskopischen Kolektomien (rechts/links) durchgeführt und damit die Funktion des kameraführenden Assistenten auf den Roboterarm übertragen, bevor sie komplett roboterassistierte Kolektomien, dann mit dem Da-Vinci-System, vornahmen (Merola et al. 2002).

Parallel dazu erfolgten die ersten Eingriffe im oberen Gastrointestinaltrakt, so beispielsweise 2001 die Heller-Myotomie (Melvin et al. 2001) und nachfolgend in den Jahren 2002–2004 die Erstbeschreibungen für verschiedene Verfahren der robotischen Ösophagusresektion (Melvin et al. 2002; Horgan et al. 2003; Kernstine et al. 2004). Am Pankreas erfolgten ebenfalls ab 2001 verschiedene Eingriffe wie Linksresektionen und Enukleationen (Joyce et al. 2014). Die erste roboterassistierte partielle Duodenopankreatektomie wurde von Giulianotti 2001 durchgeführt (Giulianotti et al. 2003), jedoch erfuhr dieser Eingriff aufgrund der komplexen Rekonstruktion zunächst nur in sehr wenigen hochspezialisierten Zentren weitere Anwendung (Zureikat et al. 2013).

Im Bereich der Leberchirurgie erfolgten zunächst meist kleinere Eingriffe wie atypische Keilexzisionen, im Weiteren wurden dann robotisch formale Resektionen durchgeführt und die Indikationen zunehmend auch auf maligne Erkrankungen ausgedehnt (Nguyen et al. 2009).

Dies spiegelt die grundsätzliche Entwicklung in allen Organbereichen wider, bei der zunächst die Implementierung neuer Operationstechniken bei benignen Erkrankungen erfolgt und nachfolgend dann auf alle Indikationen ausgeweitet wird. Problematisch ist hierbei, dass diese Entwicklung meist der Evidenz – insbesondere hinsichtlich chirurgischer Radikalität und onkologischer Ergebnisse – voraneilt und die Generierung von Daten auf hohem Evidenzniveau meist mit ca. 10–15 Jahren Verzögerung erfolgt. Ein prominentes Beispiel hierfür stellt die Implementierung der minimal-invasiven Hysterektomie für Frühstadien des Zervixkarzinoms dar (Melamed et al. 2019). Dieses Verfahren hat sich in den USA seit Mitte der 2000er-Jahre flächendeckend durchgesetzt, bis im Jahr 2018 die erste randomisierte Studie mit einer relevanten Patientenanzahl publiziert wurde (Ramirez et al. 2018). In dieser Studie zeigte sich, dass das minimal-invasive Verfahren die onkologische Prognose der Patientinnen signifikant verschlechterte mit einem Unterschied von 15 % im 5-Jahres-Überleben in der minimal-invasiv operierten Gruppe. Die Wertung dieser Ergebnisse unterstreicht, dass die Adoption von neuen Verfahren niemals unkritisch erfolgen sollte, sondern in allen Bereichen mit dem Bestreben erfolgen muss, die Effekte der neuen Methoden in qualitativ hochwertigen klinischen Studien zu überprüfen. Für die robotische Chirurgie liegen bis heute fast ausschließlich Beobachtungsstudien vor, jedoch sind eine relevante Anzahl von randomisierten Studien in Planung oder Durchführung, bei denen der robotische Ansatz sowohl gegen offene als auch gegen laparoskopische Techniken verglichen werden (Kirchberg und Weitz 2019). Die erste randomisiert kontrollierte Studie zur Rektumresektion (ROLARR), in der die robotische mit der laparoskopischen Rektumresektion verglichen wurde, konnte keinen Vorteil eines der beiden Verfahren demonstrieren (Jayne et al. 2017). In den nächsten Jahren sind hier Ergebnisse weiterer hochwertiger Studien zu erwarten, anhand derer mehr Evidenz zu Vor- oder Nachteilen der jeweiligen robotischen Verfahren generiert werden kann.

Aufgrund der steigenden Komplexität der robotischen Eingriffe wurde heute von den anwendenden Chirurgen die Notwendigkeit eines spezifischen Trainings – sowohl für den Gebrauch des Systems an sich, wie auch für die jeweiligen Operationen – zunehmend erkannt. Dies hat dazu geführt, dass heute die Implementierung eines robotischen Programms in den meisten Zentren mit einem strukturierten Trainingsprogramm erfolgt. Dies beinhaltet neben dem Basistraining am Simulator die Anwendung im Tiermodell sowie die Durchführung von Eingriffen am Kadaver und spezielle Übungen zu einzelnen Operationsschritten an künstlichen Organen (z. B. Rekonstruktion von Pankreas, Gallengang und Magen mit Silikonmodellen). Daneben finden in der Regel eine Hospitation in einem Zentrum mit Vorerfahrung bei der jeweiligen Operation, sowie ein Tutoring bei Durchführung der ersten eigenen Eingriffe statt. Dieses Konzept hat sich in den vergangenen Jahren weltweit bewährt und erleichtert die Einführung eines Roboterprogramms, da unnötige Anfangsfehler vermieden werden und so nicht nur Komplikationen, sondern auch Operationszeiten und -kosten reduziert werden können.

Zusammenfassend hat sich seit Beginn der Entwicklung vor 25 Jahren die Anwendung von Robotern in der Allgemein- und Vizeralchirurgie in den vergangenen 10 Jahren rapide gesteigert. Es ist zu erwarten, dass – insbesondere mit der absehbaren Markteinführung von Konkurrenzsystemen anderer Firmen – die Bedeutung und Frequenz robotischer Operationen weiter zunimmt, sodass eine Ausbildung in diesen Verfahren in allen Bereichen der Chirurgie zukünftig unabdingbar sein wird. Das vorliegende Lehrbuch umfasst organbezogen die heute üblichen Operationstechniken im Hinblick auf Indikationen, Technik sowie die aktuell verfügbare Datenlage und Evidenz.

Literatur

Gagner M, Pomp A (1994) Laparoscopic pylorus-preserving pancreatoduodenectomy. Surg Endosc 8(5):408–410

Giulianotti PC, Coratti A, Angelini M, Sbrana F, Cecconi S, Balestracci T, Caravaglios G (2003) Robotics in general surgery: personal experience in a large community hospital. Arch Surg 138(7):777–784

Horgan S, Berger RA, Elli EF, Espat NJ (2003) Robotic-assisted minimally invasive transhiatal esophagectomy. Am Surg 69:624–626

Jayne D, Pigazzi A, Marshall H, Croft J, Corrigan N, Copeland J, Quirke P, West N, Rautio T, Thomassen N, Tilney H, Gudgeon M, Bianchi PP, Edlin R, Hulme C, Brown J (2017) Effect of robotic-assisted vs conventional laparoscopic surgery on risk of conversion to open laparotomy among patients undergoing resection for rectal cancer: the rolarr randomized clinical trial. JAMA 318(16):1569–1580

Joyce D, Morris-Stiff G, Falk GA, El-Hayek K, Chalikonda S, Walsh RM (2014) Robotic surgery of the pancreas. World J Gastroenterol 20(40):14726–14732

Kernstine KH, DeArmond DT, Karimi M, Van Natta TL, Campos JH, Yoder MR, Everett JE (2004) The robotic, 2-stage, 3-field esophagolymphadenectomy. J Thorac Cardiovasc Surg 127:1847–1849

Kirchberg J, Weitz J (2019) Evidence for robotic surgery in oncological visceral surgery. Chirurg 90(5):379–386

Kwoh YS, Hou J, Jonckheere EA, Hayati S (1988) A robot with improved absolute positioning accuracy for CT guided stereotactic brain surgery. IEEE Trans Biomed Eng 35(2):153–160

Lane T (2018) A short history of robotic surgery. Ann R Coll Surg Engl 100(6_sup):5–7

Mack MJ (2001) Minimally invasive and robotic surgery. JAMA 285:568–572

Mees ST, Kirchberg J, Weitz J (2017) Robotik in der Chirurgie. Passion Chirurgie 7(02). Artikel 03

Melamed A, Rauh-Hain JA, Ramirez PT (2019) Minimally invasive radical hysterectomy for cervical cancer: when adoption of a novel treatment precedes prospective, randomized evidence. J Clin Oncol 37(33):3069–3074

Melvin WS, Needleman BJ, Krause KR, Wolf RK, Michler RE, Ellison EC (2001) Computer-assisted robotic heller myotomy: initial case report. J Laparoendosc Adv Surg Tech A 11(4):251–253

Melvin WS, Needleman BJ, Krause KR, Schneider C, Wolf RK, Michler RE, Ellison EC (2002) Computer-enhanced robotic telesurgery Initial experience in foregut surgery. Surg Endosc 16:1790–1792

Merola S, Weber P, Wasielewski A, Ballantyne GH (2002) Comparison of laparoscopic colectomy with and without the aid of a robotic camera holder. Surg Laparosc Endosc Percutan Tech 12(1):46–51

Nguyen KT, Gamblin TC, Geller DA (2009) World review of laparoscopic liver resection-2,804 patients. Ann Surg 250(5):831–841

Ramirez PT, Frumovitz M, Pareja R, Lopez A, Vieira M, Ribeiro R, Buda A, Yan X, Shuzhong Y, Chetty N, Isla D, Tamura M, Zhu T, Robledo KP, Gebski V, Asher R, Behan V, Nicklin JL, Coleman RL, Obermair A (2018) Minimally Invasive versus Abdominal Radical Hysterectomy for Cervical Cancer. N Engl J Med 379(20):1895–1904

Weber PA, Merola S, Wasielewski A, Ballantyne GH (2002) Telerobotic-assisted laparoscopic right and sigmoid colectomies for benign disease. Dis Colon Rectum 45:1689–1694; discussion 1695–96

Zureikat AH, Moser AJ, Boone BA, Bartlett DL, Zenati M, Zeh HJ (2013) 250 robotic pancreatic resections: safety and feasibility. Ann Surg 258(4):554–559; discussion 559–62

Training für die roboterassistierte Chirurgie

2

Felix Nickel, Caelán Max Haney und Beat Peter Müller-Stich

Inhaltsverzeichnis

2.1 **Einleitung** ... 5

2.2 **Kenntnisse des Systems und Setups** ... 6

2.3 **Training für die roboterassistierte Chirurgie** ... 7

2.4 **Intraoperative Ausbildung für die roboterassistierte Chirurgie** ... 9

2.5 **Teamfähigkeiten** ... 12

2.6 **Lernkurven** ... 12

2.7 **Beispiele aus der Literatur** ... 12

2.8 **Ausblick in die Zukunft** ... 14

Literatur ... 14

2.1 Einleitung

Die minimal-invasive Chirurgie bietet für Patienten viele Vorteile wie einen reduzierten Krankenhausaufenthalt und geringere postoperative Schmerzen (Jaschinski et al. 2018; Keus et al. 2006), aber ist es wichtig, dass die initial längere Lernkurve sicher überschritten wird. Das Training außerhalb des Operationssaals als Vorbereitung auf Operationen hat in der minimal-invasiven Chirurgie einen sehr hohen Stellenwert zur Wahrung der Patientensicherheit. Probleme der konventionellen Laparoskopie, wie die überwiegend 2-dimensionale Sicht, die fehlenden Freiheitsgrade, Pivot- und Fulcrum-Effekte sowie eine schwierige Auge-Hand-Koordination, werden durch die robotischen Systeme behoben. Hierbei hat sich gezeigt, dass sich roboterassistierte Fähigkeiten schneller erlernen lassen als

F. Nickel (✉) · C. M. Haney · B. P. Müller-Stich
Klinik für Allgemein-, Viszeral- und Transplantationschirurgie, Universitätsklinikum Heidelberg, Heidelberg, Deutschland
e-mail: felix.nickel@med.uni-heidelberg.de; C.Haney@stud.uni-heidelberg.de; Beat.Mueller@med.uni-heidelberg.de

T. Hackert, R. S. Croner (Hrsg.), *Roboterassistierte Viszeral- und Thoraxchirurgie*,
https://doi.org/10.1007/978-3-662-60457-1_2

korrespondierende laparoskopische Fähigkeiten (Yohannes et al. 2002), jedoch ergeben sich auch neue Schwierigkeiten und Einschränkungen wie das fehlende haptische Feedback der zurzeit auf dem Markt erhältlichen Systeme. Während laparoskopische Eingriffe meist länger dauern als offene Eingriffe (Palanivelu et al. 2017; Poves et al. 2018), wird dies bei robotischen Operationen zumindest initial noch einmal verstärkt(Prete et al. 2018). Vor allem am Anfang der Lernkurve sollten Operationszeiten eingeplant werden, die deutlich länger sind als die der korrespondierenden offenen Eingriffe (Chalikonda et al. 2012; Zureikat et al. 2016).

Diese neuen Fähigkeiten müssen auch von erfahrenen Chirurgen trainiert werden, da sich gezeigt hat, dass sich laparoskopische und offene Fähigkeiten nicht Eins-zu-Eins auf die Basisfertigkeiten der robotischen Chirurgie übertragen lassen (Kowalewski et al. 2018b). Vor allem die Orientierung mit der robotischen Sicht, der Umgang mit den verschiedenen Instrumenten, die grundlegende Bedienung des robotischen Systems, jedoch auch die Kompensation der fehlenden Kraftrückkopplung durch Entwicklung einer visuellen Haptik (Hagen et al. 2008; Tewari et al. 2010) sind wichtige Fähigkeiten der roboterassistierten Chirurgie. Dies betrifft jedoch nicht nur den Chirurgen an sich, vielmehr sollte das komplette Operationsteam auf die veränderten Umstände der roboterassistierten Chirurgie vorbereitet sein (Patel et al. 2009). Erst wenn die notwendigen Fähigkeiten von allen partizipierenden Parteien erlernt wurden, sollte am Patienten operiert werden. Zum Aneignen dieser Fähigkeiten gibt es verschiedene Systeme und Möglichkeiten. Die meisten in der Literatur beschriebenen Curricula verfolgen einen multimodalen Ansatz und bestehen aus verschiedenen Modulen, die aufeinander aufbauen.

2.2 Kenntnisse des Systems und Setups

Die robotischen Systeme bestehen derzeit immer aus verschiedenen Bestandteilen. Ein grundlegender ist die Konsole, von der der „surgical cart" durch den Chirurgen gesteuert wird. Obwohl der Konsolenchirurg im Idealfall wenig mit dem Surgical Cart zu tun hat, sollte der Umgang mit allen Bestandteilen erlernt werden, damit der Operateur während den Operationen in jeder Situation den bettseitigen Assistenten und das OP-Personal anleiten und eventuell aufkommende Probleme lösen kann. Den Aufbau des Systems im Operationssaal zu kennen, ist auch eine Grundlage, die nicht vernachlässigt werden darf, da ein gutes Setup wichtige Zeit einsparen kann, sollte eine Operation zur offenen Technik konvertiert werden müssen. Deshalb sollte sich der Chirurg mit dem Setup beschäftigen und auch die Hintergründe der Platzierung im Saal kennen. Ebenso sollten die notwendigen Vorgehensweisen zur Wahrung der Patientensicherheit bei Notwendigkeit einer Konversion vorab bekannt und trainiert sein.

„Surgical-Cart-Assistenten" müssen wissen, wie der Surgical Cart steril verpackt wird, um eventuell OP-Personal anzuleiten und Fehler beim sterilen Verpacken des Surgical Carts zu beheben. Die korrekte Positionierung der Instrumentenarme ist eine wichtige Aufgabe, da diese sich während der Operationen nicht gegenseitig behindern sollen und eine schlechte Positionierung den Handlungsumfang des operierenden Chirurgen einschränken kann. Daher muss am Surgical Cart assistierendes Personal sich vor den verschiedenen Operationen mit der idealen Positionierung der Arme für das jeweilig benutzte robotische System vertraut machen. Hier können relevante Unterschiede zwischen verschiedenen Gerätegenerationen und Systemen bestehen. Die Armkonfiguration kann sich auch im Verlauf der Operation verändern, was die Assistenten antizipieren müssen und eingreifen sollten, bevor die Arme sich behindern. Weiterhin sollten sich Assistenten mit Instrumenten und der Kamera auskennen und wissen, wie man diese am Instrumentenarm befestigt und entnimmt. Diese Fähigkeiten können in vom Hersteller der robotischen Systeme angebotenen Onlinekursen erlernt werden und sollten außerhalb echter Operationen vorab trainiert werden, um verlängerte Operationszeiten und eine Gefährdung der Patientensicherheit zu vermeiden. Es gibt sowohl für Operateure, als auch Assistenten und OP-Personal Module zum Erlernen des Umgangs mit dem Surgical Cart. Um die Kenntnisse zu überprüfen gibt es Onlineprüfungen, die abgelegt werden sollten, bevor im OP Tätigkeiten durchgeführt werden.

Tab. 2.1 Zu erlernende Tätigkeiten an den verschiedenen Stationen

	Zu erlernende Fähigkeiten		
	Surgical Cart	Konsole	OP-Setup und Patientensetup
Chirurg	- An-und Ausschalten des Systems - Steriles Drapieren der Arme - Kamerakalibrierung - Befestigen der Instrumente - Wechseln der Instrumente	- Ergonomie - Instrumenteneinstellung (HF-Einstellungen, Stapling Devices, Sealing Devices, Motion Scaling, Gewebekompressionsdruck der verschiedenen Greifinstrumente) - Troubleshooting	- Trokarpositionierung - Patientenlagerung - Optimale Positionen von Personal und robotischem System
Assistent	- An- und Ausschalten des Systems - Steriles Drapieren der Arme - Kamerakalibrierung	Für das Erlernen der Operationen an der Dualkonsole sollten die gleichen Fähigkeiten wie beim Chirurgen erlernt werden	- Trokarpositionierung - Patientenlagerung - Optimale Position von Personal und robotischem System
OP-Personal	- Steriles Drapieren des Systems - Austauschen der Instrumente - An- und Ausschalten des Systems - Anschlüsse		- Patientenlagerung - Optimale Position von Personal und robotischem System

Bezüglich der Konsole, die vom Chirurgen bedient wird, empfiehlt sich ein ähnliches Vorgehen. Chirurgen sollten sich intensiv mit den Funktionen und dem Aufbau auseinandersetzen. Zwar stellt die roboterassistierte Chirurgie eine bequeme und ergonomischere Möglichkeit des Operierens dar, diese Vorteile können jedoch nur genutzt werden, wenn die chirurgische Konsole auch richtig eingestellt wird. Hierbei empfiehlt sich, zuerst die Höhe des Stuhls, dann die Nähe des Stuhls zur Konsole, daraufhin die Vorderarmstütze, Höhe und Winkel der Kopfstütze und der Pedalen einzustellen, um in einer optimierten ergonomischen Position zu arbeiten und ein mehrstündiges konzentriertes und performantes Arbeiten zu unterstützen.

Auch zum Umgang mit der Konsole gibt es Onlinemodule mit anschließender Kenntnisüberprüfung. Diese sind auch für die verschiedenen robotischen Instrumente verfügbar und zu empfehlen.

Eine andere grundsätzliche Fähigkeit, die jeder Chirurg beherrschen sollte, der roboterassistiert Operationen durchführt, ist die Fehlerbehebung am System. Das empfohlene Vorgehen lässt sich auch in Onlinekursen erlernen.

Es empfiehlt sich sehr, dass die operierenden Chirurgen die Kenntnis haben, alle Komponenten ohne Probleme zu bedienen und auch Personal gut dabei anleiten können, sollten Probleme aufkommen, die das Personal nicht selbst lösen kann (Tab. 2.1).

2.3 Training für die roboterassistierte Chirurgie

Ähnlich wie der Laparoskopie gibt es verschiedene Möglichkeiten, die Fähigkeiten zu erlernen, die bei den Operationen benötigt werden (Kowalewski et al. 2018a; Nickel et al. 2015b). So gibt es inzwischen validierte Simulatoren für die roboterassistierte Chirurgie, welche Chirurgen die Möglichkeit geben, in einer sicheren, virtuellen Umgebung Fähigkeiten zu trainieren. Weiterhin gibt es die Möglichkeit, ex vivo oder in vivo komplette Operationen oder einzelne Operationsschritte zu simulieren.

Simulatortraining

Das Training am Simulator eignet sich sehr gut, um die grundlegenden Fähigkeiten der roboterassistierten Chirurgie zu erlernen. Auf dem Markt erhältliche Systeme sind entweder Backpack-Systeme, die sich an der Konsole des robotischen Systems anbringen lassen oder Stand-alone-Systeme (Tab. 2.2). Beim Backpack-System wird die Konsole analog zu echten Operationen bedient, jedoch in einer vom

Tab. 2.2 Virtuelle Simulatoren für die roboterassistierte Chirurgie

Simulator	Firmenname
Da Vinci Skills Simulator™	Intuitive Surgical, Sunnyvale, California, USA
Surgical Education Platform Robot™	SimSurgery, Oslo, Norway
Robotic Surgical System™	Simulated Surgical Systems, San Jose, CA, USA
dV-Trainer™	Mimic, Seattle, WA, USA
RobotiX Mentor™	3D Systems, Simbionix Products, Cleveland, OH, USA

Simulator erschaffenen virtuellen Umgebung. Die Stand-alone-Systeme haben den Vorteil, dass sie auch ohne die Konsole benutzt werden können.

Es besteht eine große Variation verschiedener Aufgaben an den Simulatoren, um unterschiedliche Fähigkeiten zu erlernen. Die Aufgaben können in Basic Skills und Advanced Skills gegliedert werden. So gibt es Aufgaben, die ähnlich aufgebaut sind wie Trainingsaufgaben aus der Laparoskopie (z. B. Pick and Place), jedoch auch Aufgaben, die die speziellen Möglichkeiten des robotischen Systems ansprechen (Kamera und Koppeln: z. B. Camera Targeting, Ring Walk, Motion Scaling). Es besteht die Möglichkeit, nach Lösen der Aufgaben eine Auswertung mit einer Bewertung der Leistung zu erhalten. Es empfiehlt sich, mit dem Simulator so lange zu trainieren, bis alle Aufgaben mit einer entsprechend hohen Bewertung an Hand validierter Proficiency Benchmarks abgeschlossen wurden (Hogg et al. 2017). Es gibt bereits validierte Trainingscurricula für Simulatoren, an denen sich orientiert werden kann (Hung et al. 2012).

Ex-vivo-Training

Wie in der Laparoskopie und der offenen Chirurgie sollten vor dem eigentlichen Operieren am Patienten auch Ex-vivo-Operationen oder einzelne Operationsschritte simuliert werden (Nickel et al. 2017). Da jedoch hierfür ein robotisches System benötigt wird, muss dies entweder außerhalb der regulären Operationszeit gemacht werden oder es muss ein weiteres robotisches System verfügbar sein, welches zum Trainieren benutzt werden kann. Ein weiterer Nachteil sind die hohen Kosten, da für das Training auch Instrumente benötigt werden. Spezielle Trainingszentren bieten eine Alternative.

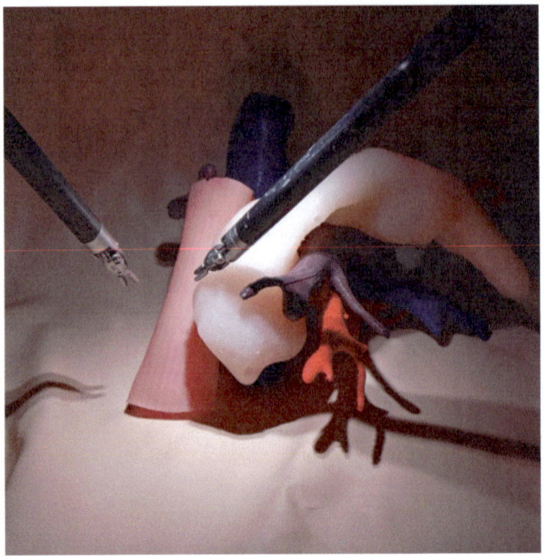

Abb. 2.1 Ex-vivo Training am Pankreasmodell

Das Ex-vivo-Training eignet sich gut dafür, komplexere Fähigkeiten zu üben, da diese virtuell zum Teil aktuell nicht sehr gut simuliert werden können (Nickel et al. 2013). So kann beispielsweise sehr gut das intrakorporale Nähen und Knoten oder das Erstellen von Anastomosen (Abb. 2.1) geübt werden (Mark Knab et al. 2018). Es kann sowohl an biologischem Gewebe oder an artifiziellen Modellen trainiert werden.

In-vivo-Training

Das In-vivo-Training an Tiermodellen oder Kadavern eignet sich gut dafür, komplette Operationen zu simulieren. Dies ist nicht nur für den Chirurgen wichtig, das gesamte OP-Team sollte bei den Operationen anwesend sein, um wichtige Abläufe üben zu können.

Ein großer Vorteil des In-vivo-Trainings ist die Nähe zur Realität. Zwar ist bei Tiermodellen die Anatomie nicht immer dem Menschen gleich, jedoch können einige Operationen sehr gut simuliert werden, die Durchblutung der Organe vermittelt wichtige Aspekte der realen Operation und lässt ein Training des Managements von Blutungskomplikationen zu. Auch um ein grundsätzliches Gefühl für das Gewebe zu bekommen und um das Komplikationsmanagement zu üben eig-

Tab. 2.3 Vor- und Nachteile der verschiedenen Trainingsmodalitäten

	Vorteile	Nachteile
Virtuelles Training	- Gut validiert - Nach Anschaffung eines Simulators günstig und unbeschränkt nutzbar	- Nicht immer Realitätsnah - Investitionskosten
Ex-vivo-Training	- Gut zum Trainieren von komplexeren Fähigkeiten	- Notwendigkeit eines robotischen Systems - Instrumentenkosten
Ex-vivo-Training an Kadavermodellen	- Reale Bedingungen	- Kosten - Ein weiteres robotisches System wird benötigt - Verfügbarkeit - Instrumentenkosten
In-vivo-Training an Tiermodellen	- Reale Bedingungen mit möglichen Komplikationen	- Ethische Bedenken - Kosten - Ein weiteres robotisches System wird benötigt - Verfügbarkeit - Instrumentenkosten

net sich das In-vivo-Training sehr gut. Hierzu werden spezielle Trainingskurse angeboten, bei denen supervidiert Trainingsoperationen am Tiermodell durchgeführt werden. Nachteile sind die ethischen Fragen bei Tierversuchen und die Notwendigkeit eines hierfür verfügbaren robotischen Systems. Operationen an Kadavern sind begrenzt verfügbar, eignen sich auf Grund der realen anatomischen Verhältnisse jedoch hervorragend, um die Operationsabläufe und die robotische Perspektive zu trainieren und sich optimal auf die reale Durchführung von Operationen im Team vorzubereiten.

Multimodales Trainingscurriculum

Idealerweise setzt sich ein Trainingscurriculum aus mehreren Modulen aus den verschiedenen Trainingsmodalitäten zusammen (Kowalewski et al. 2018a; Nickel et al. 2015a). Diese Module sollten aufeinander aufbauen und mit einem konkreten Ziel aufgebaut werden. Es sollte auf eine bestimmte Operation hingearbeitet werden und die in dieser Operation wichtigen Schritte geübt werden. Beispielsweise sollten die verschiedenen notwendigen Anastomosentechniken geübt werden, wenn das endgültige Ziel ist, Pankreatikoduodenektomien durchzuführen (Tam et al. 2017; Hogg et al. 2017; King et al. 2016).

Allgemein sollten zunächst virtuell grundlegende Fähigkeiten, die die Konsole und deren Bedienung betreffen, trainiert werden. Danach kann im Ex-vivo-Training auf verschiedene Operationsschritte näher eingegangen werden. Als Vorbereitung auf spezielle Operationen sollten dann größere Operationsschritte oder eventuell die komplette Operation in vivo trainiert werden. Dieses sollte durch Hospitationen und Proctoring- sowie Mentoringprogramme für die intraoperative Ausbildung spezifischer Operationen komplementiert werden (Tab. 2.3).

2.4 Intraoperative Ausbildung für die roboterassistierte Chirurgie

Die intraoperative Ausbildung für die minimalinvasive Chirurgie unterscheidet sich grundlegend von der Ausbildung für die offene Chirurgie. So besteht traditionellerweise in der offenen Chirurgie das Prinzip „see one, do one, teach one“. Chirurgen in der Ausbildung sollen zunächst bei Eingriffen assistieren und dann Schritt für Schritt Teile der Operation übernehmen und von schon ausgebildeten Chirurgen direkt am Operationstisch angeleitet werden. Dies bedeutet, dass der anleitende Operateur konstant die Leistung überwachen kann und direkt mit den eigenen Händen zu jeder Zeit im Operationsfeld in das Geschehen eingreifen und unterstützen kann. Da in der minimal-invasiven und roboterassistierten Chirurgie nur ein Operateur operieren kann, setzt dies die Schwelle für die assistierte Durchführung einzelner Operationsschritte hoch, da die Anleitung erschwert ist und der anleitende Chirurg notfalls nur begrenzt schnell eingreifen kann, ohne dass ein Wechsel der Instrumente bzw. an der Konsole notwendig wird. Auch die Kommunikation und visuelle Anleitung wird durch die Konsole deutlich erschwert. In neueren Generationen ermöglicht das robotische System die hervorragende Möglichkeit der Ausbildung mit Hilfe des dualen Konsolensystems mit Mentoringkonsole, mit der zwei Chirurgen gleichzeitig an der Operation teilhaben können und einer der Chirurgen den anderen Chirurgen anleiten kann.

Generell kann gesagt werden, dass Chirurgen in der Ausbildung vor dem Assistieren intensiv wie oben beschrieben das robotische System bedienen lernen sollten. Erst danach fängt die Ausbildung als bettseitiger Assistent bei roboterassistierten Operationen an. Während dieser Operationen können wichtige Fähigkeiten, wie zum Beispiel Trokarpositionen und Patientenlagerung, verbessert werden. Auch die Fähigkeit, die Instrumentenarme richtig zu positionieren und zu bedienen, hat eine Lernkurve, die durchschritten werden sollte. Jedoch ist diese Periode der Ausbildung auch wichtig für die Gewöhnung an die verschiedenen Operationsgebiete und zum Erlernen der Fähigkeit, das Operationsteam anzuleiten. Für die bettseitige Assistenz bei roboterassistierten Eingriffen sind zudem je nach Eingriff Basis- bis fortgeschrittene laparoskopische Fähigkeiten notwendig, die ebenfalls vorab gelernt werden müssen.

Hat der auszubildende Chirurg ein Trainingscurriculum mit zufriedenstellenden Ergebnissen durchlaufen und sich mit den robotischen Operationsschritten einer bestimmten Operation befasst, so kann damit angefangen werden, dass einzelne Schritte vom erfahrenen Chirurgen an den auszubildenden Chirurgen unter Anleitung abgegeben werden. Dabei verfolgen einige Trainingscurricula die Strategie, mit ungefährlichen, resezierenden Schritten anzufangen und erst nach gegebener Zeit mit rekonstruierenden Schritten und fortgeschrittenen resezierenden Schritten fortzufahren (Mark Knab et al. 2018). Eine gute Möglichkeit für das Anleiten im Operationssaal ist das schon erwähnte Zwei-Konsolen-System. Dies bedeutet, dass von zwei verschiedenen Konsolen auf die Instrumente zugegriffen werden kann. So kann ein Chirurg einen auszubildenden Chirurgen an einer Konsole begleiten und, falls notwendig, in das Geschehen eingreifen. Hierbei gibt es zwei grundsätzliche Einstellungen. Während des „Swap-Modus" können die Chirurgen zwischen den Armen tauschen, kontrollieren jedoch eigenständig die jeweiligen Arme. Während des „Nudge-Modus" kann die Kontrolle der Arme geteilt werden und ein Chirurg kann den anderen Chirurgen anleiten. Mit Hilfe dieser Mentoringkonsole können fortgeschrittene Fähigkeiten wie intrakorporales Knoten und Nähen gut angeleitet werden. Ebenso gibt es für die Präparationsschritte während der resezierenden Eingriffsteile die Möglichkeit durch Augmented Reality mit Pfeilen im Operationsfeld virtuell anzuleiten und über den Monitor am Patient Cart Strukturen im Bild zu zeigen bzw. virtuell zu markieren (Abb. 2.2).

Während der Ausbildung und auch nachdem Chirurgen mit der Ausbildung fertig sind, ist es zu empfehlen, die durchgeführten Operationen in einer Videoanalyse mit erfahrenen und unerfahrenen Chirurgen zu Qualitätskontroll- und Trainingszwecken unter Nutzung validierter Scoring-

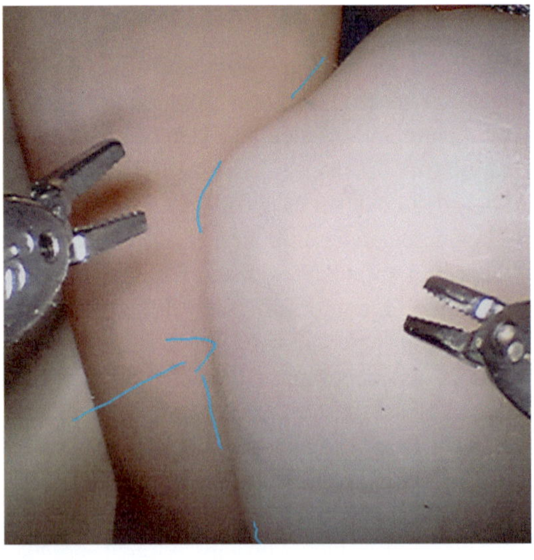

Abb. 2.2 Virtuelle Markierungen am Modell

Systeme zu besprechen (De La Garza et al. 2017; Hu et al. 2012). Hierdurch können individuelle technische Fähigkeiten ausgetauscht und die Entscheidungsfindung diskutiert werden. Davon profitiert nicht nur der durchführende Chirurg, auch andere Chirurgen können von der Diskussion der durchgeführten Operation profitieren. Dies kann die professionelle Weiterentwicklung fördern, da sich gezeigt hat, dass eine Selbstbewertung, verglichen mit objektiver Fremdbewertung, relativ inakkurat ist. Der beste Vergleich hierbei ist der zu professionellen Sportlern, die auch noch videoanalysierende Trainer beschäftigen, um ihre Leistung aus einer anderen Perspektive betrachten zu können. Auch eine Videobibliothek mit einzelnen Operationsschritten und kompletten Operationen ist eine gute Möglichkeit, um Chirurgen auf Operationen vorzubereiten. Validierte Scoring-Systeme schaffen Objektivität (Hopmans et al. 2014; Nickel et al. 2016) und können helfen Benchmark-Level zu definieren (Aghazadeh et al. 2015; Birkmeyer et al. 2013; Sanchez et al. 2016), an denen sich orientiert werden kann, um die Performance gezielt zu steigern und zu trainieren.

Als Vorbereitung auf fortgeschrittene Operationen wie beispielsweise die Whipple-Operation eignen sich Hospitationen in spezialisierten Zentren gut, um die Abläufe kennenzulernen. Da die roboterassistierte Chirurgie immer noch eine relativ neue Technik darstellt, sollten hierbei spezialisierte Zentren auf der ganzen Welt in Betracht gezogen werden. Als Erweiterung der Hospitation kann auch eine Fellowship zur roboterassistierten Chirurgie angestrebt werden. Bei der darauffolgenden Durchführung der ersten Fälle empfiehlt sich die Beobachtung und Unterstützung der Operationen durch einen Experten vor Ort. Dieses „Proctoring" und „Mentoring" erleichtert den sicheren Übergang zum eigenständigen Operieren am Anfang der Lernkurve (Abb. 2.3) (Panteleimonitis et al. 2018).

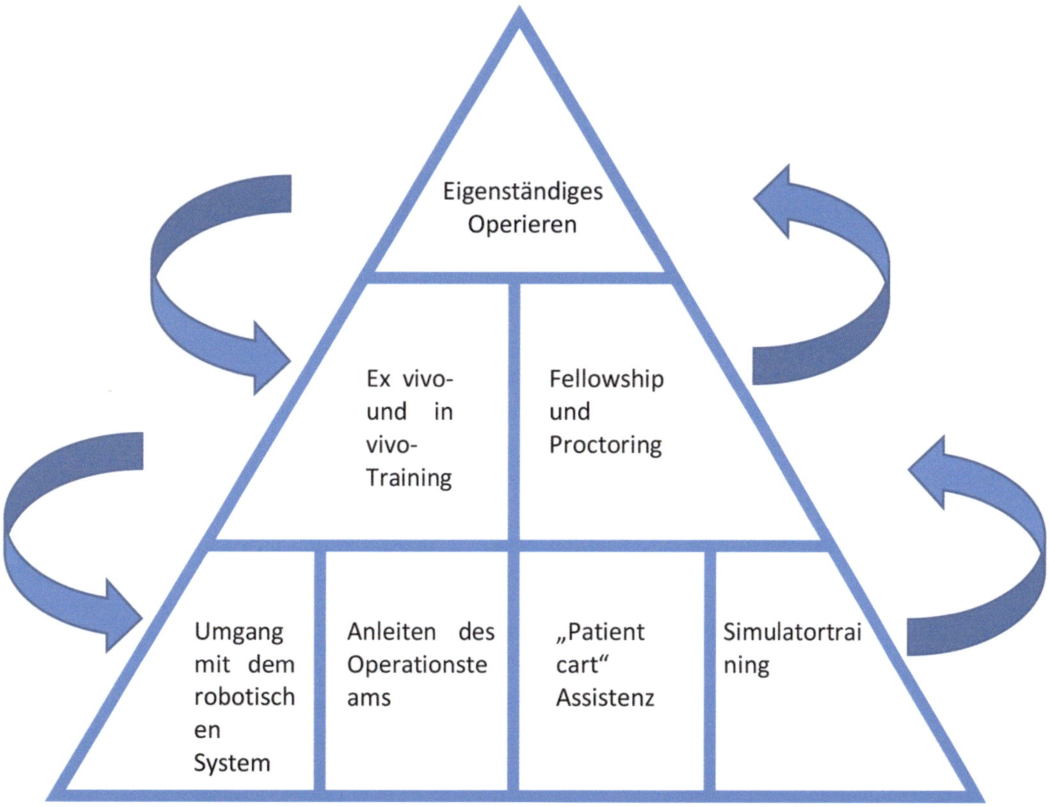

Abb. 2.3 Trainingsstufen zum Verkürzen der Lernkurve

Ein schrittweises Vorgehen mit dem Aufstieg von kleinen, resezierenden Operationen im gleichen Operationsgebiet (sog. Indexeingriffe) zu größeren, rekonstruierenden Operationen im gleichen Operationsgebiet ermöglicht eine Gewöhnung an die Gegebenheiten im Operationsfeld. So kann, wenn das Ziel ist, eine Whipple-Operation durchzuführen, mit roboterassistierten Cholezystektomien angefangen werden, dann könnten Enukleationen benigner Pankreastumoren und distale Pankreatektomien und daraufhin totale Pankreatektomien und die Whipple-Operation durchgeführt werden.

2.5 Teamfähigkeiten

Wichtig bei der Implementierung der roboterassistierten Chirurgie ist auch das Training und die Ausbildung des kompletten Operationsteams. So stellt vor allem die veränderte Kommunikation am Anfang der Lernkurve eine wichtige Veränderung dar. Diese Kommunikation sollte im Voraus im Trainingssetting geprobt werden. Programme zum Kommunikationstraining aus der minimal-invasiven Chirurgie, wie beispielsweise TeamSTEPPS® „Agency for Healthcare Research and Quality", welches sich an standardisierten WHO-Checklisten orientiert, können auf die roboterassistierte Chirurgie übertragen werden (Smith et al. 2014). Abseits der Kommunikation muss das gesamte Team auf die veränderten Umstände während der roboterassistierten Operationen vorbereitet werden. Dies betrifft das präoperative Anschließen des robotischen Systems, die intraoperative Kommunikation als auch postoperativ das Abkoppeln und die Aufbereitung des robotischen Systems. Hierdurch können Unsicherheiten, Unzufriedenheiten und verlängerte Aufbau-, Wechsel- und Operationszeiten vermieden werden.

2.6 Lernkurven

Wie beim Erlernen aller neuen Operationstechniken ist es auch in der roboterassistierten Chirurgie wichtig, die anfängliche Lernkurve soweit es möglich ist zu verkürzen und diese mit maximal möglicher Patientensicherheit zu bewältigen. Hierzu ist ein strukturiertes multimodales Trainingscurriculum, welches vor dem Durchführen der ersten Operationen durchschritten wird, gut geeignet. Weiter ist eine gute, strukturierte Fallauswahl am Anfang der Lernkurve zu empfehlen. Die Schwierigkeit der Fälle sollte erst gesteigert werden, sobald einfachere Fälle leicht von der Hand gehen, sich der Chirurg darauf gut vorbereitet fühlt, und intra- sowie perioperative Parameter gemessen werden können, welche einen Fortschritt in der Lernkurve zeigen und Benchmark-Werte aus anerkannten Zentren erreicht werden (Operationszeit, Blutverlust, Morbidität, Mortalität). Trotz idealer Vorbereitung mit initialem Trainingscurriculum, Mentoring, Proctoring und/oder Fellowship ist immer eine gewisse Lernkurve zu erwarten (Nickel et al. 2019). Zusammengetragen sind in Tab. 2.4 einige Beispiele für Lernkurven aus verschiedenen Bereichen der roboterassistierten Chirurgie.

2.7 Beispiele aus der Literatur

Ein ideales Trainingscurriculum ist multimodal aufgebaut und verfolgt das Ziel, Chirurgen so auszubilden, dass letztlich die Patientensicherheit optimal vom Training profitiert. Der Fortschritt der Trainierenden sollte messbar und vergleichbar sein, um eine Verbesserung und schließlich eine adäquate Vorbereitung auf die roboterassistierte Chirurgie zu gewährleisten. Das Curriculum sollte technische Fähigkeiten, kognitive Fähigkeiten, prozedurale Fähigkeiten und Teamfähigkeiten umfassen (Abb. 2.4). Ein Beispiel für ein Basis-Trainingscurriculum ist das Fundamentals of Robotic Surgery-Programm (Smith et al. 2014), welches in Zusammenarbeit mit 14 internationalen Chirurgischen Gesellschaften entstanden ist und die drei Bereiche kognitive Fähigkeiten, psychomotorische Fähigkeiten und Teamtraining umfasst. Es wurde multizentrisch evaluiert und beinhaltet Tools, an denen sich die beinhalteten Fähigkeiten standardisiert erlernen lassen.

Ein weiteres Curriculum, welches sich mehr mit fortgeschrittenen prozeduralen Fähigkeiten befasst, ist das Pittburgh Robotic Surgery Training Curriculum. Dieses wurde mit dem Ziel zusammengestellt,

Tab. 2.4 Beispiele für zu erwartende Lernkurven für verschiedene roboterassistierte Operationen

Autor	Operation	Fallzahl	Beschriebener Parameter
Shyr et al. (2018)	Distale Pankreatektomie	37 Fälle	Verringerung der Operationszeit
Shyr et al. (2018)	Whipple	20 Fälle (Vorerfahrung mit roboterassistierter distaler Pankreatektomie)	Verringerung der Operationszeit
Zhang et al. (2018b)	Whipple	40 Fälle	Verringerung der Operationszeit, des intraoperativen Blutverlusts und des postoperativen Krankenhausaufenthalts
Boone et al. (2015)	Pankreatikoduodenek-tomie	80 Fälle	Verbesserung der Operationszeit
Park et al. (2017)	Ösophagektomie	20 Fälle	Verringerung der Rekurrensparesenrate
Zhang et al. (2018a)	Ösophagektomie	26 Fälle	Höhere Anzahl resezierter Lymphknoten
Parisi et al. (2017)	Rechte Hemikolektomie	44 Fälle	Verbesserung der Operationszeit, Konversionsrate und Anzahl resezierter Lymphknoten
		90 Fälle	Weitere Verbesserung der Operationszeit, Konversionsrate und Anzahl resezierter Lymphknoten
Kim et al. (2012)	Rektumresektion	20 Fälle	Verringerung der Operationszeit
Kim et al. (2014)	Rektumresektion	33 Fälle	Verbesserung der Operationszeit
		77 Fälle	Weitere Verbesserung der Operationszeit

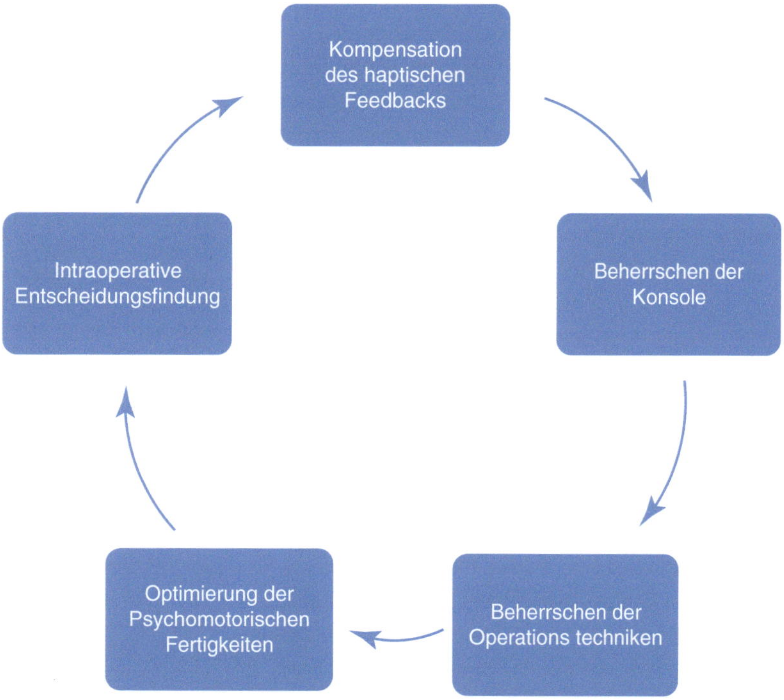

Abb. 2.4 Inhalte des Curriculums

roboterassistiert vor allem hepatopankreatikobiliäre Operationen durchzuführen. Sowohl der Simulatorabschnitt als auch der Ex-vivo-Trainingsabschnitt wurden extensiv validiert (Hogg et al. 2017; Tam et al. 2017) und das resultierende roboterassistierte Programm hat sich als sicher und effizient gezeigt (King et al. 2016). Das Curriculum beginnt mit virtuellem Training, welches durchschritten werden muss, bevor an roboterassistierten Operationen in jeglicher Rolle teilgenommen wird. Der Fortschritt im Training wird hierbei mit Hilfe von Prä- und Posttests gemessen. Danach werden ex vivo verschiedene fortgeschrittene Fähigkeiten trainiert. Dazu gehören: intrakorporales Nähen und Knoten, fortlaufend genähte Gastrojejunostomien, Hepatikojejunostomien, Pankreatikojejunostomien, Venennähte und venöse Anastomosen. Daraufhin können vor Operationen, bei denen assistiert wird, die einzelnen OP-Schritte in einer Videobibliothek analysiert werden. Die Operationen sind dabei in einzelne Schritte unterteilt und es wird das Erfahrungslevel des Operateurs mitbeachtet. Ist die Ausbildung anhand der Benchmarks weit genug fortgeschritten, so können einzelne Schritte von Operationen unter Anleitung übernommen werden. Diese werden von den supervidierenden Operateuren ausgewählt. Hierbei wird von einfachen Schritten auf technisch schwierigere Schritte hingearbeitet und es werden Kriterien definiert, die zu einer Übernahme der Operation durch den anleitenden Chirurgen führen sollen, um zu lange Operationszeiten zu vermeiden und vor allem die Patientensicherheit zu gewährleisten.

2.8 Ausblick in die Zukunft

Während die roboterassistierte Chirurgie zwar schon einige Jahre existiert, so ist das Training der roboterassistierten Chirurgie noch nicht umfassend standardisiert oder reglementiert. Ansätze für die Zukunft sind eine festere Integration eines robotischen Trainingscurriculums in die Ausbildung der angehenden Chirurgen. Dies wird die Lernkurven im Operationssaal verringern und die Patientensicherheit wird profitieren. So könnte ähnlich dem Fundamentals of Laparoscopic Surgery (FLS)-System (Peters et al. 2004) in den Vereinigten Staaten ein Qualitätskontrollsystem in die Facharztanerkennung integriert werden. Besonders wichtig bei dem Prozess der Regulation als auch im Bereich der Forschung ist hierbei jedoch auch die Unabhängigkeit von der Industrie, welche einen erheblichen Einfluss auf den Ausgang von Studien haben kann (Criss et al. 2019). Mit dem Auslaufen der Patente des bisher vorherrschenden Systems werden sich nun auch weitere Systeme auf dem Markt verbreiten. Dies gilt es auch aus Trainingssicht zu evaluieren, da es wahrscheinlich ist, dass sich nicht alle Fähigkeiten von einem robotischen System auf ein anderes übertragen lassen. Die Zukunft wird jedoch auch zahlreiche Tools und Möglichkeiten bieten, das Training der Chirurgie zu verbessern. Hier werden Methoden der Digitalisierung, der künstlichen Intelligenz und der verbesserten bildbasierten Interaktion eine zentrale Rolle spielen (Hung et al. 2018; Kowalewski et al. 2019, 2017).

Literatur

Aghazadeh MA, Jayaratna IS, Hung AJ et al (2015) External validation of Global Evaluative Assessment of Robotic Skills (GEARS). Surg Endosc 29:3261–3266

Birkmeyer JD, Finks JF, O'reilly A et al (2013) Surgical skill and complication rates after bariatric surgery. N Engl J Med 369:1434–1442

Boone BA, Zenati M, Hogg ME et al (2015) Assessment of quality outcomes for robotic pancreaticoduodenectomy: identification of the learning curve. JAMA Surg 150:416–422

Chalikonda S, Aguilar-Saavedra JR, Walsh RM (2012) Laparoscopic robotic-assisted pancreaticoduodenectomy: a case-matched comparison with open resection. Surg Endosc 26:2397–2402

Criss CN, Maceachern MP, Matusko N et al (2019) The impact of corporate payments on robotic surgery research: a systematic review. Ann Surg 269:389–396

De La Garza JR, Kowalewski KF, Friedrich M et al (2017) Does rating the operation videos with a checklist score improve the effect of E-learning for bariatric surgical training? Study protocol for a randomized controlled trial. Trials 18:134

Hagen ME, Meehan JJ, Inan I et al (2008) Visual clues act as a substitute for haptic feedback in robotic surgery. Surg Endosc 22:1505–1508

Hogg ME, Tam V, Zenati M et al (2017) Mastery-based virtual reality robotic simulation curriculum: the first step toward operative robotic proficiency. J Surg Educ 74:477–485

Hopmans CJ, Den Hoed PT, Van Der Laan L et al (2014) Assessment of surgery residents' operative skills in the operating theater using a modified Objective Structured Assessment of Technical Skills (OSATS): a prospective multicenter study. Surgery 156:1078–1088

Hu YY, Peyre SE, Arriaga AF et al (2012) Postgame analysis: using video-based coaching for continuous professional development. J Am Coll Surg 214:115–124

Hung AJ, Patil MB, Zehnder P et al (2012) Concurrent and predictive validation of a novel robotic surgery simulator: a prospective, randomized study. J Urol 187:630–637

Hung AJ, Chen J, Che Z et al (2018) Utilizing machine learning and automated performance metrics to evaluate robot-assisted radical prostatectomy performance and predict outcomes. J Endourol 32:438–444

Jaschinski T, Mosch CG, Eikermann M et al (2018) Laparoscopic versus open surgery for suspected appendicitis. Cochrane Database Syst Rev 11:CD001546

Keus F, De Jong JA, Gooszen HG et al (2006) Laparoscopic versus open cholecystectomy for patients with symptomatic cholecystolithiasis. Beinhaltet keine Bandnummer, Elektronische Referenz der Cochrane Database. DOI: 10.1002/14651858.CD006231. Epub Date: 2006/10/21(4) CD006231

Kim HJ, Choi GS, Park JS et al (2014) Multidimensional analysis of the learning curve for robotic total mesorectal excision for rectal cancer: lessons from a single surgeon's experience. Dis Colon Rectum 57:1066–1074

Kim YW, Lee HM, Kim NK et al (2012) The learning curve for robot-assisted total mesorectal excision for rectal cancer. Surg Laparosc Endosc Percutan Tech 22:400–405

King JC, Zeh HJ 3rd, Zureikat AH et al (2016) Safety in numbers: progressive implementation of a robotics program in an academic surgical oncology practice. Surg Innov 23:407–414

Kowalewski KF, Hendrie JD, Schmidt MW et al (2017) Development and validation of a sensor- and expert model-based training system for laparoscopic surgery: the iSurgeon. Surg Endosc 31:2155–2165

Kowalewski KF, Garrow CR, Proctor T et al (2018a) LapTrain: multi-modality training curriculum for laparoscopic cholecystectomy-results of a randomized controlled trial. Surg Endosc 32:3830–3838

Kowalewski KF, Schmidt MW, Proctor T et al (2018b) Skills in minimally invasive and open surgery show limited transferability to robotic surgery: results from a prospective study. Surg Endosc 32:1656–1667

Kowalewski KF, Garrow CR, Schmidt MW et al (2019) Sensor-based machine learning for workflow detection and as key to detect expert level in laparoscopic suturing and knot-tying. Surg Endosc 33(11):3732–3740

Mark Knab L, Zenati MS, Khodakov A et al (2018) Evolution of a novel robotic training curriculum in a complex general surgical oncology fellowship. Ann Surg Oncol 25:3445–3452

Nickel F, Bintintan VV, Gehrig T et al (2013) Virtual reality does not meet expectations in a pilot study on multimodal laparoscopic surgery training. World J Surg 37:965–973

Nickel F, Brzoska JA, Gondan M et al (2015a) Virtual reality training versus blended learning of laparoscopic cholecystectomy: a randomized controlled trial with laparoscopic novices. Medicine (Baltimore) 94:e764

Nickel F, Kowalewski KF, Muller-Stich BP (2015b) Risk awareness and training for prevention of complications in minimally invasive surgery. Chirurg 86:1121–1127

Nickel F, Hendrie JD, Stock C et al (2016) Direct observation versus endoscopic video recording-based rating with the objective structured assessment of technical skills for training of laparoscopic cholecystectomy. Eur Surg Res 57:1–9

Nickel F, Kowalewski KF, Rehberger F et al (2017) Face validity of the pulsatile organ perfusion trainer for laparoscopic cholecystectomy. Surg Endosc 31:714–722

Nickel F, Haney CM, Kowalewski KF et al (2019) Laparoscopic versus open pancreaticoduodenectomy: a systematic review and meta-analysis of randomized controlled trials. Ann Surg 271(1):54–66

Palanivelu C, Senthilnathan P, Sabnis SC et al (2017) Randomized clinical trial of laparoscopic versus open pancreatoduodenectomy for periampullary tumours. Br J Surg 104:1443–1450

Panteleimonitis S, Popeskou S, Aradaib M et al (2018) Implementation of robotic rectal surgery training programme: importance of standardisation and structured training. Langenbecks Arch Surg 403:749–760

Parisi A, Scrucca L, Desiderio J et al (2017) Robotic right hemicolectomy: analysis of 108 consecutive procedures and multidimensional assessment of the learning curve. Surg Oncol 26:28–36

Park SY, Kim DJ, Kang DR et al (2017) Learning curve for robotic esophagectomy and dissection of bilateral recurrent laryngeal nerve nodes for esophageal cancer. Dis Esophagus 30:1–9

Patel HR, Linares A, Joseph JV (2009) Robotic and laparoscopic surgery: cost and training. Surg Oncol 18:242–246

Peters JH, Fried GM, Swanstrom LL et al (2004) Development and validation of a comprehensive program of education and assessment of the basic fundamentals of laparoscopic surgery. Surgery 135:21–27

Poves I, Burdio F, Morato O et al (2018) Comparison of perioperative outcomes between laparoscopic and open approach for pancreatoduodenectomy: the PADULAP randomized controlled trial. Ann Surg 268:731–739

Prete FP, Pezzolla A, Prete F et al (2018) Robotic versus laparoscopic minimally invasive surgery for rectal cancer: a systematic review and meta-analysis of randomized controlled trials. Ann Surg 267:1034–1046

Sanchez R, Rodriguez O, Rosciano J et al (2016) Robotic surgery training: construct validity of Global Evaluative Assessment of Robotic Skills (GEARS). J Robot Surg 10:227–231

Shyr BU, Chen SC, Shyr YM et al (2018) Learning curves for robotic pancreatic surgery-from distal pancreatectomy to pancreaticoduodenectomy. Medicine (Baltimore) 97:e13000

Smith R, Patel V, Satava R (2014) Fundamentals of robotic surgery: a course of basic robotic surgery skills based upon a 14-society consensus template of outco-

mes measures and curriculum development. Int J Med Rob + Comput Assisted Surg : MRCAS 10:379–384
Tam V, Zenati M, Novak S et al (2017) Robotic pancreatoduodenectomy biotissue curriculum has validity and improves technical performance for surgical oncology fellows. J Surg Educ 74:1057–1065
Tewari AK, Patel ND, Leung RA et al (2010) Visual cues as a surrogate for tactile feedback during robotic-assisted laparoscopic prostatectomy: posterolateral margin rates in 1340 consecutive patients. BJU Int 106:528–536
Yohannes P, Rotariu P, Pinto P et al (2002) Comparison of robotic versus laparoscopic skills: is there a difference in the learning curve? Urology 60:39–45; discussion 45
Zhang H, Chen L, Wang Z et al (2018a) The learning curve for robotic mckeown esophagectomy in patients with esophageal cancer. Ann Thorac Surg 105:1024–1030
Zhang T, Zhao ZM, Gao YX et al (2018b) The learning curve for a surgeon in robot-assisted laparoscopic pancreaticoduodenectomy: a retrospective study in a high-volume pancreatic center. Surg Endosc 33(9):2927–2933
Zureikat AH, Postlewait LM, Liu Y et al (2016) A multi-institutional comparison of perioperative outcomes of robotic and open pancreaticoduodenectomy. Ann Surg 264:640–649

3 Operationen am Ösophagus

Daniel E. Stange, Jürgen Weitz und Thilo Welsch

Inhaltsverzeichnis

3.1 **Einleitung** ... 17

3.2 **Operationsschritte: Wie wir es machen** ... 18
- 3.2.1 OP-Saal-Anordnung ... 18
- 3.2.2 Verwendete Instrumente ... 18
- 3.2.3 Abdominelle Phase ... 18
- 3.2.4 Thorakale Phase ... 23

Literatur ... 28

3.1 Einleitung

Die minimal-invasive Ösophagektomie (MIE) oder Hybrid-Ösophagektomie bei Karzinomen des Ösophagus kann im Sinne des Enhanced Recovery After Surgery (ERAS)-Konzepts das operative Trauma und den perioperativen Stress für den Patienten reduzieren. Dies zeigt sich in einer geringeren postoperativen Morbidität und insbesondere einer signifikanten Reduktion der kardiopulmonalen Komplikationen schon für die Hybrid-Ösophagektomie (Mariette et al. 2019). Die MIE hat gegenüber dem offenen Vorgehen auch den Vorteil geringerer Blutverluste, besserer Lebensqualität sowie eines kürzeren Krankenhausaufenthalts bei gleichwertiger onkologischer Radikalität (TIME-Studie: Biere et al. Lancet 2012; Straatmann et al. 2017). Limitiert wird die MIE allerdings durch die 2-dimensionale Sicht, eine gestörte Auge-Hand-Koordination und eine insbesondere im Thorax eingeschränkte Bewegungsfreiheit.

Die roboterassistierte minimal-invasive Ösophagektomie (RAMIE) ermöglicht gegenüber der MIE eine 3-dimensionale Sicht, eine wiederhergestellte Auge-Hand-Achse, die Filterung des natürlichen Tremors und eine hervorragende Bewegungsfreiheit der Instrumente, deren Gelenke dem menschlichen Handgelenk nachempfunden sind. In der randomisiert-kontrollierten monozentrischen ROBOT-Studie wurde das roboterassistierte minimal-invasive Vorgehen mit der offenen Ösophagektomie verglichen. Es ergaben sich weniger kardiale und pulmonale Komplikationen,

D. E. Stange (✉) · J. Weitz · T. Welsch
Klinik und Poliklinik für Viszeral-, Thorax- u. Gefäßchirurgie, Universitätsklinikum Carl Gustav Carus, an der Technischen Universität Dresden, Dresden, Deutschland
e-mail: daniel.stange@uniklinikum-dresden.de; juergen.weitz@uniklinikum-dresden.de; thilo.welsch@uniklinikum-dresden.de

T. Hackert, R. S. Croner (Hrsg.), *Roboterassistierte Viszeral- und Thoraxchirurgie*,
https://doi.org/10.1007/978-3-662-60457-1_3

weniger thorakale Wundheilungsstörungen sowie eine bessere Lebensqualität sowohl bei Entlassung als auch 6 Wochen danach. Für die Rate an Anastomoseninsuffizienzen, Rekurrensparesen, für Mortalität, Dauer des Intensiv- bzw. Krankenhausaufenthaltes, R0-Rate und Rate an resezierten Lymphknoten sowie das Überleben fanden sich keine signifikanten Unterschiede (van der Sluis et al. 2019). Ein randomisiert-kontrollierter Vergleich von RAMIE und MIE existiert bisher nicht. Nach einer Metaanalyse mit 8 Fall-Kontroll-Studien sind beide Techniken vergleichbar in Bezug auf die Morbidität, Mortalität, der Rate an resezierten Lymphknoten und der Länge des Krankenhausaufenthaltes. Beim roboterassistierten Vorgehen fand sich allerdings ein signifikant geringerer Blutverlust und eine geringere Rate an Stimmbandlähmungen (Jin et al. 2019). In einer beide Techniken vergleichenden „Propensity-matched-Analyse" mit insgesamt 100 Patienten war erwartungsgemäß die Operationszeit in der Robotergruppe länger. Mit der RAMIE zeigte sich ein Trend zur Verbesserung der Lymphadenektomie (median 23 versus 27, p = 0,053), die Rate der R0-Resektionen unterschied sich nicht. Der mediane Intensivstationsaufenthalt war bei der roboter-assoziierten Technik kürzer (1 versus 2 Tage, p = 0,029). Die Autoren führen dies allerdings auf die geringe Patientenzahl zurück und gaben an, im klinischen Alltag diesbezüglich keinen Unterschied feststellen zu können. Es fanden sich ebenso keine signifikanten Unterschiede bezüglich Blutverlust, (kardiopulmonaler) postoperativer Komplikationen, Anastomoseninsuffizienz und Mortalität (Tagkalos et al. 2019).

Zusammenfassend konnte in nichtrandomisierten Studien bisher in Bezug auf die Parameter Mortalität, Dauer des Krankenhausaufenthaltes, R0-Resektionsrate, Anastomoseninsuffizienz und pulmonale Komplikationen im Vergleich von RAMIE und MIE kein relevanter Unterschied gezeigt werden. Ob mit dem roboterassistierten Vorgehen eine bessere Lymphadenektomie erreicht werden kann oder bei hochsitzenden Tumoren auch eine bessere Schonung des N. laryngeus recurrens möglich ist, bleibt Gegenstand aktueller Studien (z. B. REVATE, NCT03713749). Im eigenen Vorgehen präferieren wir das robotische gegenüber dem minimal-invasiven Vorgehen aufgrund der größeren Freiheitsgrade bei der intrathorakalen Präparation.

3.2 Operationsschritte: Wie wir es machen

3.2.1 OP-Saal-Anordnung

Im eigenen Vorgehen wird ein Da-Vinci-Xi®-System (Intuitive Surgery) verwendet und lehnt sich an das von Grimminger et al. beschriebenen Vorgehen an (Grimminger et al. 2019). Am Kopfende befindet sich der Geräteturm („vision cart"). Die Anästhesie positioniert sich in der Regel am seitlichen Kopfende. Auf der gleichen Seite sitzt der Assistent auf Höhe des Abdomens. Die OP-Pflegekraft bedient den Instrumententisch vom gegenüberliegenden Fußende. Am Fußende steht ein Insufflationssystem (hier: AirSeal® iFS, Conmed). Die OP-Konsole steht so, dass eine effektive Kommunikation mit dem patientennahen Team möglich ist. Ein Monitor (vom Geräteturm oder gegebenenfalls ein zweiter) wird gegenüber dem Assistenten positioniert (Abb. 3.1).

3.2.2 Verwendete Instrumente

Eine Übersicht über die verwendeten Da-Vinci-Instrumente zeigt Tab. 3.1.

3.2.3 Abdominelle Phase

Lagerung und Setzen der Trokare
Die RAMIE findet standardmäßig unter total intravenöser Anästhesie (TIVA) statt. Der Patient wird zu Beginn (abdominaler Teil) mit einem linksgeführten Doppellumentubus intubiert und mit angelagerten Armen und etwas abgesenkten Beinen in Rückenlage auf einer Vakuummatratze gelagert. Über eine periumbilikale Hautinzision erfolgt bei nichtvoroperierten Patienten die Anlage des Pneu-

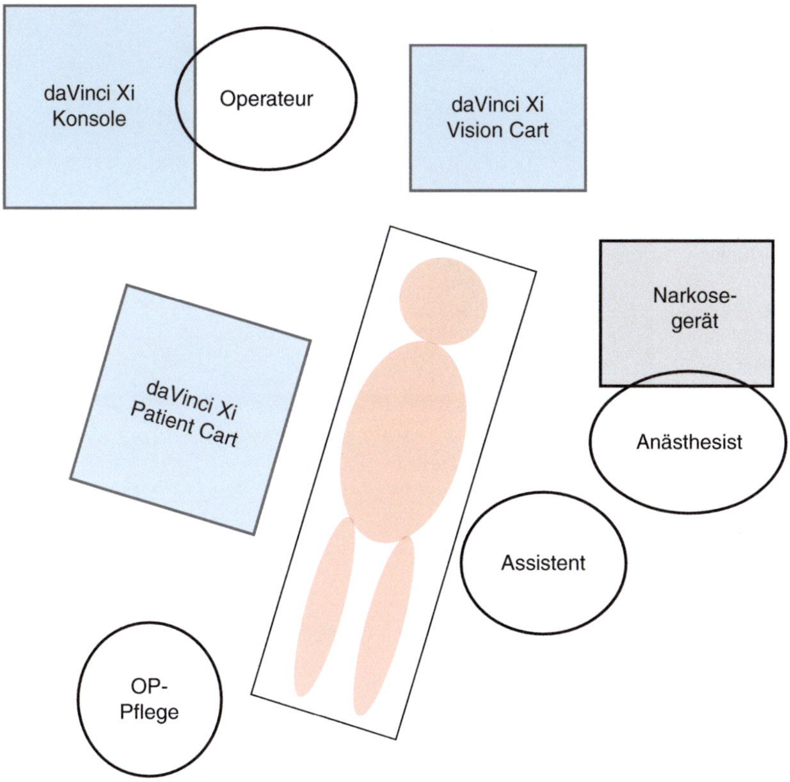

Abb. 3.1 OP-Saal-Anordnung

Tab. 3.1 Instrumente für die roboterassistierte Ösophagektomie (da Vinci Xi®)

OP-Phase	Instrumente (da Vinci)	Assistent
Abdominelle Phase	R1: Cadiere-Fasszange R2 (12 mm): Fenestrierte bipolare Fasszange, Linear-Stapler-Gerät (z. B. SureForm 60 mm für Magenschlauchbildung) R3: Optik R4: Vesselsealer, elektrisches Häkchen (Lymphadenektomie Arteria hepatica/Truncus coeliacus), Nadelhalter (Fadenmarkierung Magenschlauchende)	Atraumatische Fasszange Saugung Clip-Setzer
Thorakale Phase	R1: Cadiere-Fasszange R2 (12 mm): Fenestrierte bipolare Fasszange, Linear-Stapler-Gerät (Absetzen von Ösophagus und überstehendem Magenschlauch) R3: Optik R4: Schere (Absetzen Ösophagus), Nadelhalter (Haltefäden und Übernähung Ösophagogastrostomie)	Atraumatische Fasszange Saugung Clip-Setzer

moperitoneums mittels Veres-Nadel (Drucklevel 15 mmHg, Fluss 40 l, Rauchabsaugungsmodus), alternativ kann dies über eine links-subkostale Inzision (Palmer's Point) erfolgen. Nach Etablierung des Pneumoperitoneums wird ein 8 mm Da-Vinci-Trokar (R3) 1–5 cm supraumbilikal (je nach Situs) eingeführt und eine laparoskopische Exploration durchgeführt. Die Position der weiteren Trokare wird im Verlauf einer horizontalen Linie mit einem Trokarabstand von jeweils 7–8 cm definiert (Abb. 3.2): Ein Da-Vinci-12 mm-Trokar (R2) auf der gedachten Linie nach rechts vom Nabel sowie ein 8 mm Trokar (R1) nochmals 7–8 cm weiter rechts. Links vom Nabel folgt ein 8 mm-Trokar (R4) und links lateral, etwas nach subkostal abweichend ein 12 mm-Einmaltrokar für den Assistenten-

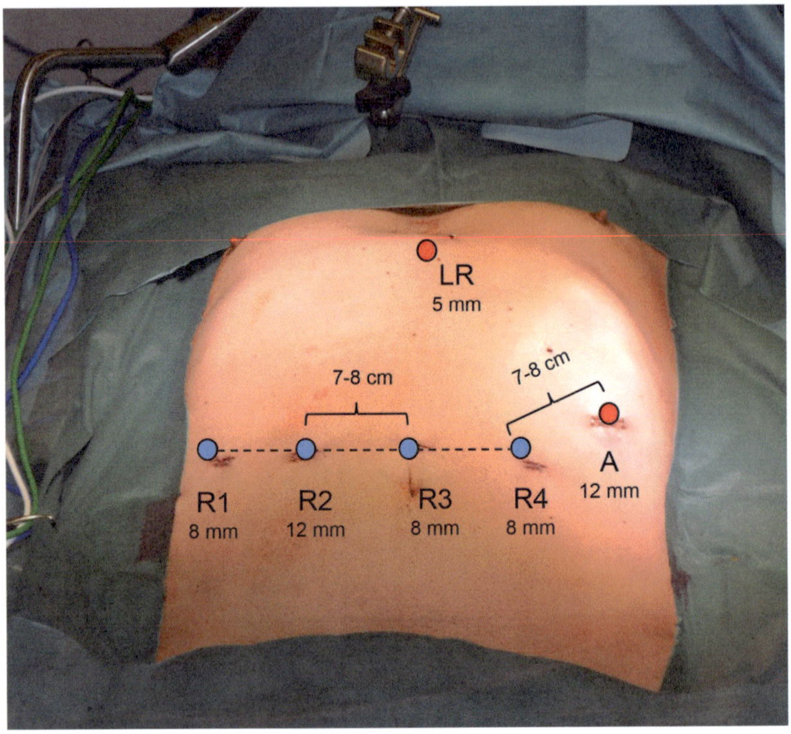

Abb. 3.2 Trokarpositionen Abdomen. Ein Da-Vinci-8 mm-Trokar (*R3*) 1–5 cm supraumbilikal (je nach Situs). Ein Da-Vinci-12 mm-Trokar (*R2*) sowie ein 8 mm-Trokar (R1) auf der gedachten Linie nach rechts vom Nabel. Links vom Nabel ein 8 mm-Trokar (*R4*) und links lateral subkostal ein 12 mm-Einmaltrokar als Assistentenzugang (*A*). Ein statischer Leberretraktor subxiphoidal

zugang (A). Ein statischer Leberretraktor wird über eine 5 mm-Inzision subxiphoidal installiert. Alle Trokarzugänge werden zuvor mit Lokalanästhetikum infiltriert. Nun wird der OP-Tisch in eine 15°-Anti-Trendelenburg-Position gekippt, der Roboter angedockt und die Instrumente eingeführt (s. Tab. 3.1).

Mobilisierung des Magens und des distalen Ösophagus

Die Operation beginnt mit der Durchtrennung des Ligamentum gastrocolicum mit dem VesselSealer, um einen Zugang zur Bursa omentalis zu gewinnen. Hierbei wird auf den Erhalt der Arkade (Arteriae gastroepipolicae) an der großen Magenkurvatur geachtet. Weiter wird das Ligamentum gastrosplenicum mit den Arteriae und Venae gastricae breves durchtrennt und der linke Zwerchfellpfeiler dargestellt. Es folgt sodann die Mobilisierung des Duodenums im Sinne eines Kocher-Manövers (Abb. 3.3). Nun wird das Omentum minus gegebenenfalls unter Erhalt einer aberranten/akzessorischen linken Lebervene durchtrennt und der rechte Zwerchfellpfeiler dargestellt (Abb. 3.4). Nach Eröffnen des

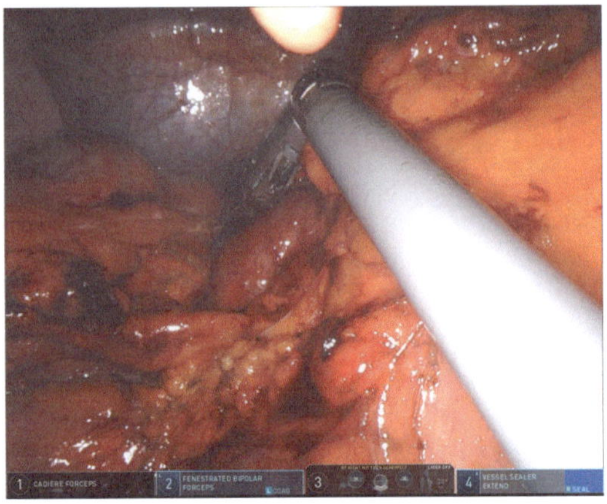

Abb. 3.3 Kocher-Manöver. Blick in den rechten Oberbauch. Mittig im Bild unter dem Vessel-Sealer ist das freigelegte Duodenum zu erkennen

Hiatus oesophagei schließt sich die vollständige transhiatale Lymphknotendissektion an, wobei alles Gewebe kranial bis auf das Perikard (Abb. 3.5), kaudal bis auf die Aorta und lateral bis an die Pleura disseziert wird. Gegebenenfalls wird die Pleura partiell eröffnet, vor allem wenn eine Infiltration durch

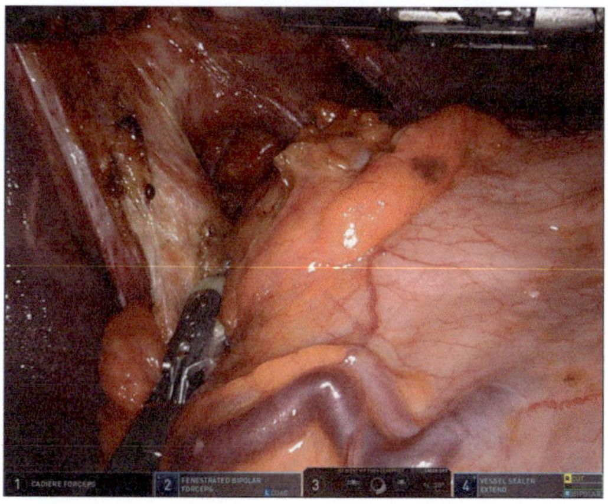

Abb. 3.4 Freilegen der Zwerchfellschenkel. Blick in den Oberbauch. Der Magen liegt mittig, zu erkennen ist der rechte und teilweise linke Zwerchfellschenkel

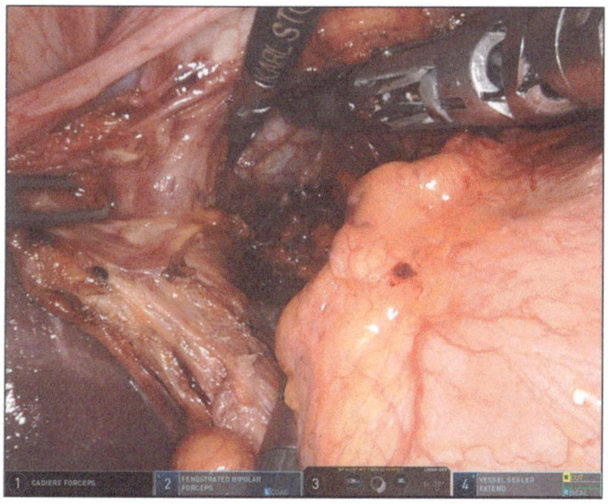

Abb. 3.5 Präparation des unteren Mediastinums I. Blick in das untere Mediastinum. Lymphadenektomie kranial bis zum freigelegten Perikard

den Tumor oder Lymphknotenkonglomerate vermutet werden. Hierdurch wird der Ösophagus zirkumferenziell bis weit ins untere Mediastinum ausgelöst (Abb. 3.6). Die Arteria und Vena gastrica sinistra werden vom Assistenten mittels doppelten Clips (z. B. Hem-o-lok und Titan-Clips) abgesetzt (Abb. 3.7). Beim Adenokarzinom erfolgt eine formale D2-Lymphadenektomie entlang der Arteria hepatica communis, linksseitig der Arteria hepatica propria, um den Truncus coeliacus und des Pankreasoberrands bis zum Milzhilus (Abb. 3.8). Diese Präparation wird gut dorsal des nach ventral gehaltenen Magens ermöglicht.

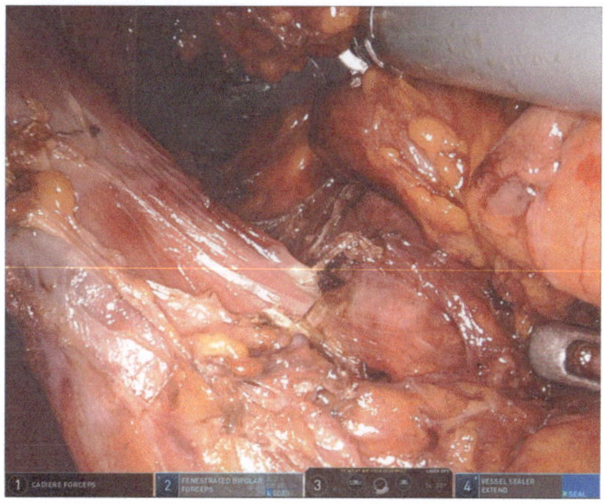

Abb. 3.6 Präparation des unteren Mediastinums II. Blick in das untere Mediastinum. Lymphadenektomie kaudal des Ösophagus bis auf die Aorta

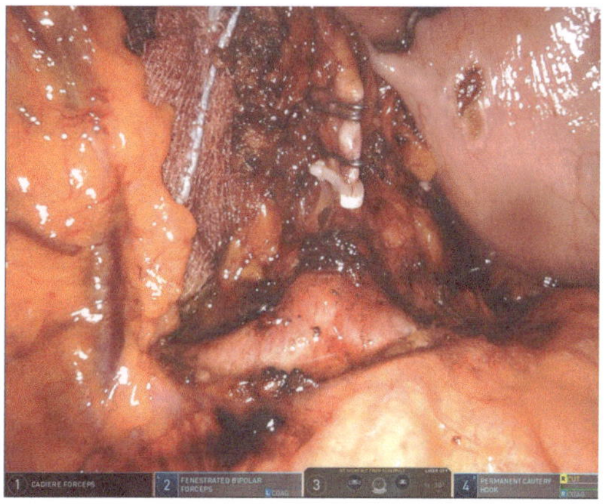

Abb. 3.7 Absetzen der Arteria gastrica sinistra. Die Arterie wird mittels doppelten Clips (z. B. Hem-o-lok und Titan-Clips) abgesetzt

Konstruktion des Magenschlauchs

An der kleinen Kurvatur wird jetzt mit der Magenschlauchbildung begonnen. Beginn der Stapler-Linie ist auf Höhe des Krähenfußes, wobei die Arteria gastrica dextra bis dorthin geschont wird (Abb. 3.9): Die Breite des Magenschlauches liegt bei ca. 45 mm bei einem anvisierten 28 mm Zirkular-Stapler. Zur Größenabschätzung kann ein Zentimetermaß in die Abdominalhöhle eingebracht werden. Die Magenschlauchbildung erfolgt im Korpus mit einem 45 mm-Stapler (z. B. EndoGIA, grünes Magazin), im Fundus mit einem 60 mm-Stapler

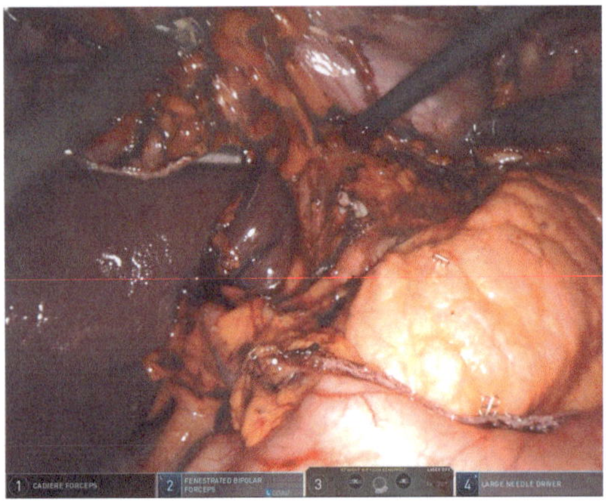

Abb. 3.8 D2-Lymphadenektomie. Blick in den Oberbauch nach Komplettierung der D2-Lymphadenektomie. Zu erkennen ist der freigelegte Oberrand des Pankreas, die Arteria hepatica communis und der Truncus coeliacus, sowie die Gerato-Faszie Richtung Milzhilus

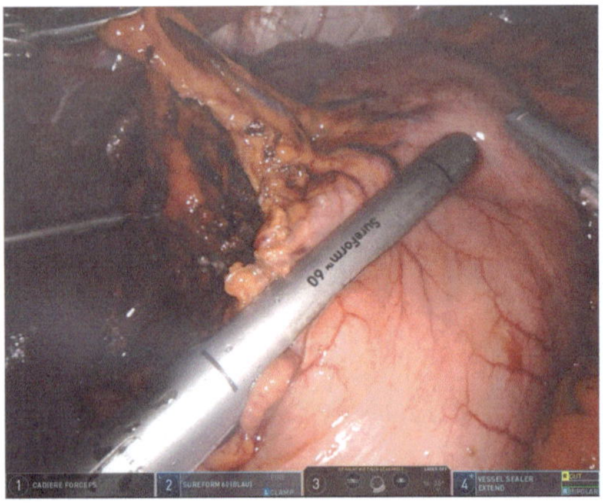

Abb. 3.9 Bildung des Magenschlauchs I: Beginn der Magenschlauchbildung an der kleinen Kurvatur in Höhe des sogenannten Krähenfußes

(z. B. EndoGIA, lila Magazin). Gute Erfahrungen wurden auch mit dem Da-Vinci-Stapler mit 45 mm oder 60 mm (SureForm) Länge gemacht (Abb. 3.10). Der Fundus wird nicht komplett durchgestapelt, es verbleibt ein ca. 4–5 cm langer Fundusrest, in den später der Zirkular-Stapler unter Schonung des Magenschlauches eingeführt wird (Abb. 3.11). Nach Bildung des Magenschlauchs erfolgen standardmäßig die Perfusionsbeurteilung mit Indocyaningrün-Fluoreszenz (ICG) (Abb. 3.12) und eine orale Fadenmarkierung an der Stelle, bis zu der die Perfusion im

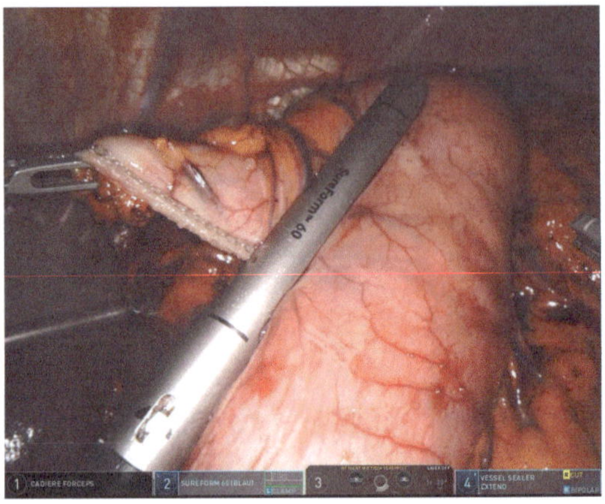

Abb. 3.10 Bildung des Magenschlauchs II: Mittels überlappenden Stapelns wird ein Magenschlauch von ca. 45 mm Breite gebildet

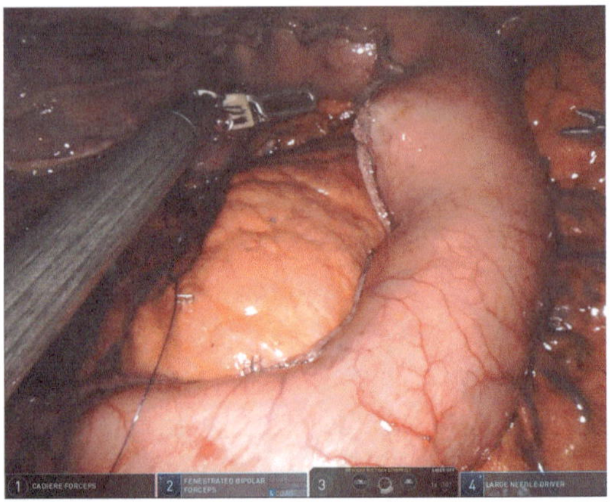

Abb. 3.11 Bildung des Magenschlauchs III: Komplettierter Magenschlauch

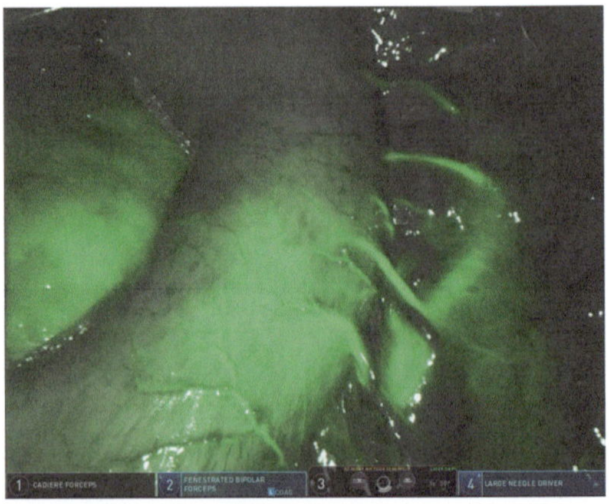

Abb. 3.12 Überprüfung der Magenschlauchdurchblutung I. Mittels ICG-Fluoreszenz wird die Durchblutung des Magenschlauchs überprüft

Magenschlauch optimal ist. Bei einer nicht ausreichenden Perfusion bestehen die folgenden Möglichkeiten: Optimierung der Kreislaufsituation, Koloninterponat, Abbruch der Operation im Sinne einer Präkonditionierung des Magenschlauchs oder mehrzeitiges Vorgehen mit Diskontinuitätsresektion. Abschließend wird das Querkolon zur Vermeidung einer Hiatushernie am Übergang des Zwerchfells zu der vorderen Bauchwand mittels Naht fixiert. Nach vollständiger Zählung werden die Trokare entfernt, der Roboter abgedockt und die 12 mm Faszienzugänge verschlossen. Standardmäßig werden keine abdominellen Drainagen eingebracht. Die Hautinzisionen werden mittels Naht verschlossen.

3.2.4 Thorakale Phase

Lagerung und Setzen der Trokare

Die Lagerung erfolgt in überdrehter Linksseitenlage mit links angelegtem und rechts über den Kopf geführtem Arm („Krauler Lage"). Der rechte Lungenflügel wird entlüftet. Die Ports werden wie folgt gesetzt (Abb. 3.13): Ein Da-Vinci-8 mm-Trokar (R4) im 4. Interkostalraum (ICR) ca. 3–4 cm mediokranial der rechten Skapulaspitze, ein -Da-Vinci-8 mm-Trokar (R3) im 6. ICR auf gleicher Höhe wie R4, ein Da-Vinci-12 mm-Trokar (R2) im 8. ICR auf gleicher Höhe wie R3/4 und ein Da-Vinci-8 mm-Trokar (R1) etwas posteriorer als R2/3/4 auf der Skapulalinie im 10. ICR. Der Port für den Assistententrokar (12 mm Einmaltrokar) wird im 5. ICR zwischen R3 und R4 etwas weiter medial (zum Sternum) eingebracht. Ein intrathorakaler Druck von 8 mmHg wird mit CO_2 aufgebaut, wenn dies für eine gute Oxygenierung toleriert wird. Andocken des OP-Roboters und Ausrichten der Roboterarme. Einbringen der Instrumente unter Sicht (s. Tab. 3.1).

Dissektion des Ösophagus

Die intrathorakale Ösophagektomie beginnt mit der Durchtrennung der Vena azygos, z. B. mittels Linear-Stapler über den Assistententrokar oder Clips (Abb. 3.14) und – unter Mobilisierung des Ösophagus - der Lymphadenektomie entlang der Vena azygos und der Aorta (Abb. 3.15 und Abb. 3.16). Im kaudalen Abschnitt wird zwischen Vena azygos und Aorta der Ductus thoracicus eindeutig dargestellt und geklippt (Abb. 3.17). Die weitere Dissektion umfasst eine En-bloc-Lymphadenektomie entlang des Perikards, der Trachealbifurkation und gegebenenfalls kranial der Vena azygos in Regio 4–2R entsprechend der Tumorlokalisation und des präoperativen Lymphknotenmetastasennach-

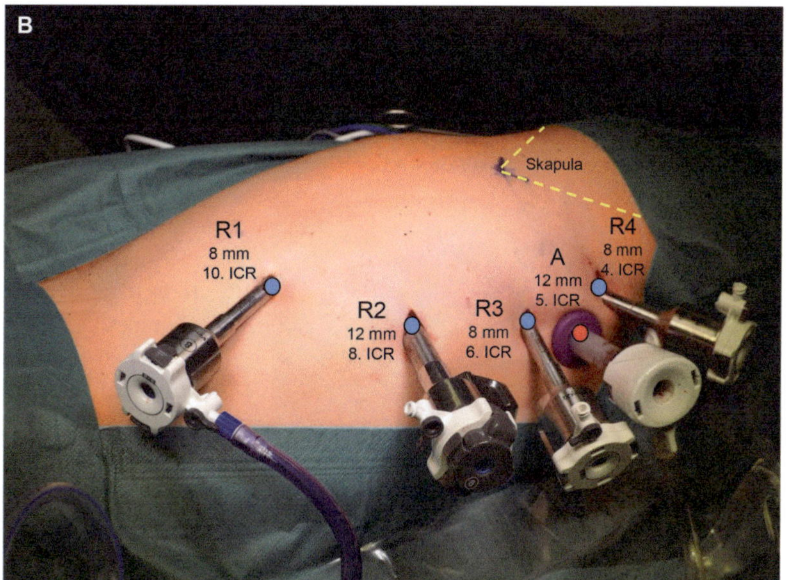

Abb. 3.13 Trokarpositionen Thorax. Auf gleicher Höhe: Ein Da-Vinci-8 mm-Trokar (*R4*) im 4. Interkostalraum (*ICR*) ca. 3–4 cm mediokranial der rechten Skapulaspitze, ein Da-Vinci-8 mm-Trokar (*R3*) im 6. ICR, ein Da-Vinci-12 mm-Trokar (*R2*) im 8. ICR. Etwas posteriorer ein Da-Vinci-8 mm-Trokar (*R1*) im 10. ICR. Ein Assistententrokar (12 mm-Einmaltrokar) im 5. ICR zwischen R3 und R4 etwas medialer

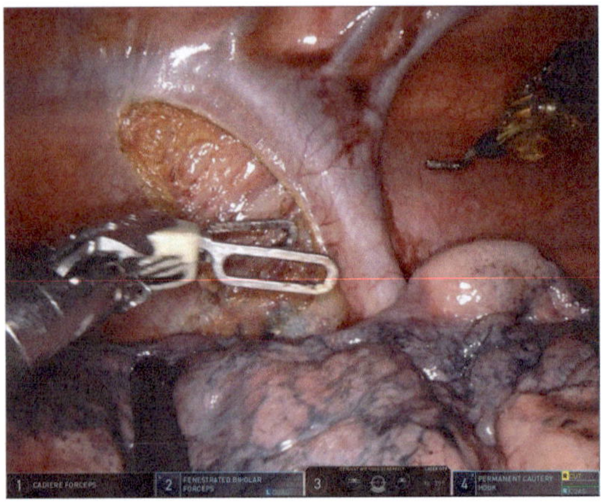

Abb. 3.14 Freipräparieren der Vena azygos. Blick auf das Mediastinum von rechts mit der Vena azygos zentral im Bild

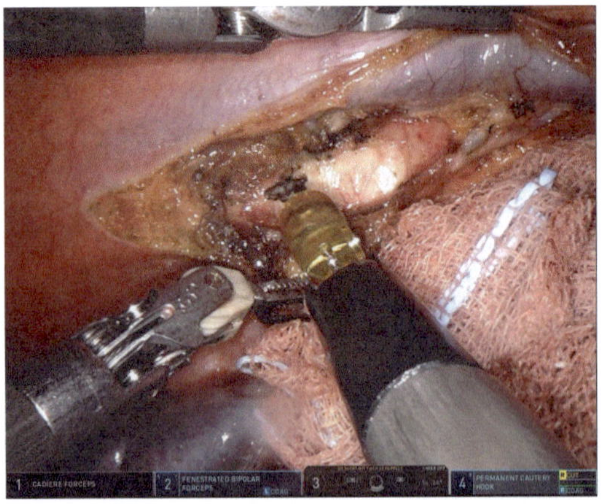

Abb. 3.15 Lymphadenektomie entlang des Ösophgus I. Blick auf die Vena azygos

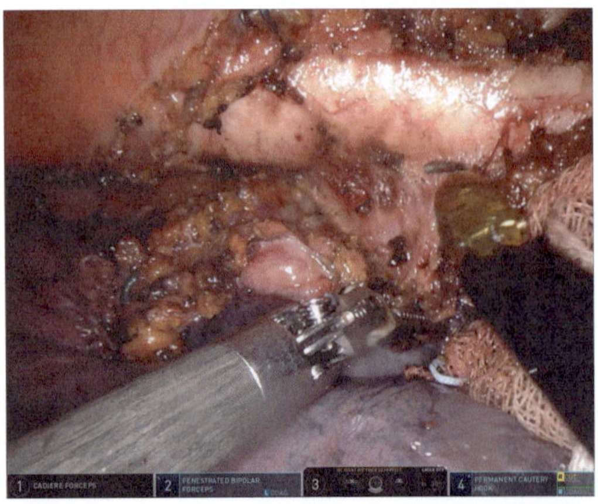

Abb. 3.16 Lymphadenektomie entlang des Ösophgus II. Blick auf die thorakale Aorta

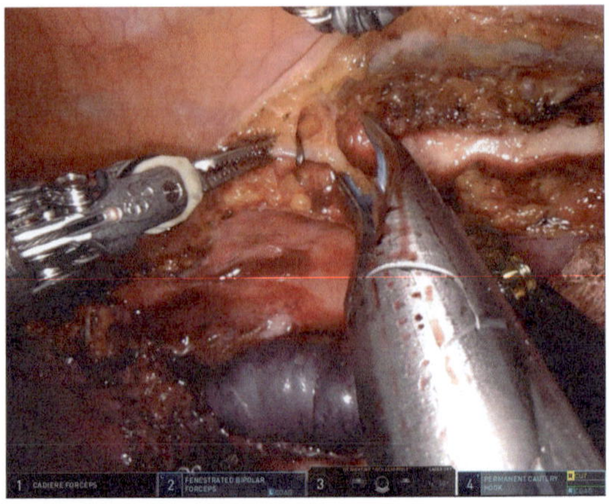

Abb. 3.17 Versorgen des Ducuts thoracicus. Der Ductus thoracicus wird mittels Titan-Clips versorgt

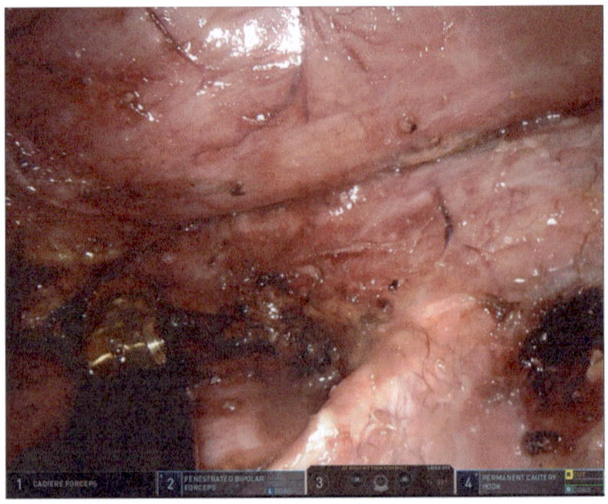

Abb. 3.18 Lymphadenektomie im Bereich der Trachealbifurkation

weises (Abb. 3.18). Wenn eine erweiterte Lymphadenektomie in diesen mediastinalen Stationen notwendig ist, wird zur Schonung der Verlauf des Nervus vagus und der Abgang des rechten Nervus-recurrens dargestellt. Nun kann die zirkuläre Mobilisation des Ösophagus kranial der Vena azygos abgeschlossen werden, sodass der Ösophagus 3–4 cm kranial der geplanten Absetzungshöhe mobilisiert ist (Abb. 3.19). Der Ösophagus wird bei typischen Tumoren im unteren und mittleren Ösopahgusdrittel etwa auf Höhe der Vena azygos mittels Linear-Stapler abgesetzt (Abb. 3.20). Die orale Klammernaht wird mit der Schere abgetrennt und zum Schnellschnitt eingesandt.

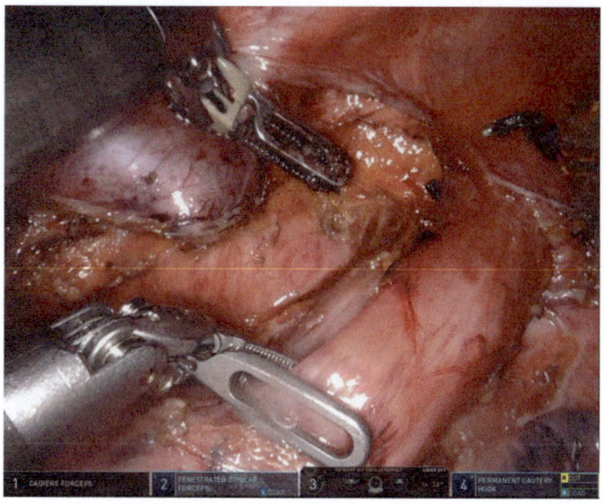

Abb. 3.19 Mobilisierung des Ösophagus. Der Ösophagus wird zirkulär über 3–4 cm kranial der Vena azygos mobilisiert

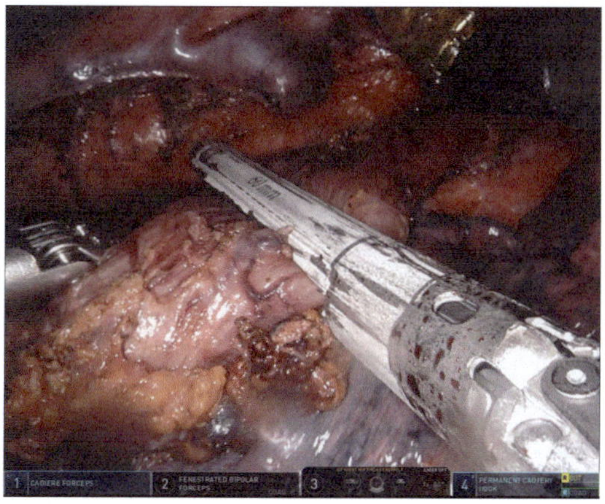

Abb. 3.20 Absetzen des Ösophagus. Der Ösophagus wird auf Höhe der Vena azygos mit einem Linear-Stapler abgesetzt

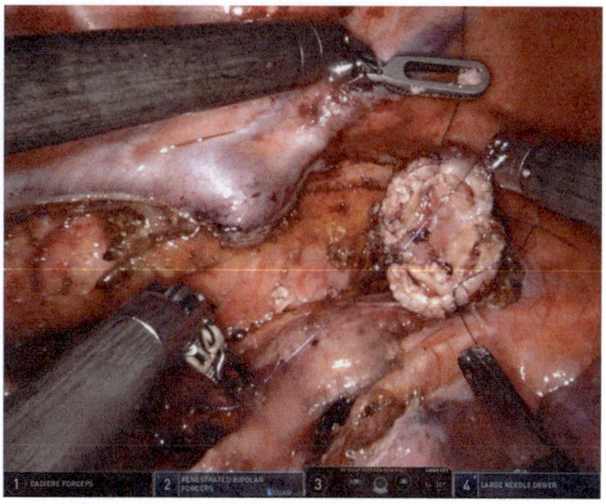

Abb. 3.21 Fixation der Mukosa des Ösophagus. Am Ösophagus werden Mukosafixationsnähte in alle 4 Richtungen mit PDS 4-0 angebracht

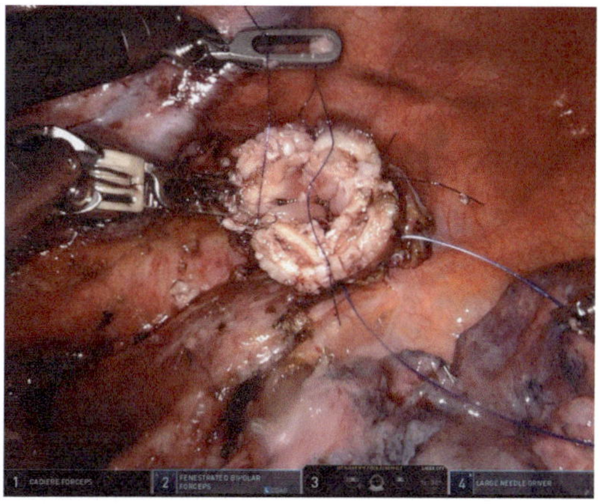

Abb. 3.22 Tabaksbeutelnaht am Ösophagus. Mittels Prolene 2-0 wird eine Tabaksbeutelnaht vorgelegt

Anlage der Anastomose

Es folgen in alle Richtungen vier Mukosafixationsnähte des Ösophagus (mit PDS 4-0) (Abb. 3.21), um ein Abschieben der Mukosa beim Einführen des Stapler-Kopfes zu vermeiden. Sodann erfolgt eine Tabaksbeutelnaht (Prolene 2-0 SH, 90 cm) am oralen Ösophagusende (Abb. 3.22), wobei das Fadenende durch den Assistententrokar extrakorporal bleibt. Der Faden wird nach fortlaufender Naht wieder durch den Assistententrokar nach außen geführt. Nach dieser Phase werden die Roboterinstrumente entfernt und die Roboterarme vorübergehend abgedockt, jedoch der Roboter nicht bewegt. Die 12 mm Assistententrokarinzision wird zu einer 5–6 cm langen Minithorakotomie erweitert, die Rippen auf 5–6 cm gespreizt (z. B. mittels Roux-Haken) und mit einem Alexis-Ring (Größe S) die Wundränder geschont. Nach Wechsel der Optik auf R4 wird der orale Ösophagusstumpf vorsichtig mit einer Kornzange dilatiert und die Andruckplatte eines 28 mm-Zirkular-Staplers eingebracht (Abb. 3.23). Die Tabaksbeutelnaht wird mittels Knotenschieber geschlossen (Abb. 3.24). Über R2 und R3 wird dann der Magenschlauch sanft unter Sicht nach intrathorakal gezogen und über die Minithorakotomie

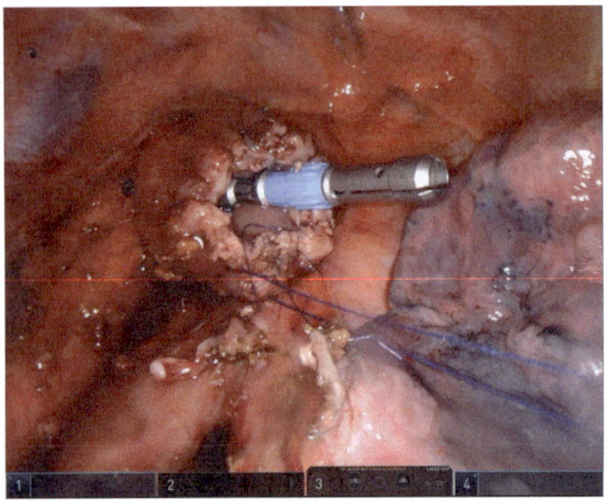

Abb. 3.23 Einführen des Stapler-Kopfes. Standardmäßig wird ein 28-er Stapler verwendet

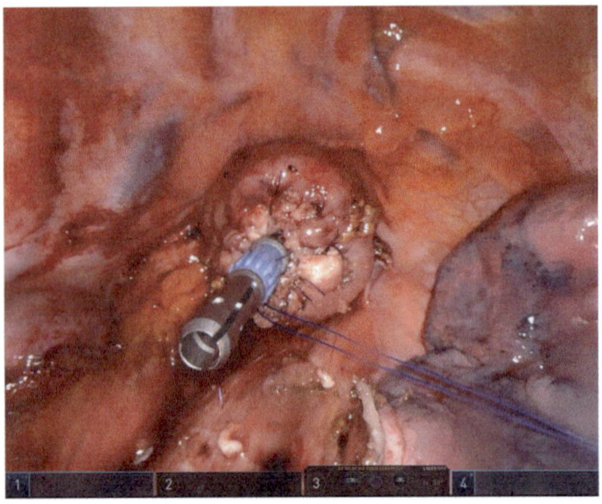

Abb. 3.24 Knoten der Tabaksbeutelnaht. Das Knoten der Tabaksbeutelnaht erfolgt mittels Knotenschieber über die Minithorakotomie

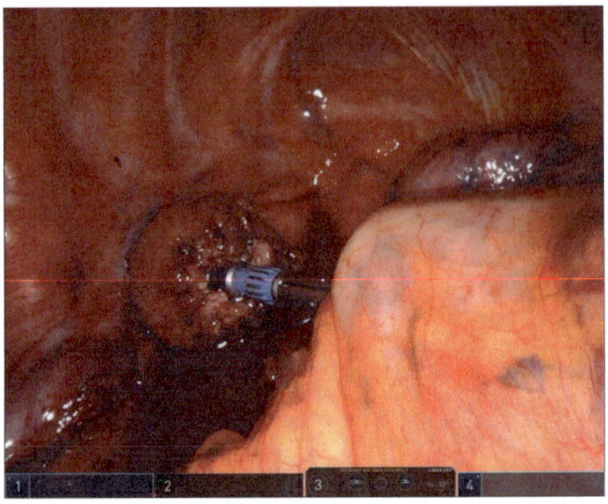

Abb. 3.25 Konnektion. Der Stapler-Kopf wird mit dem auf der ventralen Seite des Fundus ausgefahrenen Dorn konnektiert

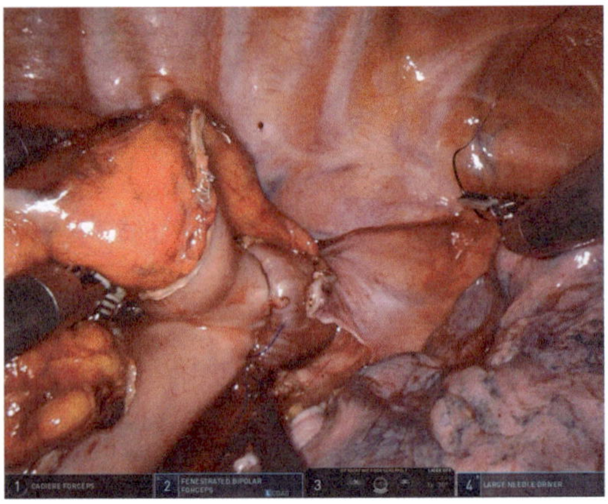

Abb. 3.26 Anastomose. Standardmäßig wird eine ösophagogastrale End-zu-Seit Anastomose geschossen

nach extrakorporal verlagert. Der Zirkular-Stapler wird über eine Inzision in den Magenfundus eingebracht und nach Verlagerung nach intrathorakal in den Magenschlauch vorgeschoben. Die Optik wird für die Anastomose über R1 eingeführt, vor Anfertigung der Anastomose erfolgt zusätzlich ein Kontrollblick über R4. Der Dorn wird auf der ventralen Seite des Magenschlauches ausgefahren und die Anastomose angelegt (Abb. 3.25 und Abb. 3.26). Der überstehende Magenschlauch über R2 wird mit einem Linear-Stapler abgesetzt (z. B. EndoGia lila Magazin) (Abb. 3.27). Wichtig ist, dass dies im markierten optimal durchbluteten Bereich erfolgt und der überstehende Anteil (Krückstock) nicht wesentlich länger als 2 cm ist. Nun wird der Roboter erneut angedockt. Die Durchblutung des gesamten Magenschlauchs wird erneut mittels ICG-Fluoreszenz kontrolliert (Abb. 3.28). Die Anastomose wird zirkulär mit einem aufgerauten PDS-Faden der Stärke 4–0 fortlaufend übernäht (Abb. 3.29). Eine transnasale Magensonde wird unter Sicht über die Anastomose vorgeschoben. Abschließend erfolgen eine Omentumplastik um die Anastomose und die Fixierung mit 1–2 PDS-4–0-Nähten (Abb. 3.30).

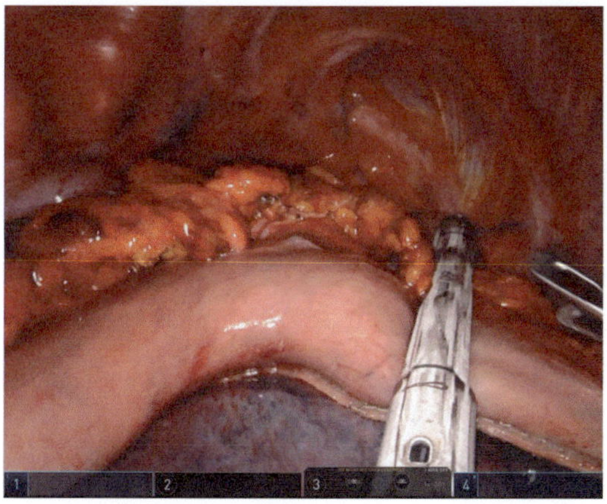

Abb. 3.27 Kürzen des Krückstocks. Der überstehende Anteil des Fundus wird auf ca. 2–3 cm gekürzt

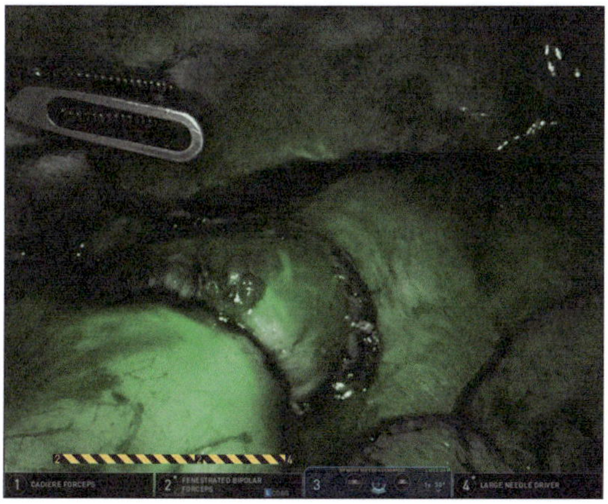

Abb. 3.28 Überprüfung der Magenschlauchdurchblutung II. Mittels ICG-Fluoreszenz wird erneut die Durchblutung des Magenschlauchs überprüft

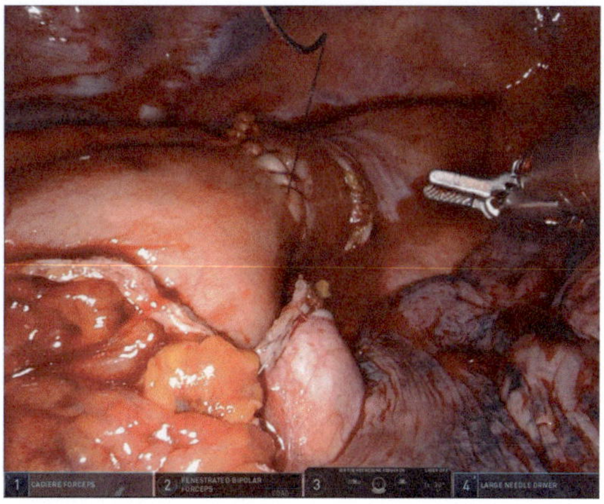

Abb. 3.29 Übernähung der Anastomose. Die Anastomose wird mittels PDS 4–0

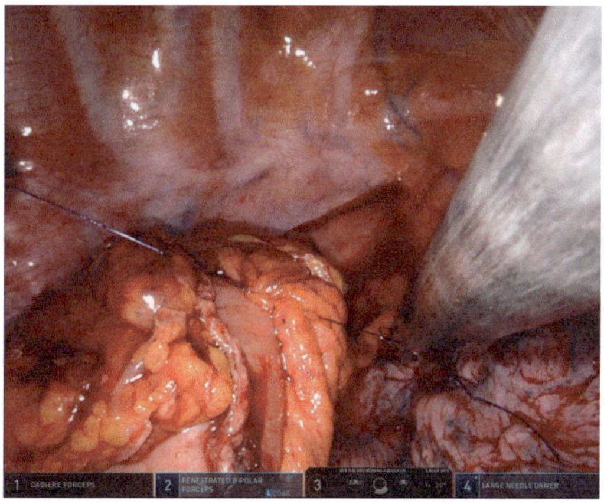

Abb. 3.30 Bildung einer Omentumplombe. Das Omentum majus wird zirkulär um die Anastomose gelegt und mittels Naht fixiert

Der Roboter wird nun abgedockt, 2 Thoraxdrainagen werden eingelegt (Abb. 3.31) und die Trokarzugänge sowie die Minithorakotomie mehrschichtig verschlossen.

Perioperatives Management

Die Extubation wird im OP-Saal angestrebt und die Patienten extubiert auf eine Intensivstation verlegt. Postoperativ erfolgt eine Röntgenaufnahme des Thorax a.p. zur Beurteilung der Lungenbelüftung und der Magensondenlage. Die Patienten können ab 6 h postoperativ trinken und erhalten in unserem Haus eine postoperative selektive Darmdekontamination für die ersten 5 Tage parallel zum Kostaufbau. Eine Entfernung der Magensonde wird früh je nach Förderung und Magenschlauchdiameter angestrebt, ebenso die Entfernung der Thoraxdrainagen in Abwesenheit von Luftlecks und vollständiger Ausdehnung der Lungen. Wichtig ist eine frühe Mobilisierung aus dem Bett ab dem 1. postoperativen Tag und intensives Atemtraining. Eine standardmäßige postoperative Endoskopie wird nicht durchgeführt.

zirkulär übernäht

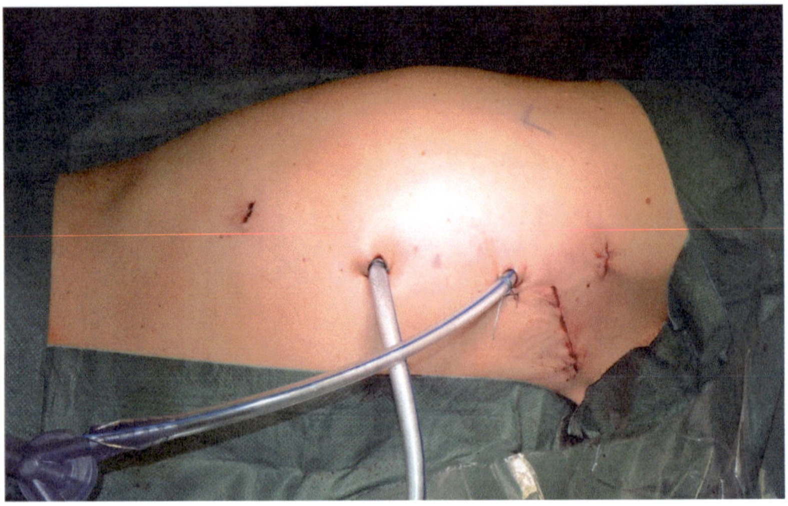

Abb. 3.31 Thoraxdrainagen. Standardmäßig werden 2 Thoraxdrainagen eingebracht, wobei die kaudale auf das Zwerchfell und die kraniale neben die Anastomose gelegt wird

Acknowledgements Conflict of Interest: Research Grant from Intuitive Surgical to JW.

Literatur

Biere SS, van Berge Henegouwen MI et al (2012) Minimally invasive versus open oesophagectomy for patients with oesophageal cancer: a multicentre, open-label, randomised controlled trial. Lancet 379:1887–1892

Grimminger PP, Tagkalos E, Hadzijusufovic E et al (2019) Change from hybrid to fully minimally invasive and robotic esophagectomy is possible without compromises. Thorac Cardiovasc Surg 67(07): 589–596. https://doi.org/10.1055/s-0038-1670664

Jin D, Yao L, Yu J et al (2019) Robotic-assisted minimally invasive esophagectomy versus the conventional minimally invasive one: a meta-analysis and systematic review. Int J Med Robot 15:e1988

Mariette C, Markar SR, Dabakuyo-Yonli TS et al (2019) Hybrid minimally invasive esophagectomy for esophageal cancer. N Engl J Med 380:152–162

van der Sluis PC, van der Horst S, May AM et al (2019) Robot-assisted minimally invasive thoracolaparoscopic esophagectomy versus opentransthoracic esophagectomy for resectable esophageal cancer: a randomized controlled trial. Ann Surg 269:621–630

Straatman J, van der Wielen N, Cuesta MA et al (2017) Minimally invasive versus open esophageal resection: three-year follow-up of the previously reported randomized controlled trial: the TIME trial. Ann Surg 266:232–236

Tagkalos E, Goense L, Hoppe-Lotichius M et al (2019) Robot-assisted minimally invasive esophagectomy (RAMIE) compared to conventional minimally invasive esophagectomy (MIE) for esophageal cancer: a propensity-matched analysis. Dis Esophagus [Epub ahead of print]

Pankreaschirurgie

4

Yakup Kulu, Pietro Contin und Thilo Hackert

Inhaltsverzeichnis

4.1 **Einführung** ... 29

4.2 **Robotersysteme** ... 30

4.3 **Distale Pankreatektomie (Linksresektion)** ... 31

4.4 **Partielle Duodenopankreatektomie (Whipple-Operation)** ... 35

4.5 **Totale Duodenopankreatektomie** ... 40

4.6 **Enukleation und Segmentresektion** ... 41

4.7 **Andere Operationen** ... 42

Literatur ... 42

4.1 Einführung

Die robotische Pankreaschirurgie hat sich in den vergangenen 10 Jahren kontinuierlich von einer Nischendisziplin zu einem in zahlreichen Zentren weltweit etablierten Verfahren entwickelt. Die Erstbeschreibung von robotischen Eingriffen am Pankreas erfolgte 2003 mit zunächst der Durchführung einer Linksresektion (Melvin 2003), gefolgt von einer Fallserie von Giuilanotti et al. mit 13 verschiedenen Eingriffen, die neben 2 Linksresektionen auch 8 Whipple-Operationen und 3 totale Duodenopankreatektomien beinhaltete (Giulianotti et al. 2003). Damit zeigte sich, dass die Anwendung des Roboters grundsätzlich für alle Eingriffe am Pankreas möglich ist; die ersten berichteten Operationen erfolgten sämtlich mit dem Da-Vinci-Si®-System. In der berichteten Fallserie erfolgte eine Konversion, die Operationszeit betrug – eingriffsabhängig – bis zu 11 h (Giulianotti et al. 2003). Bei Whipple wurde eine Morbidität von 37–50 % und eine Mortalität von 12,5 % (1/8 Patienten) berichtet, die weiteren Ein-

Elektronisches Zusatzmaterial Die elektronische Version dieses Kapitels enthält Zusatzmaterial, das berechtigten Benutzern zur Verfügung steht https://doi.org/10.1007/978-3-662-60457-1_4. Die Videos lassen sich mit Hilfe der SN More Media App abspielen, wenn Sie die gekennzeichneten Abbildungen mit der App scan nen.

Y. Kulu (✉) · P. Contin · T. Hackert
Klinik für Allgemein-, Viszeral- und Transplantationschirurgie, Universitätsklinikum Heidelberg, Heidelberg, Deutschland
e-mail: yakup.kulu@med.uni-heidelberg.de; pietro.contin@med.uni-heidelberg.de; thilo_hackert@med.uni-heidelberg.de

T. Hackert, R. S. Croner (Hrsg.), *Roboterassistierte Viszeral- und Thoraxchirurgie*,
https://doi.org/10.1007/978-3-662-60457-1_4

griffe, konnten bei einer Morbidität von 20 % ohne Mortalität durchgeführt werden. Diese ersten anekdotischen Berichte bereiteten den Weg für die weitere Entwicklung, die bis 2008 eher zögerlich ablief, danach von einigen Zentren maßgeblich vorangetrieben wurde, führend war hier vor allem die Universität Pittsburgh, wo neben der klinischen Durchführung der Eingriffe auch wegweisende Arbeit im Hinblick auf Ausbildung und Lernkurve durchgeführt wurden (Mark Knab et al. 2018). Neben den Standardeingriffen – Linksresektion und Whipple-Operation – wurden in den folgenden Jahren die Operationstechniken und Indikationen erweitert. War zu Beginn der robotischen Pankreaschirurgie dieses Verfahren vor allem auf benigne Indikationen beschränkt, erfolgte kontinuierlich die Anwendung des Roboters auch bei Malignomen. Daneben erfolgte die Durchführung zunehmend komplexerer Eingriffe, u. a. Whipple-Operationen mit venöser Gefäßresektion oder Linksresektionen mit Resektion des Truncus coeliacus (modifizierte Appleby-Operation) sowie Anwendung des Roboters bei der Chirurgie der chronischen Pankreatitis als auch bei Pankreastransplantationen (Boggi et al. 2012; Zureikat et al. 2013; Hamad et al. 2018). Trotz dieser zunehmenden Anzahl von Eingriffen liegt bislang keine randomisiert-kontrollierte Studie vor, die die robotische versus konventionelle oder laparoskopische Pankreaschirurgie vergleicht, sodass die Evidenzlage unzureichend ist, um einen Vorteil des robotischen Vorgehens für spezifischen Eingriffe und Indikationen gegenüber den anderen Verfahren zu belegen.

Der Roboter ist bei rein resektiven Verfahren (z. B. Linkresektion oder Enukleation) grundsätzlich dem laparoskopischen Vorgehen vergleichbar, bietet jedoch die potenziellen Vorteile der besseren Visualisierung durch die immer vorhandene 3D-Kamera sowie der möglicherweise präziseren Präparation durch die vorhandene Handgelenksfunktion der Instrumente, abgesehen davon ist der Komfort für den Operateur im Vergleich zur konventionellen Laparoskopie ein relevanter Aspekt.

Zusätzlich zu den oben genannten Punkten bietet der Roboter bei Operationen mit Resektion und Rekonstruktion (z. B. partielle oder totale Duodenopankreatektomie) alle Vorteile der 3-dimensionalen Handhabung der Instrumente, die bei der konventionellen Laparoskopie nicht möglich ist. Inwieweit die oben genannten Aspekte im Vergleich zur jeweiligen offenen Operation tatsächlich Vorteile hinsichtlich des Outcome der Patienten (z. B. Blutverlust, Morbidität, onkologisches Ergebnis) bieten, wird Gegenstand von zukünftigen Studien sein, da die in der Regel verlängerte robotische Operationszeit sowie die verfahrensassoziierten Kosten hier sicherlich den potenziellen Vorteilen gegenüber gestellt werden müssen.

Ein wichtiger Aspekt der robotischen Pankreaschirurgie ist die Ausbildung bzw. Lernkurve, die gerade bei komplexen Prozeduren nicht zu unterschätzen ist, häufig wird daher bei Einführung der robotischen Technik auch ein Hybrid-Vorgehen gewählt, bei dem beispielsweise die Resektionsphase der partiellen Duodenopankreatektomie robotisch, die Rekonstruktion dagegen dann über eine Minilaparotomie konventionell durchgeführt. Dies lässt sich durch strukturierte Einführung eines robotischen Pankreasprogramms jedoch vermeiden, bei dem nach Durchführung der üblichen Trainingsschritte (Simulator, Tierlabor) die Schwierigkeit der Eingriffe kontinuierlich gesteigert wird (Beginn mit distaler Pankreatektomie) und begleitend die Rekonstruktionstechnik an Modellen (Biogewebe) trainiert werden kann, bevor komplexe Prozeduren – idealerweise mit Tutoring durch einen erfahrenen Roboterchirurgen – am Patienten durchgeführt werden. Neben diesen Schritten ist die Beherrschung der entsprechenden Eingriffe mittels offener Technik unabdingbare Voraussetzung, da im Falle unerwarteter Komplikationen intraoperativ (z. B. Pfortaderverletzung) die unverzügliche Konversion durch den Roboterchirurgen immer möglich sein muss.

4.2 Robotersysteme

Das bislang am weitesten verbreitete Da-Vinci®-System der Firma Intuitive wird aktuell in zwei Versionen verwendet, das ältere Si-System und das neuere Xi-System. Beide Systeme unterscheiden sich in der praktischen Anwendung vor allem im Hinblick auf die Positionierung des Roboters selbst im Operationssaal sowie in der Platzierung der Trokare am Patienten, um eine möglichst optimale Präparation zu ermöglichen.

Während der Si-Roboter grundsätzlich von kranial des Patienten positioniert wird, kann der Xi-Roboter seitlich platziert werden, wobei für Eingriffe im Oberbauch die linksseitige Positionierung meistens vorteilhaft ist.

Hinsichtlich der Trokarpositionierung erfolgt beim Si-System eine halbkreisförmige, zum Kopf des Patienten hin konkave Anordnung, wogegen beim Xi-System die Trokare eher in einer geraden Linie platziert werden, eingriffsspezifisch kann hiervon jedoch abgewichen werden (s. detaillierte Beschreibung der einzelnen Eingriffe). Die weitere Ausrichtung des Roboters auf den Kameraport erfolgt beim Si-System in einer geraden Linie mit dem entsprechenden Arm unter Berücksichtigung des Bewegungsspielraums („Sweet Spot"), der am Arm markiert ist, danach werden die weiteren Arme mit möglichst großem Abstand zwischen den einzelnen Armen angedockt.

Beim Xi-System erfolgt die Ausrichtung nach laserkontrolliertem Docken über den Kameraport mit der Zieleinrichtung unter Rotation des gesamten Armsegment des Roboters.

Das Docking der weiteren Roboterarme ist bei beiden Systemen weitgehend gleichartig.

Ein weiterer Unterschied zwischen beiden Systemen besteht in der Möglichkeit der Koppelung des Robotersystems mit dem Operationstisch, die beim Xi-System bei Verwendung eines geeigneten Tisches gegeben ist. Hiermit können intraoperativ Veränderungen der Patientenlagerung ohne Ab- und erneutes Andocken durchgeführt werden. Diese Möglichkeit der Veränderung des Zieloperationsgebiets kann vor allem bei der totalen Pankreatektomie vorteilhaft sein, da die Ausrichtung der Operation sich während der Resektionsphase vom rechten in den linken Oberbauch verschiebt, die Rekonstruktion dann aber zunächst wieder im linken Oberbauch (Hepatikojejunostomie) durchgeführt wird. Beim älteren Si-System kann dies mehrfaches Ab- und wieder Andocken erfordern, um optimale Bedingungen im Situs zu gewährleisten.

Hinsichtlich der verfügbaren Präparations- und Dissektionsinstrumente unterscheiden sich die Systeme beim Koagulations-/Dissektionsinstrument (Vessel Sealer"), der beim Xi-System schmaler ist (Vessel Sealer Extend) und damit eine präzisere Präparation ermöglicht. Die weiteren zur Verfügung stehenden Instrumente weisen keine relevanten Unterschiede auf.

4.3 Distale Pankreatektomie (Linksresektion)

Die distale Pankreatektomie eignet sich als einfacherer Eingriff mit alleiniger Resektion ohne Rekonstruktion als Einstieg bei Einführung eines Roboterprogramms und kann – insbesondere wenn laparoskopische Vorerfahrung besteht – gut in Analogie zum laparoskopischen Verfahren durchgeführt werden. Grundsätzlich sollten hier zunächst Indikationen gewählt werden, die eine unproblematische Resektion erwarten lassen. Hier bieten sich vor allem benigne Tumoren (zystische/neuroendokrine) an, bei entsprechender Erfahrung kann die Indikation dann prinzipiell auf alle resektablen Tumoren (inklusive Pankreaskarzinom) sowie Resektionen bei chronischer Pankreatitis ausgeweitet werden. Erweiterte distale Pankreatektomien mit Gefäßresektionen und -rekonstruktionen sind grundsätzlich möglich, allerdings stellen sie anspruchsvolle Eingriffe dar, die eine hohe Expertise erfordern. Ebenso ist die Resektion von anhängenden Organen, die über die Splenektomie und Adrenalektomie hinausgehen, prinzipiell möglich, dennoch sollte auch hier die Abwägung eines robotischen Vorgehens gegenüber der offenen Operation sehr kritisch getroffen werden.

Operation

Die Operation erfolgt beim Si-System in French-Lagerung. Dabei befindet sich der patientennahe Assistent am Operationstisch zwischen den Beinen des Patienten. Der Operationsroboter wird vom Kopf des Patienten herangefahren. Beim Xi-System hat sich die Rückenlagerung bewährt. Der Operationsroboter befindet sich auf der linken Patientenseite, sodass der patientennahe Assistent am Operationstisch auf der rechten Patientenseite in sitzender Position assistieren kann. Da sich die optimale Position der Trokare am inflatierten Abdomen genauer bestimmen lassen, ist es sinnvoll als Erstes ein Pneumoperitoneum anzulegen. Die Trokarpositionen für das Si- und das Xi-System sind in Abb. 4.1 und 4.2 illustriert.

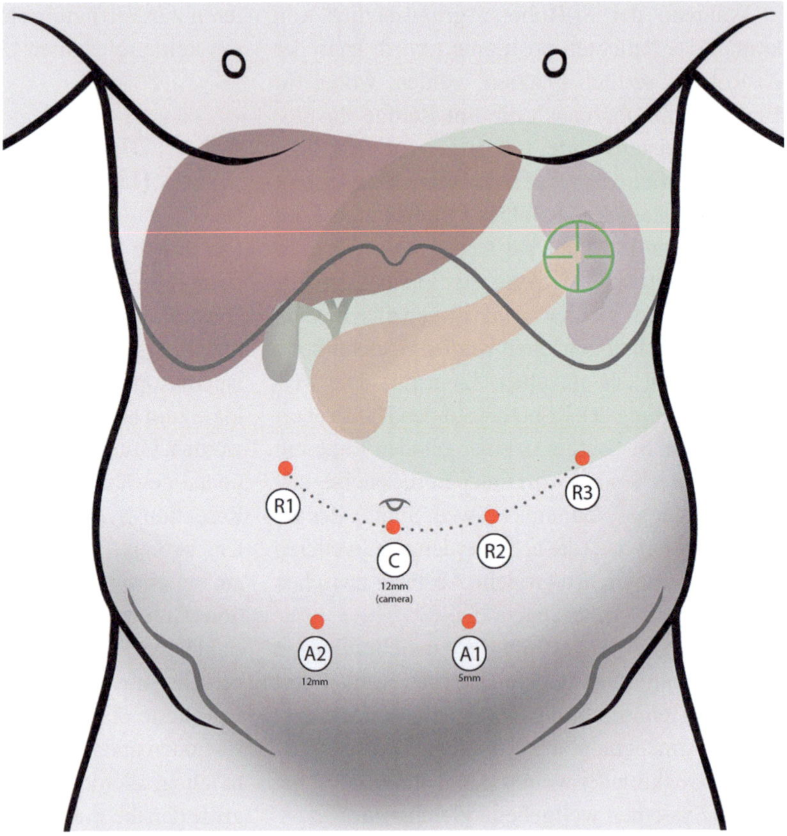

Abb. 4.1 Trokarposition bei der Pankreaslinksresektion, Si-System. *R1–R3* und *C* stellen die Robotertrokare dar (*R1* Arm 1, *C* Kameraarm, *R2* Arm 2, *R3* Arm 3; *A1* und *A2* Assistenztrokare 5 mm und 12/15 mm). Das *grüne Fadenkreuz* markiert die Zielposition für die Ausrichtung der Roboterarme

Nach Einbringen der Trokare wird der Operationstisch in ca. 15°-Anti-Trendelenburg- und ca. 5°-Rechtsseiten-Lage gekippt. Der Operationsroboter wird herangefahren und die Arme angedockt.

Im ersten Operationsschritt wird in die Bursa omentalis eingegangen. Unter Schonung der gastroomentalen Gefäßarkade wird das Omentum majus gespalten und schrittweise bis zur linken Kolonflexur eröffnet. Anschließend werden die Adhäsionen zwischen Magenhinterwand und Pankreas gelöst und die Pankreasvorderfläche freigelegt. Nachdem der Befund identifiziert wird, erfolgt die Darstellung des Pankreasunterrandes. Bei sehr lateral liegenden Befunden muss die Resektionsebene festgelegt werden. Falls die Resektionsebene auf Pfortaderniveau erfolgen soll, wird bei diesem Operationsschritt am Pankreasunterrand die Vena mesenterica superior aufgesucht. Im folgenden Operationsschritt wird der Pankreasoberrand dargestellt. Dabei wird die Arteria hepatica communis und die Arteria gastroduodenalis identifiziert. Aufsuchen und Darstellen der Pfortader. Entlang der A. hepatica communis wird die Präparation nach zentral fortgesetzt, und die Arteria lienalis zweifelsfrei aufgesucht. Nachdem das Pankreas entlang der Venamesenterica superior schrittweise unterfahren wird, kann der Konfluens erreicht und das Untertunneln des Pankreas auf Pfortaderebene komplettiert werden (Abb. 4.3).

Jetzt kann das Pankreas durchtrennt werden. Hierzu kann ein Endo-GIA, welcher durch den Assistenten am Tisch bedient wird, oder beim Xi-System ein Da-Vinci®-Stapler verwendet werden. Dabei gilt es zu beachten, dass je nach Vorgehen ein Trokar mit entsprechendem Durchmesser (12 mm für das Da-Vinci®-System, 12 mm/15 mm Assistenztrokar bei Anwendung des Endo-GIAs) notwendig ist (Abb. 4.4 a und b).

Bei einer milzerhaltenden Pankreaslinksresektion wird die Präparation entlang der A. und Vena lienalis fortgesetzt und einzelne Gefäße zur Bauchspeicheldrüse entweder elektrokoaguliert oder geklippt. Nachdem das zu resezierende linksseitige Pankreas komplett mobilisiert ist,

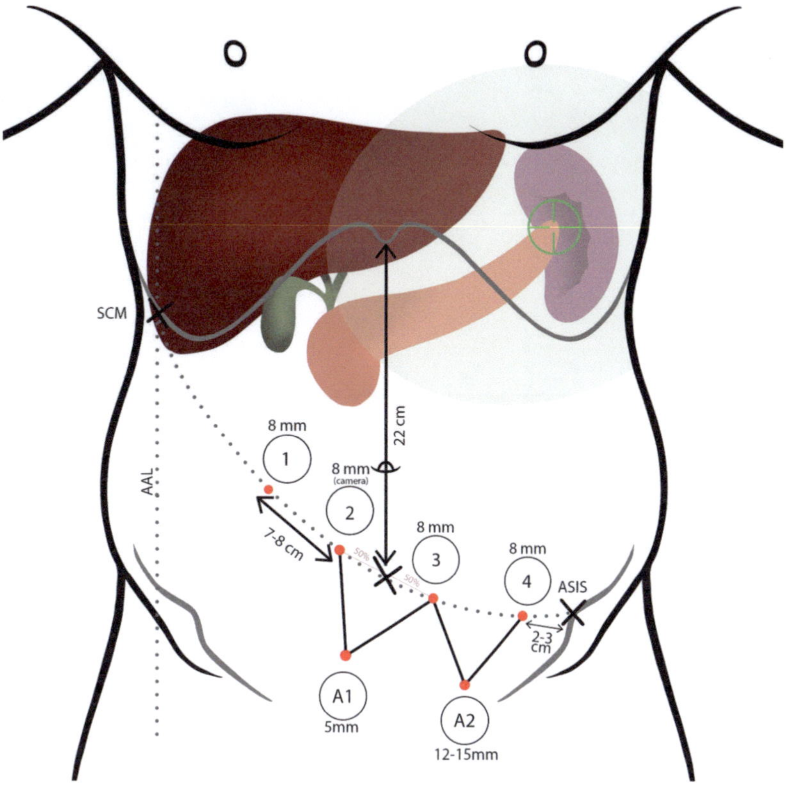

Abb. 4.2 Trokarposition bei der Pankreaslinksresektion, Xi-System. *1–4* stellen die Robotertrokare dar (*1* Arm 1, *2* Kamera, Arm 2, *3* Arm 3, *4* Arm 4; *A1* und *A2* Assistenztrokare 5 mm und 12/15 mm). Das *grüne Fadenkreuz* markiert die Zielposition für die Ausrichtung der Roboterarme. *ASIS* Spina iliaca superior anterior, *SCM* subkostale Grenze, *AAL* vordere Axillarlinie

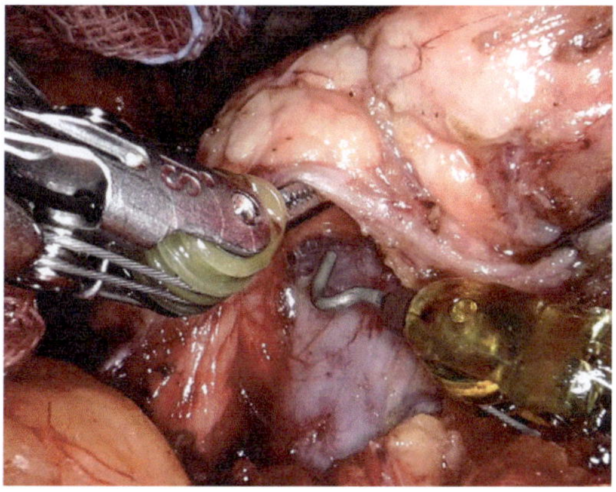

Abb. 4.3 Untertunneln des Pankreas auf der Pfortaderebene

wird es in einen Bergebeutel verbracht und über den 12 mm-Assistenztrokar geborgen.

Bei milzresezierenden Operationen werden im folgenden Operationsschritt die Arteria und Vena lienalis durchtrennt. Dies erfolgt entweder mit Clips oder mit einem Vascular-Stapler. Anschließend werden die Vasa gastricae breves durchtrennt. Dies kann unter Setzen von Clips oder mit dem Vessel Sealer erfolgen. Die Präparation wird hier bis zum Erreichen des linken Zwerchfellschenkels fortgesetzt. Anschließend wird zunächst die Milz von kaudal auf der Gerota-Faszie mobilisiert. Von kaudal kommend werden die lateralen Verwachsungen der Milz gelöst und als letztes die kranialen Verbindungen zum Zwerchfell durchtrennt. Das En-bloc-Präparat wird in einen Bergebeutel verbracht und anschließend entweder durch eine Schnitterweiterung eines Assistententrokars oder über einen Pfannenstiel-Schnitt geborgen.

Ergebnisse und Evidenz

Die Evidenzlage zur robotischen Pankreaslinksresektion besteht aus monozentrischen und meist retrospektiven Studien zum perioperativen Ergebnis. In beiden zum Thema veröffentlichten Metaanalysen von 2016 und 2019 fassen die meisten dieser Arbeiten zusammen (Memeo et al. 2016; Niu et al. 2019). In der Metaanalyse von Memeo et al. aus dem Jahr 2016 wurden 9 (6 retrospektive, 3 prospektive) monozentrische Studien zusammengefasst. Vier dieser Studien wa-

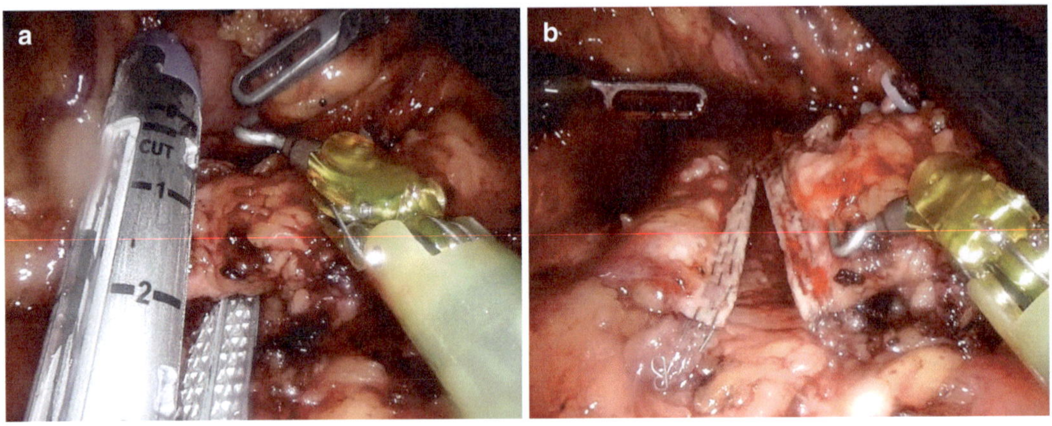

Abb. 4.4 **a, b** Absetzen des Pankreas auf der Pfortaderebene mittels Endo-GIA durch den Assistenten. Stapler-Position am untertunnelten Pankreas (**a**) und abgesetztes Pankreas (**b**)

ren vergleichend. Zwischen der laparoskopischen und robotischen Pankreaslinksresektion (PLR) konnte im Hinblick auf das perioperative Ergebnis keine Unterschiede festgestellt werden. Begründet wurde dies mit der Annahme, dass die entsprechenden Daten von Zentren stammen die sich noch in der Lernkurve der robotischen Operationstechnik befinden. 2019 wurde eine weitere Metaanalyse zu Ergebnissen nach robotischer, laparoskopischer und offener Pankreaslinksresektion veröffentlicht (16 retrospektive und eine prospektive vergleichende Studie) (Niu et al. 2019). Blutverlust und perioperative Komplikationen waren statistisch nicht signifikant unterschiedlich zwischen den Operationstechniken. Bei deutlich längerer Operationszeit in der robotischen Methode konnte jedoch im Vergleich zur Laparoskopie der Milzerhalt häufiger durchgeführt und im Vergleich zur offenen Pankreaslinksresektion die Komplikationsrate gesenkt werden.

Bei den meisten Studien handelt es sich um retrospektive Arbeiten mit kleinen Fallzahlen, die Ergebnisse zwischen robotisch und laparoskopisch (Benizri et al. 2014; Butturini et al. 2015; Goh et al. 2017; Ielpo et al. 2017; Liu et al. 2017; Lyman et al. 2019; Souche et al. 2018), robotisch und offen (Lai und Tang 2015; Ielpo et al. 2019) sowie alle drei Vorgehensweisen (Waters et al. 2010; Duran et al. 2014; Lee et al. 2015; Xourafas et al. 2017; Rodriguez et al. 2018; Fisher et al. 2019) miteinander verglichen. Zusammengefasst führt die robotische Operation im Vergleich zur laparoskopischen und offenen Vorgehensweise zu einer längeren Operationsdauer. Unterschiede in der perioperativen Komplikationsrate finden sich nicht. Wie zu erwarten, ist die Robotik mit höheren Kosten verbunden. Im Vergleich zur offenen PLR zeigen sich die allgemein bekannten Unterschiede zwischen minimal-invasiver und offener Operation. Bei vergleichbarer perioperativer Morbidität erholen sich die Patienten bei minimal-invasivem Vorgehen schneller. Das führt zu einem verkürzten Krankenhausaufenthalt. Zusätzlich scheint die Robotik, wie die Laparoskopie, mit einem geringeren Blutverlust im Vergleich zur offenen Operation einherzugehen. Einzelne Studien haben sich auch lediglich mit der Fragestellung beschäftigt, ob das robotische Vorgehen im Vergleich zur Laparoskopie, den Milzerhalt bei der Pankreaslinksresektion beeinflusst (Kang et al. 2011; Chen et al. 2015; Eckhardt et al. 2016). Hier ist die Datenlage nicht eindeutig. Als nachvollziehbare Konsequenz der verbesserten Ergonomie und Visualisierung durch den Telemanipulator, zeigen einige Autoren einen häufigeren Milzerhalt in der Robotik versus Laparoskopie (Kang et al. 2011; Chen et al. 2015; Eckhardt et al. 2016). Im Rahmen einer prospektiv nichtrandomisierten monozentrischen Studie konnte allerdings dieser mögliche Vorteil nicht bestätigt werden (Butturini et al. 2015). Ob das robotische Vorgehen bei der Pankreaslinksresektion im Vergleich zur Laparoskopie das onkologische Ergebnis beeinflusst, wurde in einer amerikanischen Registerstudie untersucht (Raoof et al. 2018). Bei dieser Analyse wurden alle robotischen (n = 99) und laparoskopischen (n = 605) PLR zwischen 2010 und 2013 ausgewertet. Nach einer medianen Nachbeobachtungszeit von 25 Monaten, war das onkologische Ergebnis zwischen beiden Gruppen vergleichbar.

4.4 Partielle Duodenopankreatektomie (Whipple-Operation)

Die partielle Duodenopankreatektomie wird sowohl mit dem Si- als auch mit dem Xi-System in French-Position mit angelagerten Armen durchgeführt. Beim Si-System wird der Roboter kranial neben dem Anästhesiearbeitsplatz, beim Xi-System auf der linken Seite des Patienten positioniert. Der Assistent am Tisch kann dann zwischen den gespreizten Beinen sitzen, die instrumentierende Pflegekraft steht – je nach räumlichen Gegebenheiten – links- oder rechtsseitig neben dem Patienten. Nach Anlegen des Pneumoperitoneums werden beim Si-System die 4 Arbeitstrokare des Roboters halbkreisförmig kaudal konvex platziert, der tiefste Punkt des Halbkreises liegt dabei unterhalb des Nabels (Abb. 4.5).

Beim Xi-System erfolgt die Trokarplatzierung der ebenfalls 4 Robotertrokare in einer von links kranial nach rechts kaudal abfallenden Linie, die die Medianlinie ebenfalls knapp unterhalb des Nabels schneidet. Der rechtskaudal positionierte Trokar kann aus der Linie heraus etwas nach

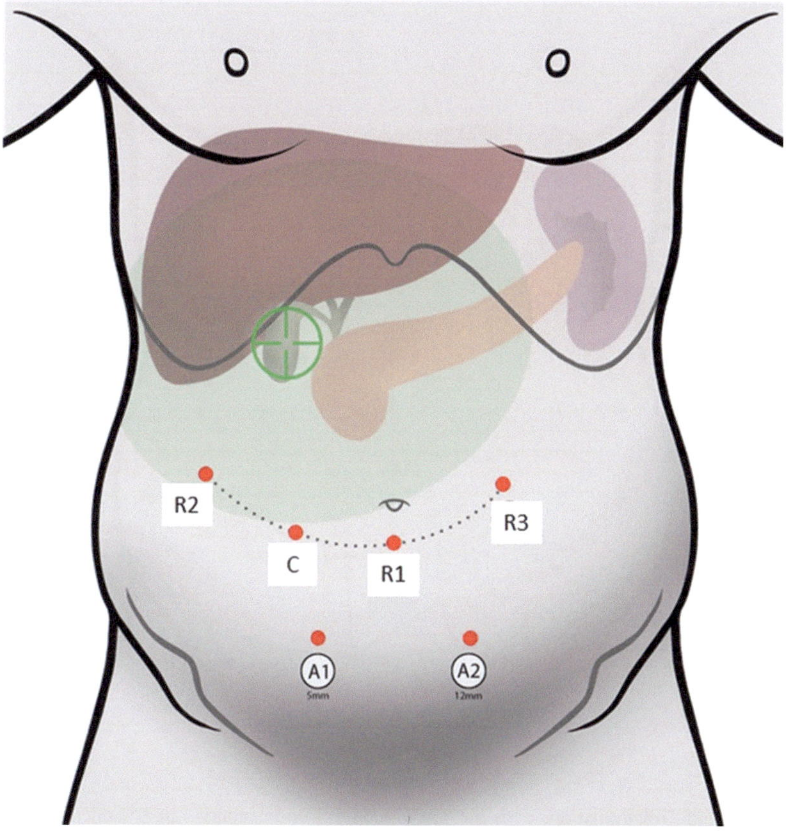

Abb. 4.5 Trokarposition bei der partiellen Duodenopankreatektomie, Si-System. *R1–R3* und *C* stellen die Robotertrokare dar (*R1* Arm 1, *C* Kameraarm, *R2* Arm 2, *R3* Arm 3; *A1* und *A2* Assistenztrokare 5 mm und 12/15 mm). Das *grüne Fadenkreuz* markiert die Zielposition für die Ausrichtung der Roboterarme

oben versetzt werden, um zu vermeiden, dass eine Kollision des Arbeitsinstrumentes mit der rechten Spina iliaca anterior auftritt).

Der Patient wird dann bei beiden Systemen in 12- bis 15°-Anti-Trendelenburg-Position und ebenfalls 12- bis 15°-Linksseitenkippung gelagert, hier ist eine Vakuummatratze unter dem Oberkörper des Patienten hilfreich, um ein unbeabsichtigtes Rutschen zu verhindern. Zwei Assistenztrokare (12 mm links und 5 mm rechts) werden kaudal und jeweils zwischen den Robotertrokaren 2 und 3 platziert, um so dem Assistenten eine möglichst gute Angulation zu ermöglichen. Über diese beiden Trokare können – je nach Bedarf des einzelnen Präparationsschrittes – Halte- und Fasszangen bzw. Sauger oder Koagulationsinstrumente eingebracht werden, außerdem dienen sie zum Anreichen der Nähte bei der Rekonstruktion. Nach Andocken des Kameraarms erfolgt die Ausrichtung des Systems auf die Gallenblase als Zielstruktur (Xi) und das Andocken der übrigen Arme (Abb. 4.6).

Es empfiehlt sich, vor Beginn der eigentlichen Präparation, das Jejunum ca. 50–60 cm nach dem Treitz-Band aufzusuchen und diese Schlinge zunächst antekolisch provisorisch mittels Naht an die große Magenkurvatur linksseitig der Medianlinie zu fixieren, um sich am Ende der Operation das Aufsuchen dieser Schlinge für die Anlage der Gastro- bzw. Duodenojejunostomie zu erleichtern, da dies ansonsten häufig mühsam und zeitaufwendig ist.

Die Präparation kann dann mit bipolarer Fasszange (Arm 1), dem monopolaren Häkchen oder der monopolaren Schere (Arm 3) und der Cadière-Fasszange (Arm 4) erfolgen und sollte in bestimmten standardisierten Schritten durchge-

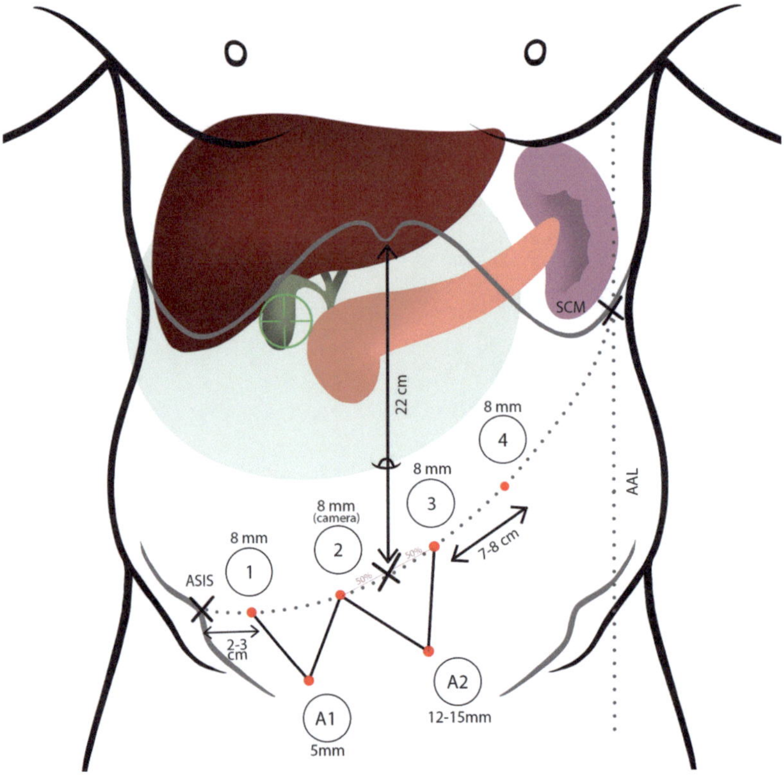

Abb. 4.6 Lagerung und Trokarpositionen für die partielle Duodenopankreatektomie mit dem Xi-System. Robotertrokare 1–4 mit Instrumentierung und 2 Assistenztrokare, Patient in French-Lagerung mit angelagerten Armen, Anti-Trendelenburg- und Linksseitenlagerung, jeweils 12–15. *ASIS* Spina iliaca superior anterior, *SCM* subkostale Grenze, *AAL* vordere Axillarlinie

führt werden. Eine Möglichkeit der Standardpräparation wird im Folgenden dargestellt.

Resektionsphase

1.) Präparation des Ligamentum hepatoduodenale mit Lymphadenektomie im Ligament und retroportal. Hierbei wird der Gallengang durchtrennt (Versorgung durchmesserabhängig mit Clip oder Klammernaht) sowie die Arteria gastroduodenalis nach Probeklemmen zur Überprüfung einer suffizienten Pulsation der Arteria hepatica abgesetzt (z. B. mittels Metall- oder Kunststoffclips). Die Gallenblase kann als Hilfe zur Exposition (Anheben mit Arm 4) zunächst in situ belassen und erst zum Abschluss der gesamten Resektionsphase entfernt werden.

2.) Mobilisation des rechten Hemikolons und Durchführung des Kocher-Manövers. Hierbei kann der rechte Leberlappen mit Arm 4 nach kranial gehalten werden, das Peritoneum wird unter kranialem Zug (Arm 1) und Gegenzug durch den Assistenten elektrisch inzidiert (monopolar) und schrittweise das Duodenum exponiert. Mit Weiterführung der Präparation entlang des Duodenums nach kaudal kann Arm 4 jeweils nachgesetzt werden und das Duodenum nach kraniomedial halten, sodass die Vena cava und die linke Nierenvene bis zum Abgang der Arteria mesenterica superior oberhalb der Nierenvene exponiert werden können. Das Treitz-Band wird dann eröffnet und der Processus uncinatus bereits partiell vom Mesocolon transversum abgelöst. Mit Komplettierung dieses Schritts kann das Jejunum im Duodenallager bereits auf die rechte Seite der Mesenterialwurzel transponiert werden.

3.) Eröffnung der Bursa omentalis und Darstellung des Pankreas. Als nächster Schritt kann die Bursa omentalis zwischen den rechtsseitigen gastroepiploischen Gefäßen und der initial an die große Magenkurvatur fixierten Jejunalschlinge eröffnet werden. Hierzu empfiehlt sich der Einsatz eines Koagulations- und Durchtrennungsinstrumentes, das entweder anstelle des monopolaren Instrumentes auf Arm 3 installiert wird (Vessel Sealer oder Harmonic-Skalpell) oder vom Assistenten über den rechtsseitigen Assistenztrokar eingebracht und bedient wird (Ligasure oder Harmonic-Skalpell). Nach entsprechender Eröffnung der Bursa und Darstellung des Pankreasunterrandes werden die rechtsseitigen gastroepiploischen Gefäße entweder postpylorisch basisnah mit dem Koagulations-Durchtrennungsinstrument abgesetzt (gegebenenfalls auch Clipanwendung), wenn eine pyloruserhaltende Resektion angestrebt wird, oder es erfolgt die Präparation auf die große Magenkurvatur präpylorisch, wenn kein Pyloruserhalt geplant ist. Analog werden dann die Gefäße entlang der kleinen Magenkurvatur abgesetzt und der Magen prä- oder postpylorisch mittels Klammernahtgerät abgesetzt. Dies kann ebenfalls entweder robotisch (Arm 3) oder über den 12-mm-Assistenztrokar durch den Assistenten erfolgen.

4.) Tunneln und Absetzen des Pankreas. Mit Darstellung des Pankreasunterrandes zeigt sich der Eintritt der V. mesenterica superior unterhalb des Pankreas am Übergang von Kopf zu Korpus. Hier wird unter vorsichtigem stumpfem Zug und Gegenzug der Durchtritt geschaffen (z. B. mittels Häkchen auf Arm 3) und schrittweise das Pankreas untertunnelt, bis das Präparationsinstrument am kranialen Rand des Pankreas erscheint. Wenn das Pankreas frei unterfahrbar ist, wird es durchtrennt, was entweder mittels Klammernahtgerät, monopolarer Koagulation oder auch Einsatz des Harmonic-Skalpells durchgeführt werden kann. Die Identifikation des Ganges ist dabei wichtig, da hier eine Koagulation vermieden werden sollte. Bei Durchtrennung mittels Klammernahtgerät muss der Gang im Anschluss durch Abtrennen der Klammernaht an der mutmaßlichen Lokalisationsstelle des Ganges wieder eröffnet werden.

5.) Absetzen des Jejunums und Skelettierung des Resektats. Das zuvor auf die rechte Seite der Mesenterialwurzel transponierte Jejunum wird nun mittels Klammernahtgerät (robotisch Arm 3 oder durch den Assistenten über den 12-mm-Trokar) abgesetzt. Danach erfolgt die komplette Skelettierung zunächst der Jejunalschlinge nach kranial, dann entlang der mesenterialen Gefäßachse, wobei die Vena mesenterica superior als Leitstruktur dient, bis die Arteria mesenterica superior eindeutig von distal her identifiziert ist und als weitere Leitstruktur verwendet werden kann (Uncinate First Approach). Für die Skelettierung ist ein Koagulations-und Durchtrennungsinstrument erforderlich, das robotisch (Vessel Sealer oder Harmonic-Skalpell über Arm 3) oder vom Assistenten (Ligasure oder Harmonic-Skalpell über den 12-mm-Assistenztrokar) bedient werden kann. Bei größeren einstrahlenden Gefäßen ist die Verwendung von Clips (Metall oder Kunststoff) erforderlich.

Nach kompletter Skelettierung erfolgen abschließend die Cholezystektomie und das Verbringen der Präparate in einen Bergebeutel. Als Bergeinzision bietet sich kosmetisch günstig ein Pfannenstiel-Schnitt an, ansonsten kann auch eine Minilaparotomie an geeigneter Stelle durchgeführt werden.

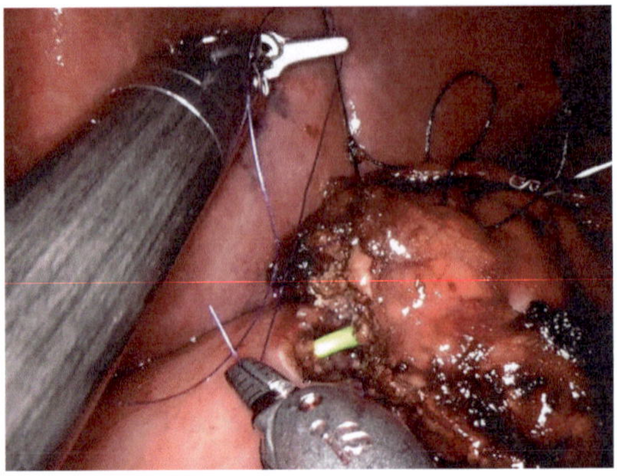

Abb. 4.7 Pankreatikojejunostomie. Duct-to-Mucosa-Naht der Vorderwand, eingelegter Pankreasgang-Stent (*grün*) nach Fertigstellung der Hinterwandnaht (Video 4.1) (https://doi.org/10.1007/000-0fv)

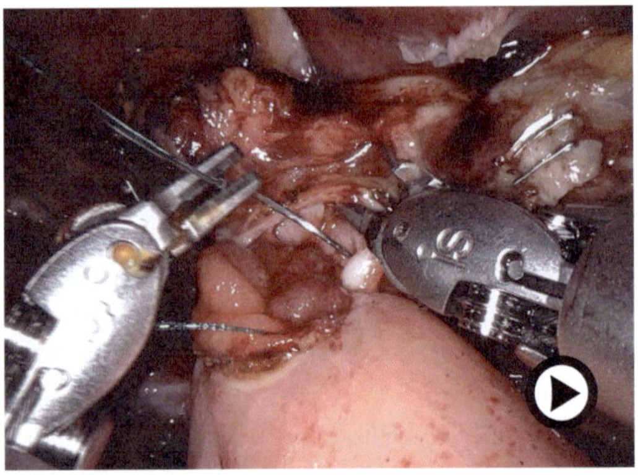

Abb. 4.8 Hepatikojejunostomie. Fortlaufende Naht der Hinterwand mit V-Loc 4-0 (Video 4.2) (https://doi.org/10.1007/000-0ft)

Rekonstruktionsphase

Zur Rekonstruktion wird das Jejunum unterhalb der Mesenterialwurzel in den rechten Oberbauch verlagert. Dabei wird auf die korrekte Orientierung des Mesenteriums geachtet und das Jejunum an den Bauchspeicheldrüsenrest herangelegt. Falls das Pankreas mit dem Klammernahtgerät durchtrennt wurde, muss die Klammernahtreihe stellenweise entfernt werden und der Pankreasgang exponiert werden. Nun werden die 3 Matratzennähte angelegt. Dazu wird Seide 3-0 verwendet. Im Rahmen der mittleren Naht wird der Pankreasgang kranial und kaudal umstochen. Nachdem die vorgelegten Nähte geknotet werden (vorher Einlage des Pankreas-Stents in den Ductus Wirsungianus) erfolgt die Eröffnung des Jejunums. Duct-to-mucosa-Nähte werden mit PDS-5-0-Einzelknopfnähten durchgeführt. Abschließend erfolgt die Komplettierung der Anastomose durch Vernähen der Vorderwand mit den vorgelegten Seidenähten der ersten Reihe (Abb. 4.7).

An die gleiche Schlinge wird in ca. 10–15 cm Entfernung die End-zu-Seit-Hepatikojejunostomie vernäht. Diese kann mit einer Stratafix- oder einer V-loc-Naht in fortlaufender Nahttechnik erfolgen. Bei schmalkalibrigem Gallengang kann auch eine Anastomose mit PDS-5-0-Einzelknopfnähten erfolgen (Abb. 4.8).

Zuletzt erfolgt die Gastrojejunostomie. Falls zu Beginn der Operation eine Dünndarmschlinge an die große Magenkurvatur fixiert wurde, kann diese Schlinge zur Anlage der Anastomose verwendet werden. Ansonsten, muss eine geeignete Schlinge aufgesucht werden. Hierbei kann die Table-Motion-Funktion, welche beim Xi-Modell optional erworben werden kann, hilfreich sein. Falls der Pylorus erhalten wird und eine Duodenojejunostomie angelegt wird, kann diese in 2-reihiger Nahttechnik vernäht werden. Die erste Hinterwandnaht kann mit Einzelknopfnähten mit einem Seidenfa-

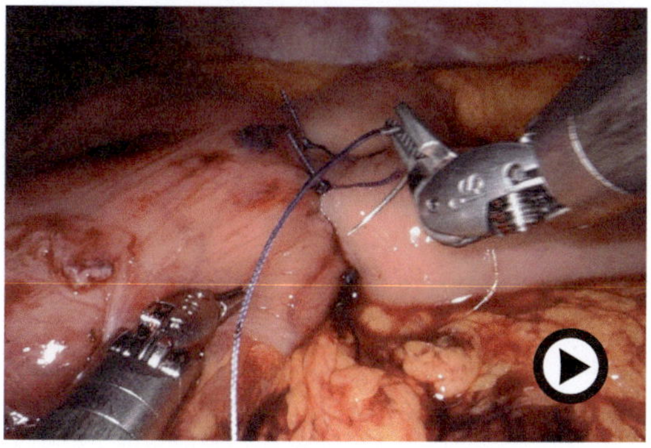

Abb. 4.9 Gastrojejunostomie. Fertigstellung der Vorderwand mit serosierender 2. Nahtreihe, Polyglactin-Einzelknopfnähte 3-0 (Video 4.3) (https://doi.org/10.1007/000-0fw)

den der Stärke 3-0 im Sinne einer Situationsnaht fixiert werden. Nach Eröffnen der beiden Darmlumina kann die 2. Nahtreihe der Hinterwand mit einem Stratafix- oder V-loc-Faden fortlaufend vernäht werden. Die Anastomose wird dann durch eine peritonealisierende 2. Nahtreihe der Vorderwand z. B. mit Vicryl-3-0-Einzelknopfnähten abgeschlossen. Analog kann die Anastomose bei Pylorusresektion oder Resektion des distalen Magens durchgeführt werden, hier bietet sich außerdem eine Seit-zu-Seit-Rekonstruktion im Bereich der großen Magenkurvatur an (Abb. 4.9).

Ergebnisse und Evidenz

Zur partiellen Duodenopankreatektomie liegen bislang keine randomisiert-kontrollierten Studien vor, die das Verfahren gegenüber dem offenen oder laparoskopischen Vorgehen vergleichen. Mehrere mono- und multizentrischen Beobachtungsstudien zeigen gute Ergebnisse hinsichtlich Morbidität und Mortalität sowie onkologischem Outcome. Die größte hierzu publizierte multizentrische Serie aus den USA vergleicht 211 robotische und 817 offene Duodenopankreatektomien, die nach Abschluss der Lernkurve in 8 Zentren durchgeführt wurden (Zureikat et al. 2016). In dieser Analyse konnten die Autoren herausarbeiten, dass in der täglichen Praxis weder ein hoher Body-Mass-Index noch vorangegangene offene abdominelle Operationen eine Kontraindikation für die Wahl des robotischen Vorgehens darstellten, die Konversionsrate lag insgesamt bei 4,7 %. Auch ein schwierig zu anastomosierendes Pankreas (weiche Textur) führte nicht zur Wahl eines primär offenen Vorgehens oder einer höheren Konversionsrate. Allerdings zeigte sich, dass bei Vorliegen eines Pankreaskarzinoms eher offen operiert wurde: 55 % versus 33 % der robotisch operierten Patienten hatten die Indikation Pankreaskarzinom. Dies ist sicher durch noch bestehende Vorbehalte bezüglich der Radikalität des robotischen Vorgehens erklärt. Bezüglich der lokalen Radikalität der Resektion zeigten sich robotisch schlechtere operative Ergebnisse (R1-Resektionen 50 % robotisch versus 33 % offen), wogegen, die Anzahl der im Durchschnitt resezierten Lymphknoten mit n=27,5 versus n=19 in der robotischen Gruppe höher lag. Bezüglich der postoperativen Morbidität war die Rate der klinisch relevanten (ISPGPS Grad B/C) Pankreasfisteln in der robotischen Kohorte etwas höher (13,8 % versus 9,1 %). Bei gleicher postoperativer Krankenhausverweildauer der Patienten (jeweils 8 Tage), lag die Rate an Wiederaufnahmen innerhalb von 3 Monaten mit 30,8 % in der robotischen Gruppe höher als bei den offen operierten Patienten (23,5 %). Die Ergebnisse dieser Arbeit zeigen, dass die robotische Duodenopankreatektomie in den entsprechenden spezialisierten Zentren sicher und mit guten Kurzzeitergebnissen durchgeführt werden kann, allerdings ist eine abschließende Bewertung hinsichtlich der z. T. konträren Ergebnisse (z. B. onkologische Parameter der Resektion) nicht valide möglich.

Eine aktuelle systematische Übersichtsarbeit (Zhao et al. 2018) fasst 11 nichtrandomisierte Studien zur robotischen Duodenopankreatektomie zusammen, die das Verfahren mit dem offenen Vorgehen vergleichen. Die Anzahl der robotisch operierten Patienten in den entsprechenden Arbeiten liegt dabei zwischen n=8 und n=211, als Vergleichsgruppen liegen jeweils n=8 bis n=817 Patienten zugrunde. In der Summe werden damit 514 robotisch und 1263 offen operierte Patienten verglichen. Die Ergebnisse zeigen signifikante Unterschiede hinsichtlich Operationszeit (robotisch +1,5h) und Blutverlust (robotisch –200 ml), bei allerdings gleichem Transfusionsbedarf. Daneben zeigt sich in den Subgruppen der Patienten mit maligner Indikation hinsichtlich des onkologischen Ergebnisses, dass die Rate von positiven Resektionsrändern bei robotischem Vorgehen signifikant niedriger bei gleicher

Anzahl resezierter Lymphknoten ist. Bei robotischer Duodenopankreatektomie zeigt sich außerdem eine niedrigere Gesamtmorbidität (vor allem durch weniger Wundinfektionen bedingt) und eine schnellere postoperative Mobilisation der Patienten, die sich allerdings nicht in der Länge des Krankenhausaufenthaltes widerspiegelt. Dieser Parameter – als eines der potenziellen Hauptvorteile minimal-invasiver Operationen – liegt bei 7–16 Tagen (robotisch) gegenüber von 8–25 Tagen (offen). Aufgrund der methodologischen Qualität der Studien, die dieser Metaanalyse zugrunde liegen (bislang keine randomisiert-kontrollierte Daten verfügbar), müssen die vorgenannten Ergebnisse jedoch mit Vorsicht interpretiert werden. Einerseits sind sie lediglich prospektiv oder retrospektiv in Beobachtungsstudien erhoben, andererseits muss auch berücksichtigt werden, dass die Gefahr eines „Underreporting“ von Ergebnissen während der Lernkurve (vor allem beim robotischen Vorgehen) besteht und dies die Gefahr einer relevanten Verzerrung birgt.

Hinsichtlich erweiterter Duodenopankreatektomien mit dem Roboter liegen bislang Erfahrungen aus wenigen Zentren vor (Giulianotti et al. 2011; Kauffmann et al. 2016), die die grundsätzliche Machbarkeit von arteriellen und venösen Gefäßresektionen und -rekonstruktionen darstellen (Abb. 4.10), jedoch aufgrund der geringen Anzahl der berichteten Patienten (n=5 bzw. n=14) keine wissenschaftliche Beurteilung möglicher Vorteile dieses Vorgehens zulassen. Darüber hinaus wird in den vorliegenden kleinen Fallserien eine relevante Morbidität (bis 80 %) und Mortalität (bis 14 %) beschrieben, sodass der robotischen Ansatz für erweiterte Resektionen bislang als nicht etabliert einzustufen und seine Bedeutung auch zukünftig als eher gering einzuschätzen ist.

4.5 Totale Duodenopankreatektomie

Die totale Duodenopankreatektomie mit dem Roboter ist technisch möglich und kann für beide Phasen der Resektion als Kombination der beiden vorbeschriebenen Operationen erfolgen. Hierbei ist zu beachten, dass die Arbeitsbereiche im rechten und linken Oberbauch wechseln und daher die Trokarpositionierung entsprechend angepasst werden sollte, um ein intraoperatives Umdocken und gegebenenfalls Neuplatzieren der Arbeitstorkare des Roboters zu vermeiden. Daher sollten die Trokare initial in Zielausrichtung in den zentralen Oberbauch positioniert werden, d. h. in einer nach kaudal konvexen (Si-System) bzw. horizontalen (Xi-System) Linie, die die Medianlinie etwa auf Nabelhöhe schneidet. Die Lagerung des Patienten sollte in Anti-Trendelenburg-Position (12–15°) ohne Seitlagerung erfolgen, falls (beim Xi-System) die Möglichkeit besteht, in angedocktem Zustand die Tischposition zu verändern (Table-Motion), kann dies natürlich entsprechend genutzt werden, sodass für die Resektion des Pankreaskopfes eine zusätzliche Links- und für die Phase der Korpus- und Schwanzresektion eine zusätzliche Rechtslagerung (jeweils 12–15°) durchgeführt werden kann. Die vorbeschriebene provisorische Fixierung des Jejunums an die große Magenkurvatur zu Beginn der Präparation (s. partielle Duodenopankreatektomie) sollte im Fall einer geplanten totale Duodenopankreatektomie nicht erfolgen, da sie sonst die Präparation im linken Oberbauch erschwert.

Nach Komplettierung der Resektionsphase erfolgt die Rekonstruktion der biliodigestiven Anastomose wie für die partielle Duodenopankreatektomie vorbeschrieben. Im Anschluss muss dann die entsprechende abführende Jejunalschlinge ca. 40 cm nach dem Treitz-Band am Schluss der Rekonstruktionsphase für die Gastrojejunostomie aufgesucht werden, was gelegentlich schwierig, aber mit Wechsel der Kameraperspektive nach links infrakolisch durchführbar ist. Auch die Gastrojejunostomie wird wie vorbeschrieben durchgeführt, meist ist bei der totalen Duodenopankreatektomie (insbesondere, wenn sie mit Splenektomie erfolgt) eine distale Magenresektion erforderlich, um eine venöse Stauung des Antrums zu vermeiden.

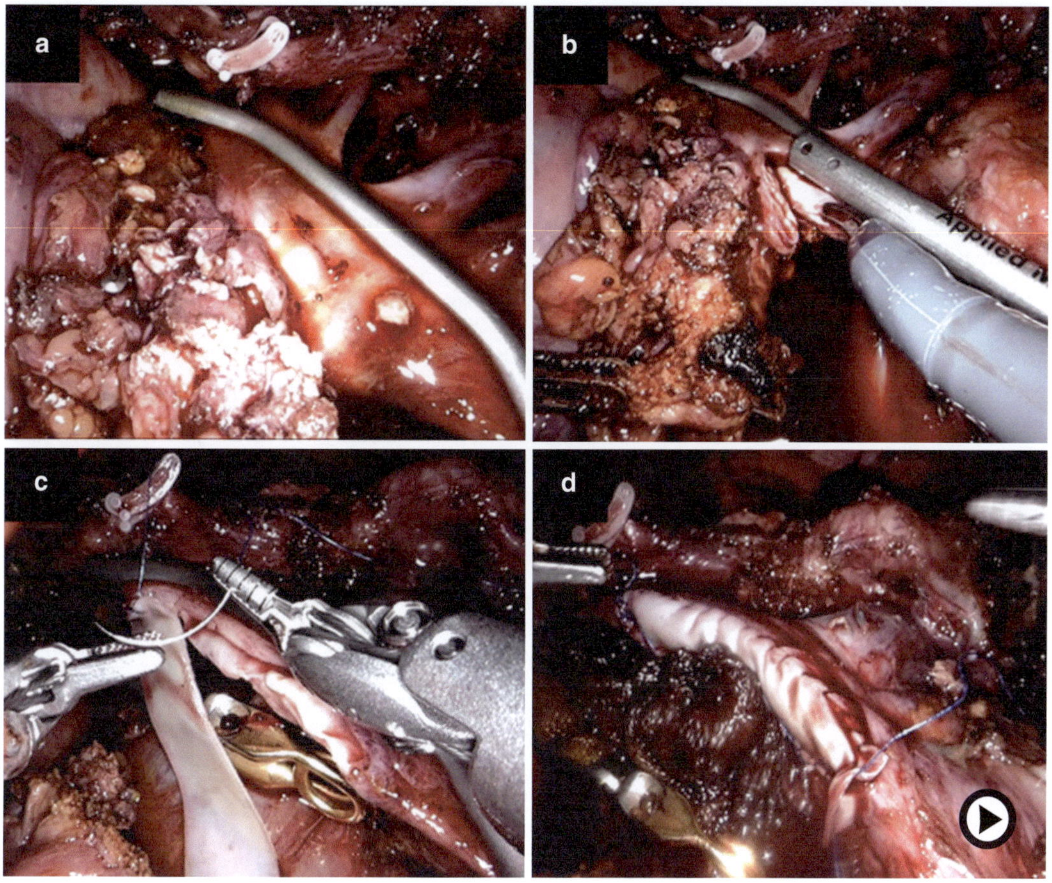

Abb. 4.10 Tangentiale Resektion des Pfortaderkconfluens. **a** Ausklemmen der Pfortader mittels laparoskopischer Satinsky-Klemme durch den Assistenten, **b** Absetzen des Resektats, **c** Einbringen und Fixierung eines bovinen Patches als Gefäßersatz, fortlaufende Naht Prolene 5-0, **d** fertiggestellter Gefäßersatz nach Freigabe des Blutflusses

4.6 Enukleation und Segmentresektion

Die Enukleation von kleinen zystischen oder neuroendokrinen Tumoren ist technisch mit dem Roboter lokalisationsabhängig gut möglich. Der Vorteil des robotischen Vorgehens besteht hier in der exzellenten Visualisierung und der präzisen Präparationstechnik. Die Lagerung des Patienten und die Trokarpositionen sollten hierbei abhängig von der Lokalisation des zu enukleierenden Befundes gewählt werden, d. h. für Befunde in Pankreaskopf und Processus uncinatus analog zur partiellen Duodenopankreatektomie, bei Lokalisation in Korpus und Schwanz des Pankreas analog zur Linksresektion. Liegt der Befund im Kopf-Korpus-Übergangsbereich, bietet sich eine subumbilikale horizontale Linie zur Trokarpositionierung mit alleiniger Anti-Trendelenburg-Lagerung (12–15° ohne seitliche Kippung) des Patienten an.

Sollte sich trotz der präoperativen Lokalisationsdiagnostik der Befund intraoperativ nicht eindeutig auffinden lassen, sollte nach Exposition des fraglichen Bereichs ein intraoperativer Ultraschall über den 12-mm-Assistenztrokar durchgeführt werden. Nach Identifizierung des zu enukleierenden Befundes und Definition seines Bezugs zum Pankreashauptgang (mittels intraoperativem Ultraschall, wenn erforderlich) erfolgt die Eröffnung der Pankreaskapsel mit der monopolaren Schere oder dem monopolaren Häkchen. Mit beiden Instrumenten lässt sich dann schrittweise der Befund ausschälen, kleine einstrahlende Gefäße können zusätzlich mit robotisch gesetzten Clips versorgt werden. Nach Darstellung einer eventuellen Verbindung zum Pankreashauptgang (IPMN), kann diese ebenfalls mit Clips oder atraumatischer Naht (z. B. monofiles Nahtmaterial, Stärke 5-0) versorgt werden. Die Visualisierung der entsprechenden Strukturen kann mit dem Roboter exzellent erfolgen, sodass eine sehr präzise Präparation und Versorgung der entsprechenden Strukturen möglich ist. Je nach Größe der enukleierten Läsion und des daraus resultierenden Parenchymdefekts kann ein Verschluss der Pankreaskapsel mittels atraumatischer monofiler Naht (4-0 bzw. 5-0) durchgeführt und abschließend eine Drainage an die Resektionsstelle platziert werden.

4.7 Andere Operationen

Weitere Operationen am Pankreas sind grundsätzlich robotisch oder roboterassistiert möglich, ihre Bedeutung ist bislang jedoch als gering einzustufen. Insbesondere im Kopfbereich bei chronischer Pankreatitis mit ausgeprägten entzündlichen und fibrotischen Veränderungen sowie häufig bestehenden portalvenösen Kollateralkreisläufen muss der Einsatz minimal-invasiver Verfahren inklusive der Roboterchirurgie kritisch gesehen werden, da die Präparationsbedingungen oft massiv erschwert sind und ein erhöhtes Blutungsrisiko besteht. Dennoch liegen einzelne Fallberichte, z. B. zur Durchführung einer duodenumerhaltenden Pankreaskopfresektion vor (Jiang et al. 2018), der Nutzen des Roboters bei solchen Indikationen bleibt jedoch bis jetzt völlig unklar, belastbare Daten sind aufgrund der Rarität dieser robotischen Eingriffe nicht zu erwarten.

Auch die Durchführung robotischer Pankreastransplantationen wurde in kleinen Fallserien beschrieben (Boggi et al. 2012). Jedoch ist auch hier anzumerken, dass diese Eingriffe in geringer Zahl lediglich an höchstspezialisierten Zentren durchgeführt werden und daher in der Praxis bislang keine Relevanz haben.

Literatur

Benizri EI, Germain A, Ayav A, Bernard JL, Zarnegar R, Benchimol D, Bresler L, Brunaud L (2014) Short-term perioperative outcomes after robot-assisted and laparoscopic distal pancreatectomy. J Robot Surg 8(2):125–132

Boggi U, Signori S, Vistoli F, D'Imporzano S, Amorese G, Consani G, Guarracino F, Marchetti P, Focosi D, Mosca F (2012) Laparoscopic robot-assisted pancreas transplantation: first world experience. Transplantation 93(2):201–206

Butturini G, Damoli I, Crepaz L, Malleo G, Marchegiani G, Daskalaki D, Esposito A, Cingarlini S, Salvia R, Bassi C (2015) A prospective non-randomised single-center study comparing laparoscopic and robotic distal pancreatectomy. Surg Endosc 29(11):3163–3170

Chen S, Zhan Q, Chen JZ, Jin JB, Deng XX, Chen H, Shen BY, Peng CH, Li HW (2015) Robotic approach improves spleen-preserving rate and shortens postoperative hospital stay of laparoscopic distal pancreatectomy: a matched cohort study. Surg Endosc 29(12):3507–3518

Duran H, Ielpo B, Caruso R, Ferri V, Quijano Y, Diaz E, Fabra I, Oliva C, Olivares S, Vicente E (2014) Does robotic distal pancreatectomy surgery offer similar results as laparoscopic and open approach? A comparative study from a single medical center. Int J Med Robot 10(3):280–285

Eckhardt S, Schicker C, Maurer E, Fendrich V, Bartsch DK (2016) Robotic-assisted approach improves vessel preservation in spleen-preserving distal pancreatectomy. Dig Surg 33(5):406–413

Fisher AV, Fernandes-Taylor S, Schumacher JR, Havlena JA, Wang X, Lawson EH, Ronnekleiv-Kelly SM, Winslow ER, Weber SM, Abbott DE (2019) Analysis of 90-day cost for open versus minimally invasive distal pancreatectomy. HPB (Oxford) 21(1):60–66

Giulianotti PC, Coratti A, Angelini M, Sbrana F, Cecconi S, Balestracci T, Caravaglios G (2003) Robotics in general surgery: personal experience in a large community hospital. Arch Surg 138(7):777–784

Giulianotti PC, Addeo P, Buchs NC, Ayloo SM, Bianco FM (2011) Robotic extended pancreatectomy with vascular resection for locally advanced pancreatic tumors. Pancreas 40(8):1264–1270

Goh BK, Chan CY, Soh HL, Lee SY, Cheow PC, Chow PK, Ooi LL, Chung AY (2017) A comparison between robotic-assisted laparoscopic distal pancreatectomy versus laparoscopic distal pancreatectomy. Int J Med Robot 13(1). https://doi.org/10.1002/rcs.1733.

Hamad A, Zenati MS, Nguyen TK, Hogg ME, Zeh HJ 3rd, Zureikat AH (2018) Safety and feasibility of the robotic platform in the management of surgical sequelae of chronic pancreatitis. Surg Endosc 32(2):1056–1065

Ielpo B, Duran H, Diaz E, Fabra I, Caruso R, Malave L, Ferri V, Nunez J, Ruiz-Ocana A, Jorge E, Lazzaro S, Kalivaci D, Quijano Y, Vicente E (2017) Robotic versus laparoscopic distal pancreatectomy: a comparative study of clinical outcomes and costs analysis. Int J Surg 48:300–304

Ielpo B, Caruso R, Duran H, Diaz E, Fabra I, Malave L, Quijano Y, Vicente E (2019) Robotic versus standard open pancreatectomy: a propensity score-matched analysis comparison. Updat Surg 71(1):137–144

Jiang Y, Jin JB, Zhan Q, Deng XX, Peng CH, Shen BY (2018) Robot-assisted duodenum-preserving pancreatic head resection with pancreaticogastrostomy for benign or premalignant pancreatic head lesions: a single-centre experience. Int J Med Robot 14(4):e1903

Kang CM, Kim DH, Lee WJ, Chi HS (2011) Conventional laparoscopic and robot-assisted spleen-preserving pancreatectomy: does da Vinci have clinical advantages? Surg Endosc 25(6):2004–2009

Kauffmann EF, Napoli N, Menonna F, Vistoli F, Amorese G, Campani D, Pollina LE, Funel N, Cappelli C, Caramella D, Boggi U (2016) Robotic pancreatoduodenectomy with vascular resection. Langenbeck's Arch Surg 401(8):1111–1122

Lai EC, Tang CN (2015) Robotic distal pancreatectomy versus conventional laparoscopic distal pancreatectomy: a comparative study for short-term outcomes. Front Med 9(3):356–360

Lee SY, Allen PJ, Sadot E, D'Angelica MI, DeMatteo RP, Fong Y, Jarnagin WR, Kingham TP (2015) Distal pancreatectomy: a single institution's experience in open, laparoscopic, and robotic approaches. J Am Coll Surg 220(1):18–27

Liu R, Liu Q, Zhao ZM, Tan XL, Gao YX, Zhao GD (2017) Robotic versus laparoscopic distal pancreatectomy: a propensity score-matched study. J Surg Oncol 116(4):461–469

Lyman WB, Passeri M, Sastry A, Cochran A, Iannitti DA, Vrochides D, Baker EH, Martinie JB (2019) Robotic-assisted versus laparoscopic left pancreatectomy at a high-volume, minimally invasive center. Surg Endosc 33(9):2991–3000

Mark Knab L, Zenati MS, Khodakov A, Rice M, Al-Abbas A, Bartlett DL, Zureikat AH, Zeh HJ, Hogg ME (2018) Evolution of a novel robotic training curriculum in a complex general surgical oncology fellowship. Ann Surg Oncol 25(12):3445–3452

Melvin WS (2003) Minimally invasive pancreatic surgery. Am J Surg 186(3):274–278

Memeo R, Sangiuolo F, de Blasi V, Tzedakis S, Mutter D, Marescaux J, Pessaux P (2016) Robotic pancreaticoduodenectomy and distal pancreatectomy: State of the art. J Visc Surg 153(5):353–359

Niu X, Yu B, Yao L, Tian J, Guo T, Ma S, Cai H (2019) Comparison of surgical outcomes of robot-assisted laparoscopic distal pancreatectomy versus laparoscopic and open resections: A systematic review and meta-analysis. Asian J Surg 42(1):32–45

Raoof M, Nota C, Melstrom LG, Warner SG, Woo Y, Singh G, Fong Y (2018) Oncologic outcomes after robot-assisted versus laparoscopic distal pancreatectomy: analysis of the National Cancer Database. J Surg Oncol 118(4):651–656

Rodriguez M, Memeo R, Leon P, Panaro F, Tzedakis S, Perotto O, Varatharajah S, de'Angelis N, Riva P, Mutter D, Navarro F, Marescaux J, Pessaux P (2018) Which method of distal pancreatectomy is cost-effective among open, laparoscopic, or robotic surgery? Hepatobiliary Surg Nutr 7(5):345–352

Souche R, Herrero A, Bourel G, Chauvat J, Pirlet I, Guillon F, Nocca D, Borie F, Mercier G, Fabre JM (2018) Robotic versus laparoscopic distal pancreatectomy: a French prospective single-center experience and cost-effectiveness analysis. Surg Endosc 32(8):3562–3569

Waters JA, Canal DF, Wiebke EA, Dumas RP, Beane JD, Aguilar-Saavedra JR, Ball CG, House MG, Zyromski NJ, Nakeeb A, Pitt HA, Lillemoe KD, Schmidt CM (2010) Robotic distal pancreatectomy: cost effective? Surgery 148(4):814–823

Xourafas D, Ashley SW, Clancy TE (2017) Comparison of perioperative outcomes between open, laparoscopic, and robotic distal pancreatectomy: an analysis of 1815 patients from the acs-nsqip procedure-targeted pancreatectomy database. J Gastrointest Surg 21(9):1442–1452

Zhao W, Liu C, Li S, Geng D, Feng Y, Sun M (2018) Safety and efficacy for robot-assisted versus open pancreaticoduodenectomy and distal pancreatectomy: a systematic review and meta-analysis. Surg Oncol 27(3):468–478

Zureikat AH, Moser AJ, Boone BA, Bartlett DL, Zenati M, Zeh HJ 3rd (2013) 250 robotic pancreatic resections: safety and feasibility. Ann Surg 258(4):554–559. discussion 559-562

Zureikat AH, Postlewait LM, Liu Y, Gillespie TW, Weber SM, Abbott DE, Ahmad SA, Maithel SK, Hogg ME, Zenati M, Cho CS, Salem A, Xia B, Steve J, Nguyen TK, Keshava HB, Chalikonda S, Walsh RM, Talamonti MS, Stocker SJ, Bentrem DJ, Lumpkin S, Kim HJ, Zeh HJ 3rd, Kooby DA (2016) A multi-institutional comparison of perioperative outcomes of robotic and open pancreaticoduodenectomy. Ann Surg 264(4):640–649

Roboterassistierte Kolon- und Rektumresektionen

5

Henry Ptok und Roland S. Croner

Inhaltsverzeichnis

5.1 **Vorteile der roboterassistierten Kolonchirurgie** 46

5.2 **Nachteile der roboterassistierten Kolonchirurgie** 47

5.3 **Roboterassistierte Hemikolektomie rechts** 47

5.4 **Roboterassistierte erweiterte Hemikolektomien und Colon-transversum-Resektion** 53

5.5 **Roboterassistierte Mobilisierung der linken Kolonflexur** 57

5.6 **Roboterassistierte Hemikolektomie links und Sigmaresektion** 60

5.7 **Roboterassistierte tiefe anteriore Rektumresektion, intersphinktäre Rektumresektion** 66

5.8 **Ergebnisse roboterassistierter zu konventionell-laparoskopischen kolorektalen Eingriffen** 71

5.8.1 Früh-postoperative Ergebnisse 71

5.8.2 Onkologische Ergebnisse 72

5.8.3 Funktionelle Ergebnisse nach Rektumresektion 74

Literatur 75

Elektronisches Zusatzmaterial Die elektronische Version dieses Kapitels enthält Zusatzmaterial, das berechtigten Benutzern zur Verfügung steht https://doi.org/10.1007/978-3-662-60457-1_5. Die Videos lassen sich mit Hilfe der SN More Media App abspielen, wenn Sie die gekennzeichneten Abbildungen mit der App scan nen.

H. Ptok (✉) · R. S. Croner
Klinik für Allgemein-, Viszeral-, Gefäß- und Transplantationschirurgie, Universitätsklinik Magdeburg A.ö.R., Magdeburg, Deutschland
e-mail: henry.ptok@med.ovgu.de; roland.croner@med.ovgu.de

Die Originalversion dieses Kapitels wurde korrigiert. Ein Erratum finden Sie unter https://doi.org/10.1007/978-3-662-60457-1_12

Der minimal-invasive Zugangsweg findet seit den 1990-ern eine zunehmende Verbreitung in der chirurgischen Routineversorgung von Patienten mit Erkrankungen des Kolons und Rektums, sowohl bei benignen wie bei malignen Erkrankungen. Auch in Notfallsituationen werden zunehmend minimal-invasive Verfahren gewählt, ohne dass diese hier als

T. Hackert, R. S. Croner (Hrsg.), *Roboterassistierte Viszeral- und Thoraxchirurgie*,
https://doi.org/10.1007/978-3-662-60457-1_5

unumstritten gelten können. Die aus dem minimal-invasiven Vorgehen für den Patienten resultierenden perioperativen Vorteile (schnellere Rekonvaleszenz, kürzere postoperative Verweildauer, geringe postoperative Morbidität) sind in randomisiert kontrollierten Studien und zahlreichen Metaanalysen gut belegt (Guillou et al. 2005; Clinical Outcomes of Surgical Therapy Study Group et al. 2004; Veldkamp et al. 2005; Vennix et al. 2014; Schwenk et al. 2005). Hinzu kommt, dass mit der schnelleren Rekonvaleszenz nach minimal-invasiven onkologischen Eingriffen eine indizierte adjuvante Therapie früher begonnen und aufgrund der geringeren Morbidität auch generell häufiger durchgeführt werden kann, was sich nachweislich in einer Verbesserung der onkologischen Langzeitergebnisse niederschlägt (Lee et al. 2019).

Trotzdem wird längst nicht von jedem Operateur und für jeden Patienten das laparoskopische Vorgehen als sinnvoll erachtet. Neben patientenassoziierten Faktoren, wie beispielsweise Voroperationen oder höhergradige kardiopulmonale Vorerkrankungen, beeinflussen die Expertise des Operateurs in der laparoskopischen Chirurgie sowie der die OP-Indikation definierende Befund und die Befundlokalisation die Entscheidung für oder gegen die Anwendung des minimal-invasiven Zugangsweges.

Im Hinblick auf die Resektion kolorektaler Karzinome zeigt sich heute eine weitgehende Vergleichbarkeit der onkologischen Ergebnisse – sowohl hinsichtlich der Surrogatparameter Anzahl untersuchter Lymphknoten, CRM(„circumferential resection margin“)-Status, Qualität der mesokolischen Exzision (CME) und der totalen mesorektalen Exzision (TME) – wie auch der onkologischen Langzeitergebnisse. Allerdings muss hier nach wie vor eine Patientenselektion berücksichtigt werden, die nicht zuletzt aus dem tumorlokalisationsabhängig mehr oder weniger hohen Anspruch an die Expertise in der minimal-invasiven Chirurgie resultiert. So werden beispielsweise Karzinome am Colon transversum überhaupt eher selten über den minimalinvasiven Zugangsweg reseziert und so stellen tiefe anteriore Rektumresektionen mit onkologisch zu fordernder guter TME-Qualität in der konventionellen Laparoskopie hohe Anforderungen an die operative Expertise.

Die roboterassistierte Chirurgie bietet eine neue technische Plattform, welche in sehr engen Räumen und bei speziellen Tumorlokalisationen Vorteile gegenüber der konventionellen Laparoskopie hat. Generell müssen auch in der robotischen Chirurgie standardisierte operative Vorgehensweisen etabliert werden, nicht nur um insbesondere onkologische Ergebnisse vergleichbar zu machen, sondern vor allem, um keine onkologischen Kompromisse für den Patienten einzugehen. Für kolorektale Eingriffe bedeutet dies, dass die Konzepte der kompletten mesokolischen Exzision (CME) bei Kolonkarzinomen und das der totalen mesorektalen Exzision (TME) beim Rektumkarzinom einzuhalten sind.

5.1 Vorteile der roboterassistierten Kolonchirurgie

Im Jahr 2011 wurde in Deutschland nur jeder vierte onkologische kolorektale Eingriff laparoskopisch durchgeführt (Ptok et al. 2014). In den Vereinigten Staaten ermittelten Hawkins et al. (Hawkins et al. 2018) für das Jahr 2011 basierend auf den Daten der "National Cancer Data Base" einen Anteil von 44 % minimal-invasiv durchgeführten onkologischen kolorektalen Resektionen. Eine retrospektive Auswertung von Daten der "Premier Healthcare Database" durch Wei et al. (Wei et al. 2020) zeigte für alle durchgeführten rechts- und linksseitigen Kolonresektionen in den USA einen Anteil von 62,9 % bzw. 62,1 % im Jahr 2011. Für das Jahr 2017 wurde durch Wei et al. ein Anstieg auf 68,0 % bzw. 67,1 % ermittelt, wobei sich der Anteil der robotisch durchgeführten Resektionen von 1,8 % bzw. 3,4 % (2011) auf 19,2 % bzw. 23,3 % (2017) verzehnfachte. Im Gegenzug nahm die Frequenz konventionell-laparoskopischer Resektionen von 61,1 % bzw. 58,7 % (2011) auf 48,8 % bzw. 43,8 % (2017) ab.

Der insgesamt noch begrenzte Einsatz der minimal-invasiven Chirurgie resultiert dabei nicht zuletzt aus technischen Limitierungen, die in der konventionellen Laparoskopie im Hinblick auf das verfügbare Instrumentarium bestehen. Mit der roboterassistierten minimal-invasiven Chirurgie ergeben sich hier völlig neue Perspektiven. Bei den heute auf dem Markt befindlichen Systemen (z. B. da Vinci®, Fa. Intuitive, CA, USA) handelt es sich im Wesentlichen um computergestützte Telemanipulatoren. Die minimal-invasiv ins Abdomen eingebrachte Instrumente ermöglichen im Hinblick auf die Freiheitsgrade (Endowrist®, da Vinci) nicht nur eine deutlich präzisere Präparation, sondern vor allem Manöver im Situs, die einige Limitierungen der konventionellen Laparoskopie überwinden. Durch die computergestützte Telemanipulation wird zudem eine Tremorreduktion erreicht, was Präparationen gerade in sensiblen Regionen deutlich erleichtert. Unterstützt wird dies durch eine zoombare 3D-Sicht auf den Operationssitus mit Vergrößerungsfaktor.

So ist mit dem den gegenwärtigen Markt bestimmenden Da-Vinci-System die intrakorporale Anlage intestinaler Nahtanastomosen gleichermaßen wie in der offenen Chirurgie möglich. Eine ausgiebige Lymphknotendissektion entlang von Blutgefäßen und deren zentrale Ligatur und Absetzung sind unkompliziert durchführbar. Daraus ergibt sich gegenüber der konventionell-laparoskopischen Chirurgie ein deutlicher Vorteil. Letztlich zeigen bisher publizierte Ergebnisse durch die technischen Verbesserungen an den Instrumenten in Kombination mit der digitalen Unterstützung aus der Roboterassistenz eine signifikante Reduktion der technischen Konversionen vom minimal-invasiven auf den offenen Zugangsweg (Solaini et al. 2018; Lee et al. 2018; Prete et al. 2018; Garfinkle et al. 2019; Justiniano et al. 2019). Auch scheint die Lernkurve für minimal-invasive Verfahren durch die roboterassistierte Chirurgie gegenüber der konventionellen laparoskopischen Chirurgie reduziert zu sein (Melich et al. 2015), zumindest wenn ausschließlich die Entwicklung der Operationszeiten betrachtet wird.

5.2 Nachteile der roboterassistierten Kolonchirurgie

Aktuell stehen den genannten Vorteilen der robotischen Assistenzsysteme die mit dem Einsatz verbundenen, deutlich höheren Eingriffskosten gegenüber. Kritisch betrachtet wiegen die erreichbaren frühpostoperativen Vorteile (schnellere Rekonvaleszenz, geringer Rate allgemeiner postoperativer Komplikationen) die mit dem technischen Aufwand verbundenen Mehrkosten nicht auf. Auch wenn perspektivisch mit der Markteinführung weiterer Systeme die Kosten sinken werden, ist nicht zu erwarten, dass die Kosten das Niveau der konventionellen Laparoskopie zeitnah erreichen werden. In einer Metaanalyse von Ohtani et al. (Ohtani et al. 2018) wurde für roboterassistierte Rektumresektionen ermittelt, dass die Kosten 1,3- bis 1,6-fach über denen für einen konventionell-laparoskopischen Eingriff liegen. Brunner *et al.* (Brunner et al. 2019) ermittelten für die roboterassistierte Sigmaresektion ein Kostenplus von 106,8 % gegenüber der offenen Resektion und ein Plus von 93,5 % gegenüber der konventionell-laparoskopisch durchgeführten Sigmaresektion. Der größte Teil der Kosten entsteht im Operationssaal durch den Einsatz der Technik. Eine Kosteneffizienz kann aktuell nur im langfristigen Verlauf erwartet werden.

Ebenfalls als nachteilig zu betrachten ist die vollständig fehlende Haptik. Während bei konventionell-laparoskopischen Eingriffen durch den instrumentenvermittelten Kontakt zum Gewebe noch ein gewisses Maß an Haptik existiert, ist diese bei den robotischen Eingriffen vollständig aufgehoben. Allerdings, und das kennen wir auch schon aus der konventionellen Laparoskopie, wird die fehlende direkte taktile Wahrnehmung, durch eine sogenannte visuelle Haptik teilweise ersetzt. Dies bedeutet beispielweise, dass durch die Erfahrungen aus der offenen Chirurgie mit synchroner taktiler und optischer Wahrnehmung von Gewebespannungen unter den Bedingungen der robotischen Chirurgie die alleinige visuelle Erfassung einen Eindruck vom Spannungszustand im Gewebe vermittelt. Trotzdem ist bei der Manipulation mit den Instrumenten, insbesondere am Darm, Vorsicht geboten, um hier keine ungewollten Läsionen zu setzten.

5.3 Roboterassistierte Hemikolektomie rechts

Die roboterassistierte laparoskopische Hemikolektomie rechts gilt nicht als Einstiegsoperation. Dieser Eingriff muss in gleicher Weise wie bei offenen oder laparoskopischen Verfahren als „complete mesocolic excision" (CME) durchgeführt werden. Nur dann profitiert der Patient nicht nur von den Vorteilen des minimal- invasiven Verfahrens, sondern auch von der onkologischen Langzeitperspektive. Modifizierte Verfahren sind nicht akzeptabel. In der Regel wird bei der roboterassistierten CME rechts nicht wie in der offenen Chirurgie von lateral, sondern von medial beginnend operiert. Daher steht am Anfang die zentrale Gefäßdissektion, was die Technik sehr anspruchsvoll macht (Croner et al. 2018a). Genaue Kenntnisse der Anatomie sind essenzielle

Voraussetzungen, um mit dem Verfahren zu starten. Die CME kann offen, laparoskopisch und roboterassistiert mit der gleichen Qualität durchgeführt werden (Croner et al. 2018b).

Zur CME bei der Hemikolektomie rechts publizierten Park et al. 2012 Ergebnisse einer prospektiv randomisierten Studien mit dem Vergleich der konventionell-laparoskopischen (35 Patienten) versus der roboterassistierten Hemikolektomie (35 Patienten) (Park et al. 2012). Diese zeigen bei einer durchschnittlich 65 min längeren OP-Zeit in der robotischen Gruppe keine Unterschiede im postoperativen Outcome.

Die Indikationen zur roboterassistierten Hemikolektomie rechts unterscheiden sich prinzipiell nicht von denen in der offenen Chirurgie, wenngleich – insbesondere zu Beginn der Lernkurve – ähnlich wie in der konventionellen minimal-invasiven Chirurgie eine Patientenselektion anzuraten ist. So sollten die ersten Erfahrungen mit roboterassistierten Eingriffen nicht unbedingt an Patienten mit fortgeschrittenen T4b-Karzinomen oder an deutlich adipösen Patienten durchgeführt werden. Die initiale Phase der Lernkurve (Entwicklung der operationstechnischen Fertigkeiten mit Senkung der OP-Zeit, Reduktion der Konversionswahrscheinlichkeit, Steigerung der Anzahl präparierter Lymphknoten) ist nach einer Analyse von Parisi et al. (Parisi et al. 2017) nach 44 rechtsseitigen Hemikolektomien durchlaufen.

Patientenlagerung, Trokarplatzierung und Positionierung des Roboters

Der Patient befindet sich in Rückenlagerung auf dem OP-Tisch. Nach Schaffung aller für die Narkoseführung erforderlichen Zugänge, Platzierung der erforderlichen Überwachungstechnik und Sicherung der Zugänge und Überwachung werden die beiden Patientenarme angelagert und der OP-Tisch zur optimalen Exposition des operativen Zielgebietes in eine ca. 20- bis 30-Grad-Anti-Trendelenburg-Lagerung sowie leichte Neigung nach links gebracht (Abb. 5.1). Während beim Xi-System spätere Korrekturen der Patientenlagerung nach dem System-Docking bei zur Verfügung stehender Table-Motion-Technologie (in Kombination mit dem Trumpf Medical™ TruSystem® 7000dV) möglich sind, sollte beim Si-System oder bei nicht verfügbarer Table-Motion-Technologie vor dem Docking die definitive Patientenlagerung abgeschlossen sein. Korrekturen sind im Verlauf der Operation zwar möglich, zwingen aber zum Ab- und Wiederandocken der Roboterarme. Sowohl im Hinblick auf potenziell mögliche Lagerungsschäden als auch für eine sichere Lagerung kann die Verwendung einer Vakuummatratze empfohlen werden.

Ablauf der roboterassistierten Hemikolektomie rechts

Nach Etablierung des Pneumatoperitoneums, was über eine Verres-Nadel oder alternativ über eine sparsame Minilaparotomie in späterer Position

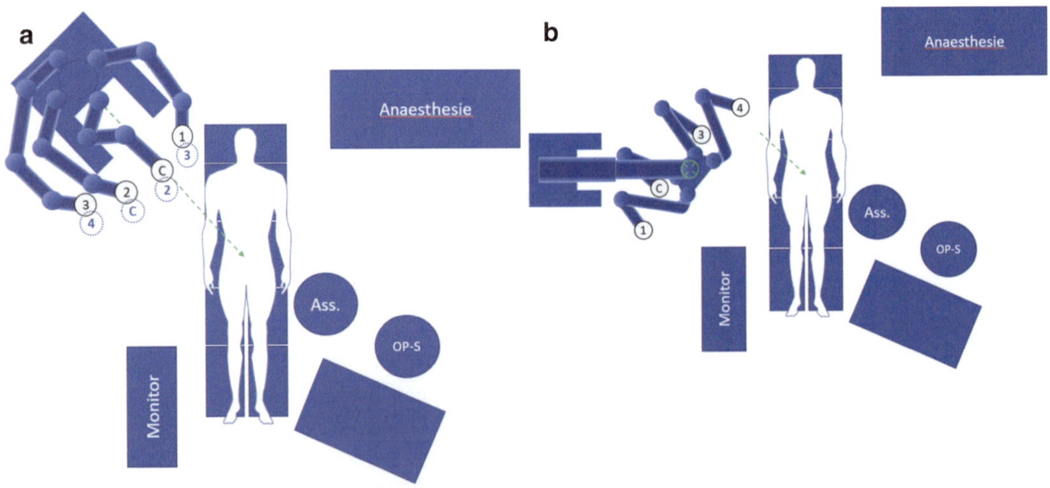

Abb. 5.1 Lagerung des Patienten und Positionierung des Patientenwagens für die roboterassistierte Hemikolektomie rechts beim **a** Da-Vinci-Si- und -X-System (*blaue Kreise*) und **b** Da-Vinci-Xi-System

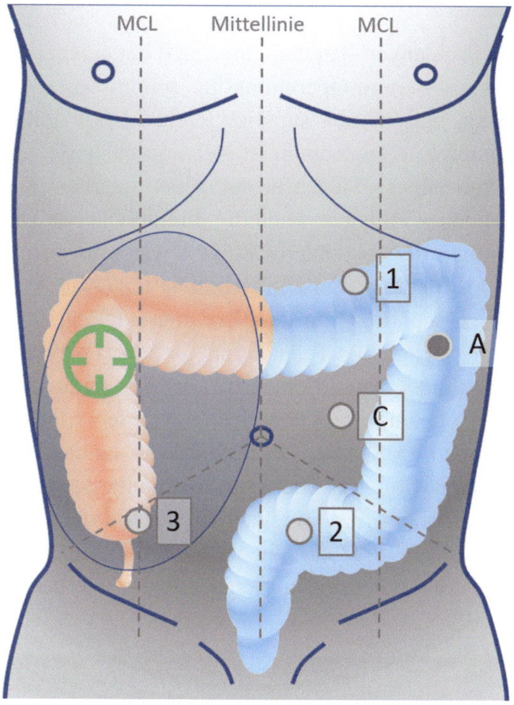

Abb. 5.2 Trokarplatzierung zur roboterassistierten Hemikolektomie rechts (CME) mit dem Da-Vinci-Si-System; *A* Assistent, *C* Kamera

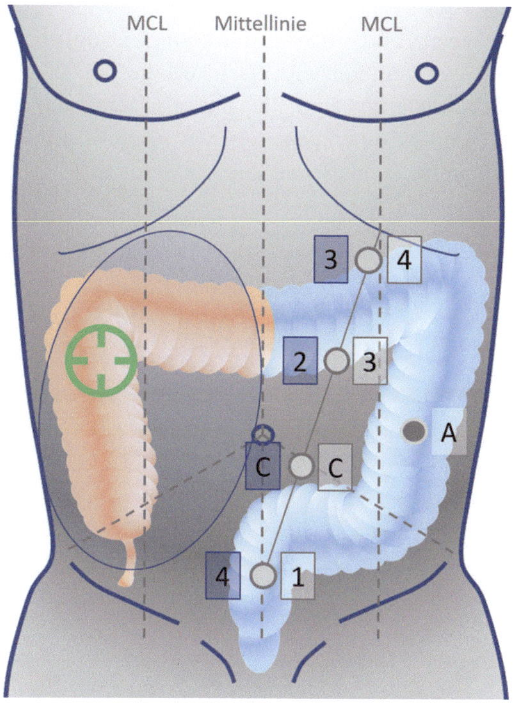

Abb. 5.3 Trokarplatzierung zur roboterassistierten Hemikolektomie rechts (CME) mit dem Da-Vinci-X-System (*blau*) und dem -Xi-System; *A* Assistent, *C* Kamera

des Kamerazugangs erfolgen kann, werden die Trokarplatzierungen definiert und angezeichnet. Diese unterscheiden sich zwischen Da-Vinci-Si- und –Xi-Systemen (Abb. 5.2 und 5.3). Beim Si-System sollte der Kamerazugang nicht direkt am Nabel liegen, da man sonst zu nah an den peripankreatischen Gefäßen lokalisiert ist. Dies erschwert die Visualisierung und die Gefäßpräparation. Idealerweise wird die Kamera 2 cm links lateral und 2 cm kaudal des Nabels angebracht. Roboterarm 1 (R1) wird am linken Oberbauch, Roboterarm 2 (R2) am linken Unterbauch/Mittelbauch und Roboterarm 3 (R3) am rechten Unterbauch angebracht. Dazwischen befindet sich ein Assistenztrokar (A). Beim Xi-System ist die Trokarplatzierung linearer. Es kann neben einer konventionellen auch Trokarplatzierung entlang der beiden Spinae iliacae anterior superior erfolgen, was kosmetische Vorteile bringt (Abb. 5.4). Nach der Trokarplatzierung wird mit der Kamera das Abdomen exploriert. Bei bestehenden Adhäsionen werden in Abhängigkeit von deren Lokalisation zunächst die außerhalb der Läsionen liegenden Da-Vinci-Ports platziert und es erfolgt gegebenenfalls eine laparoskopische Adhäsiolyse über die eingebrachten Da-Vinci-Ports.

Tipps und Tricks
Auf die Einhaltung eines Abstandes von 8–10 cm (Handbreite) zwischen den Da-Vinci-Trokaren sollte streng geachtet werden, um ein Kollidieren der Roboterarme zu vermeiden.

Nach dem Docking der Roboterarme wird unter Verwendung der sogenannten „cardiere forceps“ sowie des „fenestrated grasper“ das gesamte Dünndarmpaket ins linke untere Abdomen gebracht. Das Omentum majus wird in den Oberbauch verlagert und das Querkolon nach kranial gehalten, um so eine freie Sicht auf das rechte Mesokolon sowie die Mesenterialwurzel zu erlangen (Abb. 5.5).

Da der Dünndarm sehr mobil ist und durch dessen Peristaltik sehr rege sein kann, neigt er oft zur Dislokalisation. Gelangt er ins Operationsfeld, erschwert dies die Visualisierung und Präparation. Durch die Einlage einer ausgezogenen 10-cm-Kompresse kann dies vermieden werden.

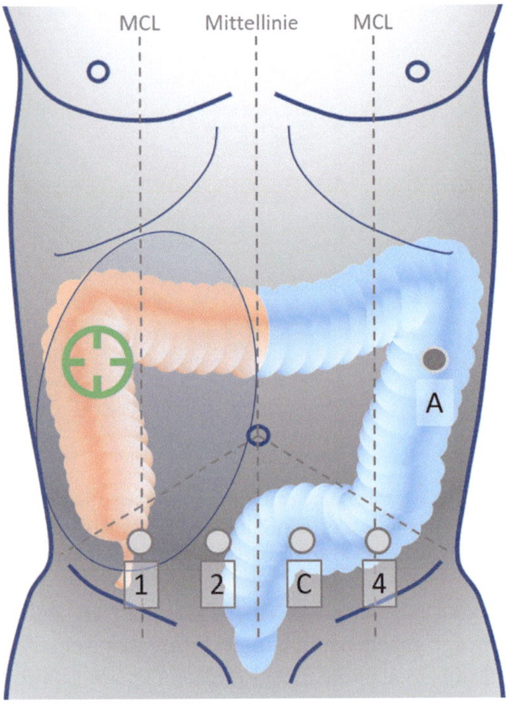

Abb. 5.4 Trokarplatzierung zur roboterassistierten Hemikolektomie rechts (CME) mit dem Da-Vinci-Xi-System zwischen den beiden Spinae iliacae anterior superior; *A* Assistent, *C* Kamera

Bei schlanken Patienten lässt sich bei einem derart etabliertem Operationssitus schon visuell die Vena mesenterica superior leicht identifizieren. Durch Zug am Zökum ist gleichermaßen die ileokolische Gefäßachse gut identifizierbar. Bei adipösen Patienten kann die direkte visuelle Detektion der genannten Gefäße etwas schwieriger sein. Hier kann der Ultraschall helfen (Abb. 5.6). Nach Identifikation der Vena mesenterica superior beginnt die Präparation unter Verwendung der monopolaren Schere mit der Dissektion des Peritoneums direkt über der Vena mesenterica superior (VMS) oder bei Zweifel der eindeutigen Lokalisation der Vene etwas rechts-lateral kaudal der ileokolischen Gefäßachse. Es wird dann von lateral auf die Vene zu präpariert. Nach deren Identifikation wird in gleicher Weise wie bei di-

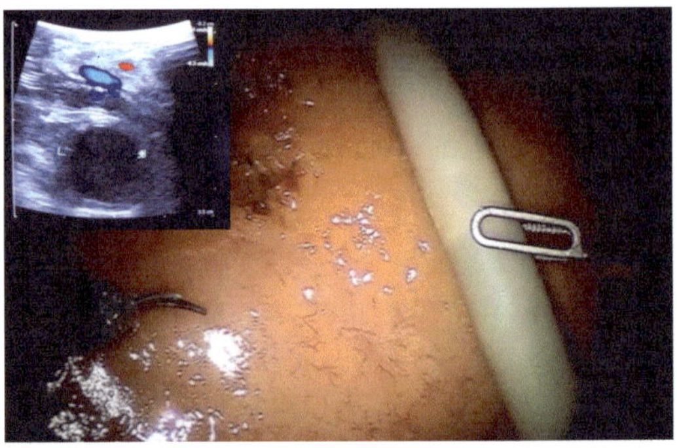

Abb. 5.6 Identifizierung der Mesenterialgefäße mittels Ultraschall bei adipösen Patienten

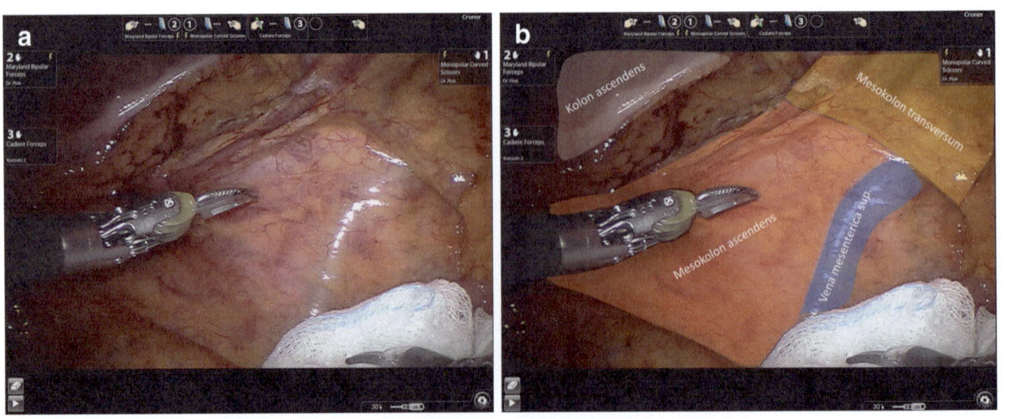

Abb. 5.5 Vorbereiteter Situs für roboterassistierte Hemikolektomie rechts (CME); **a** nativer Situs, **b** Markierung anatomischer Strukturen

rektem ventralem Zugang zur Vene weiter verfahren. Mit der schrittweisen Darstellung der VMS von links wird bereits der zugehörige Lymphabstrom rechtsseitig der Arteria mesenterica superior (AMS) mit disseziert und auf die Präparatseite geschlagen. Die Vena und Arteria ileocolica werden stammnah der Mesenterialgefäße geklippt und abgesetzt. Bereits hier kann dann die avaskuläre Dissektionsebene zwischen parietaler und viszeraler Faszie von medial etabliert werden (Abb. 5.7).

Die Vena mesenterica superior dient als Leitschiene für die weitere Präparation nach kranial. Es wird direkt auf der Vene ventral das Gewebe inzidiert und die Gefäße zentral abgesetzt. Nach den ileokolischen Gefäßen kann auf dem Weg nach zentral (ca. 17 %) eine echte Vena und Arteria colica dextra folgen. Diese werden zentral ligiert und abgesetzt. Weiter zentral kommt dann ventral des Pankreas der Henle-Truncus mit seinen Abgängen zur Darstellung. Diese können sehr variabel sein. Nach zweifelsfreier Identifikation werden eine vorhandene Vena colica dextra superior zentral ligiert und abgesetzt, die Vene gastroepiploica dextra und die Venen zum Pankreas werden geschont (Abb. 5.8). Anschließend wird die Arteria colica media zentral dargestellt. Ihr Ursprung liegt direkt ventral der Arteria mesenterica superior. Ihr linker und rechter Ast müssen zweifelsfrei identifiziert werden. Der

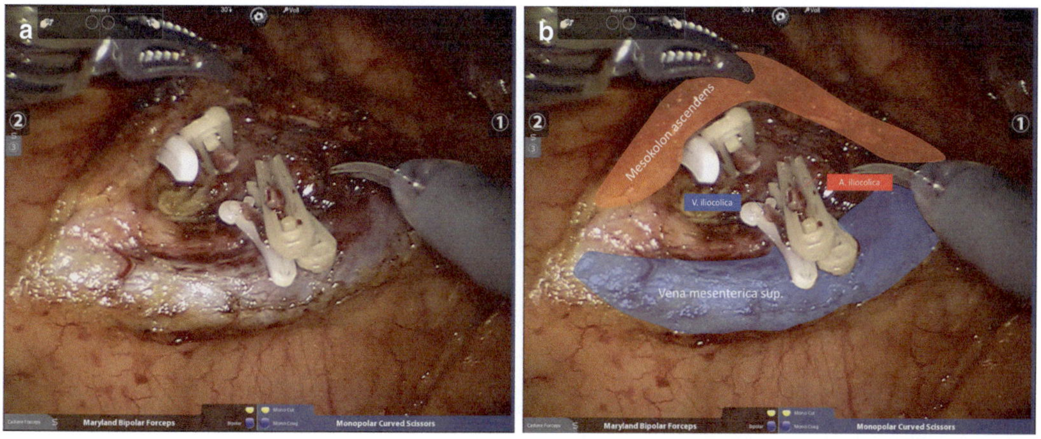

Abb. 5.7 Absetzen der mit Clips versorgten ileokolischen Gefäße und Etablierung der Dissektionsebene zwischen viszeraler und parietaler Faszie; **a** nativer Situs, **b** Markierung anatomischer Strukturen

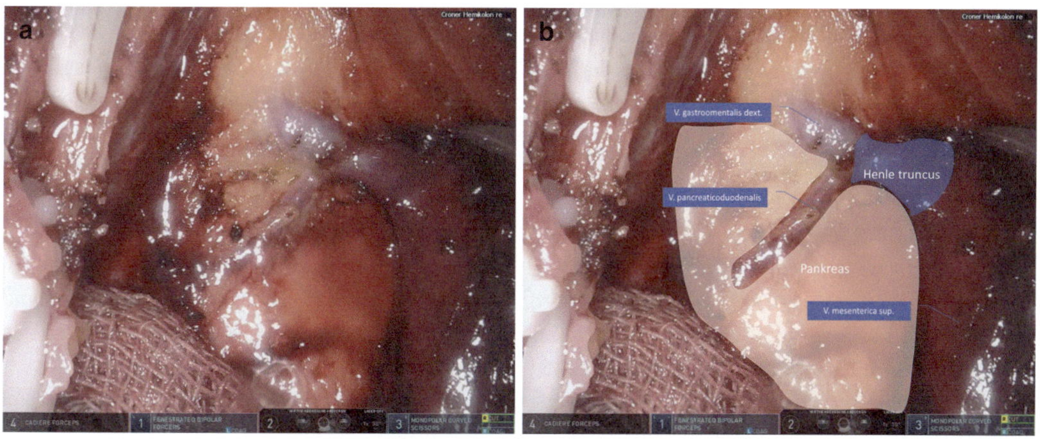

Abb. 5.8 Präparation des Henle-Truncus (Truncus gastropancreaticocolicus); **a** nativer Situs, **b** Markierung anatomischer Strukturen

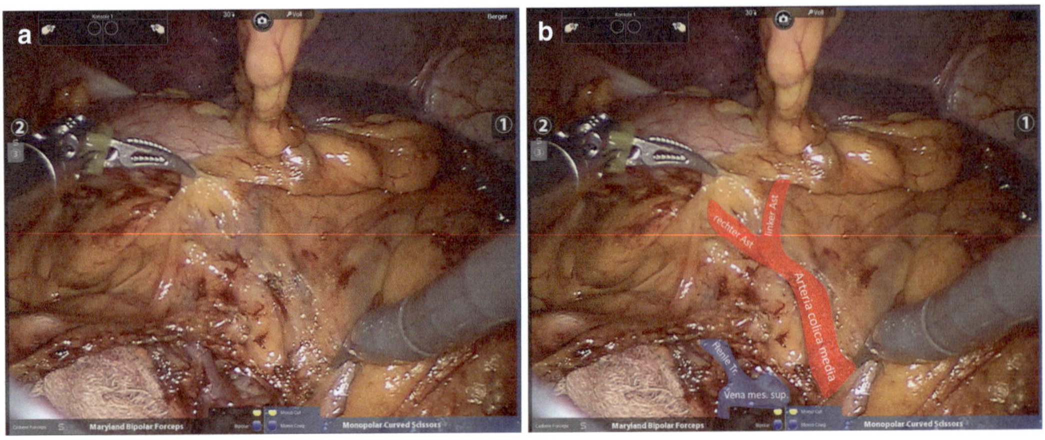

Abb. 5.9 Identifikation der Arteria colica media und deren rechten und linken Ast im Mesocolon transversum. Der linke Ast bleibt erhalten, der rechte Ast wird abgesetzt; **a** nativer Situs, **b** Markierung anatomischer Strukturen

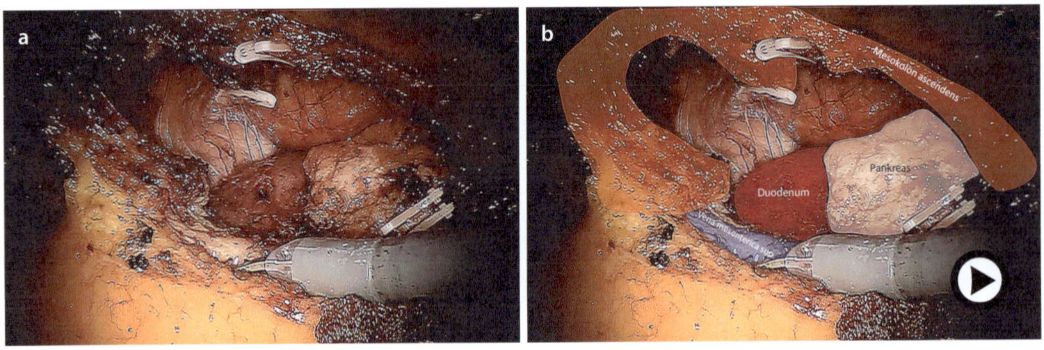

Abb. 5.10 Mobilisierung des Mesocolon ascendens von medial nach lateral; **a** nativer Situs, **b** Markierung anatomischer Strukturen (Video 5.1) (https://doi.org/10.1007/000-0fz)

rechte Ast wird geklippt und abgesetzt, der linke Ast wird geschont. (Abb. 5.9). In gleicher Weise wird mit der begleitenden Vene verfahren. Nun wird das Mesocolon transversum weiter nach peripher durchtrennt und die Randarkade der Gefäße nahe des Kolons abgesetzt.

Die zentralen Lymphknoten sind nun disseziert. Es wird nun die Dissektion des Mesokolons von medial nach lateral über dem Pankreaskopf, Duodenum und Retroperitoneum nach lateral komplettiert, bis das Kolon von dorsal sichtbar wird (Abb. 5.10) (Video 5.1). Nach distal wird das Mesenterium am Übergang des Mesokolons zum Dünndarmmesenterium bis zum terminalen Ileum durchtrennt. Je nach Tumorlokalisation werden 5–10 cm Ileum reseziert. Dies muss bei der Dissektion berücksichtigt werden. Dieser Dissektionsschritt kann mit der monopolaren Schere und intermittierender Clip-Applikation oder auch mit dem (Ethicon, Somerville, USA) oder dem (Intuitive, Santa Clara, USA) durchgeführt werden.

Im Anschluss wird das Colon transversum bzw. die rechte Kolonflexur nach kaudal gezogen und das Omentum majus vom Colon transversum und der rechten Flexur mobilisiert. So erhält man Zugang zur Bursa omentalis. Das Colon ascendens wir von der lateralen Bauchwand gelöst. Dabei erhält man Anschluss an die von medial etablierte Dissektionsebene. Die CME ist damit komplettiert und das Präparat ist nur noch an den Darmenden fixiert.

Tipps und Tricks
Nach Mobilisierung des Mesocolon ascendens über dem Pankreaskopf emp-

fiehlt sich die Einlage einer Kompresse. Dadurch lässt sich leichter Anschluss an die Präparationsebene von kranial bei der Mobilisierung der rechten Kolonflexur und des Mesocolon transversum finden.

Bei geplanter intrakorporaler Anastomosierung erfolgt nun die luminale Resektion des Querkolons und des terminalen Ileums mit dem Endo-GIA und die anschließende Anlage der Ileotransversostomie Seit zu Seit. Die Darmenden werden dabei seitlich isoperistaltisch aneinandergelegt und mit einer Haltenaht fixiert. Es erfolgt eine Querinzision am Colon tranversum und Ileum. In diese Inzisionen wird ein 60-mm-Linear-Stapler eingeführt und die Anastomose angelegt. Via V-Lok® (Fa. Covidien, Dublin, Irland) oder PDS-II-Naht (Ethicon, Somerville, USA) in der Stärke 4-0 wird die Inzision verschlossen (Abb. 5.11) (Video 5.2). Bei favorisierter extrakorporaler Anastomosierung kann die luminale Resektion des Kolons nach Abdocken der Roboterarme und Anlegen einer Bergeinzision auch vor der Bauchdecke durchgeführt werden. Während die Platzierung der Bergeinzision bei intrakorporaler Anastomose praktisch frei wählbar ist, sollte diese bei extrakorporaler Anastomosenanlage median im Oberbauch periumbilikal als Minilaparotomie platziert werden.

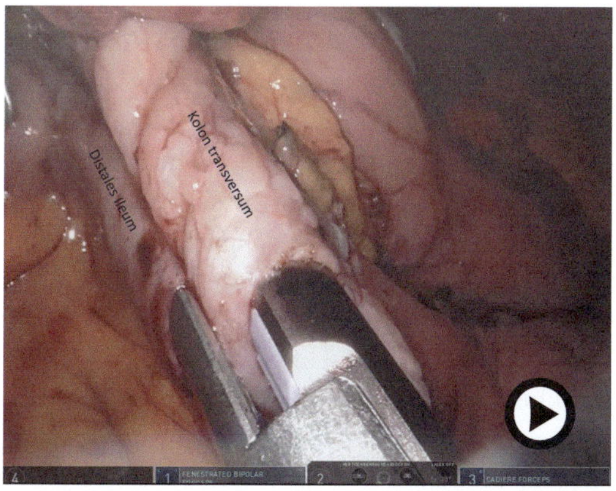

Abb. 5.11 Intrakorporale Seit-zu-Seit-Ileotransversostomie mittels Linear-Stapler (Video 5.2) (https://doi.org/10.1007/000-0fy)

Bei extrakorporaler Anastomosierung kann auf eine Stapler-Anastomose verzichtet werden und diese mit einer in der offenen Chirurgie bevorzugten Nahttechnik angelegt werden. Wie Auswertungen retrospektiv erhobener Daten zeigen, scheint die intrakorporale Anastomosierung gegenüber der extrakorporalen Anastomose Vorteile im früh-postoperativen Outcome zu haben (schnelleres Einsetzen der Darmfunktion, kürzere postoperative Verweildauer) (Cleary et al. 2018; Milone et al. 2018; Ricci et al. 2017). Ergebnisse aus einem randomisierten Vergleich stehen jedoch noch aus.

5.4 Roboterassistierte erweiterte Hemikolektomien und Colon-transversum-Resektion

Tumoren an der rechten oder linken Kolonflexur galten lange als Domäne der offenen Chirurgie. Insbesondere weil bei Karzinomen aufgrund der Metastasierung entlang der Gastroepiploika-Arkade und des Pankreasunterrandes eine adäquate Dissektion als anspruchsvoll galt (Perrakis et al. 2014). Mit dem Roboter sind diese Dissektionen sehr gut durchführbar. Indikationen zur roboterassistierten minimal-invasiven Colon-transversum-Resektion können bei benignen oder malignen Veränderungen des Colon transversum gesehen werden. Als Einstiegsoperationen bieten sich benigne, endoskopisch nicht sanierbare Befunde an. Auch oder gerade bei Transversumresektionen und erweiterten Hemikolektomien sollte die Indikation auch nach Durchschreiten der Lernkurve auf nicht in Nachbarstrukturen infiltrierende Karzinome beschränkt werden. Insgesamt ist die Frequenz an operationsbedürftigen Befunden im Colon transversum oder den Kolonflexuren deutlich geringer als am Colon ascendens oder Colon descendens. So sind auch in der Literatur bisher nur wenige Ergebnisse zu minimal-invasiven Transversumresektionen publiziert (Ozben et al. 2018). Bei bestehender Notwendigkeit der Mobilisierung und Resektion beider Flexuren bei onkologischen Eingriffen, der anspruchsvolleren zentralen Darstellung der Kolika-media- und Gastroepiploika-Gefäßen liegen insgesamt nur begrenzte Erfahrungen zur minimal-invasiven Resektion des Colon transversum und der Kolonflexuren aus der konventionellen Laparoskopie vor. Vor allem die technischen Limitierungen zeichnen hierfür verantwortlich, sodass für den roboterassistierten Eingriff unter Verwendung des Da-Vinci-Systems – vor allem des “Xi-Systems“ schon allein aufgrund der technischen Verbesserungen an den Instrumenten Vorteile gegenüber der konventionellen Laparoskopie hinsichtlich der sicheren Durchführbarkeit mit geringerer Konversionsrate anzunehmen sind.

Die einleitend beschriebenen, im Ergebnis prospektiv randomisierter kontrollierter Studien ermittelten Vorteile des minimal-invasiven Zugangs bei der Resektion kolorektaler Karzinome beziehen sich kritisch gesehen nicht auf Resektionen des Colon transversum und der Kolonflexuren. Im Rahmen der durchgeführten Studien wurden diese Lokalisationen ausgeschlossen (Guillou et al. 2005; Clinical Outcomes of Surgical Therapy Study Group et al. 2004; Veldkamp et al. 2005).

Patientenlagerung, Trokarplatzierung und Positionierung des Roboters

Für die erweiterte Hemikolektomie rechts oder links können Trokarplatzierungen und Docking analog zu den Beschreibungen für die Hemikolektomie rechts oder links angewandt werden. Lediglich für das Da-Vinci-Si-System können Modifizierungen notwendig werden. Für die erweiterte Hemikolektomie rechts kann ein Robotertrokar im rechten Oberbauch für Arm R3 bei der Dissektion der Gastroepiploika-Arkade und des Pankreasunterrandes hilfreich werden. R2 wandert dabei auf Trokar R3 und R3 auf den Trokar im rechten Oberbauch. Für die erweiterte Hemikolektomie links beim Da-Vinci Si-System kann ein Trokar im linken Unterbauch, wie er bei der Rektumresektion Anwendung findet hilfreich sein, um das rechte Colon transversum und das rechte Colon zu erreichen. Dieses muss für die Anastomosierung mobilisiert und entsprechend rotiert werden.

Für die Resektion des Colon transversum eignet sich eine Lagerung des Patienten wie für die Hemikolektomie rechts mit der entsprechenden Trokarplatzierung und dem beschriebenen Roboter- Docking. Gut gewährleistet wird dabei der Zugang zu den zentralen Gefäßen und der Mobilisierung des Colon ascendens für die spätere Anastomosierung. Problematisch kann allerdings der Zugang zum proximalen Colon descendens und zur linken Flexur werden. Besser sind diese erreichbar, wenn man die Trokare linear für das Da-Vinci-Xi-System und in Form eines lachenden Mundes für das Da-Vinci-Si-System infraumbilikal platziert (Abb. 5.12 und 5.13). Der Patient wird dabei in Reversed-Trendelenburg-Position gelagert. Der Assistent sitzt zwischen den Beinen des Patienten und unterstützt den Operateur von hier.

Ablauf der roboterassistierten Colon-tranversum-Resektion, erweiterten Hemikolektomie rechts und links

Bei der erweiterten Hemikolektomie rechts und links folgen die Eingriffe im Bereich des rechten und linken Hemikolons den in den jeweiligen Kapiteln beschriebenen Verfahren. Lediglich im Bereich der Resektion des Colon transversum, welche für die erweiterte Hemikolektomie rechts und links sowie die Resektion des Colon transversum gleich sind, ergeben sich hier Unterschiede. Daher wird im Folgenden nur auf die Resektion des Colon transversum eingegangen.

Die Präparation beginnt mit der kompletten Dissektion des Omentum majus entlang der großen Magenkurvatur, bei onkologischen Eingriffen unter Mitnahme der gastroepiploischen Gefäßarkade. Dabei werden die Arteriae und Venae gastricae breves versiegelt und durchtrennt. Die Dissektion wird im eigenen Vorgehen vorzugsweise mit dem Ultracision oder dem Vessel Sealer durchgeführt. Linksseitig bleibt das Ligamentum gastrolienale intakt. Die Dissektion wird bis über beide Kolonflexuren fortgeführt. Rechtsseitig ist bei der Anwendung des Ultracision bei der Präparation über dem Duodenum die Wärmeentwicklung an der Instrumentenspitze zu beachten bzw. bei der duodenumnahen Präparation eher die Verwendung der Schere zu favorisieren. Mit dem so geschaffenen Einstieg in die Bursa omentalis und durch den Zug des Omentums fällt das Kolon nach kaudal und es können die Verklebun-

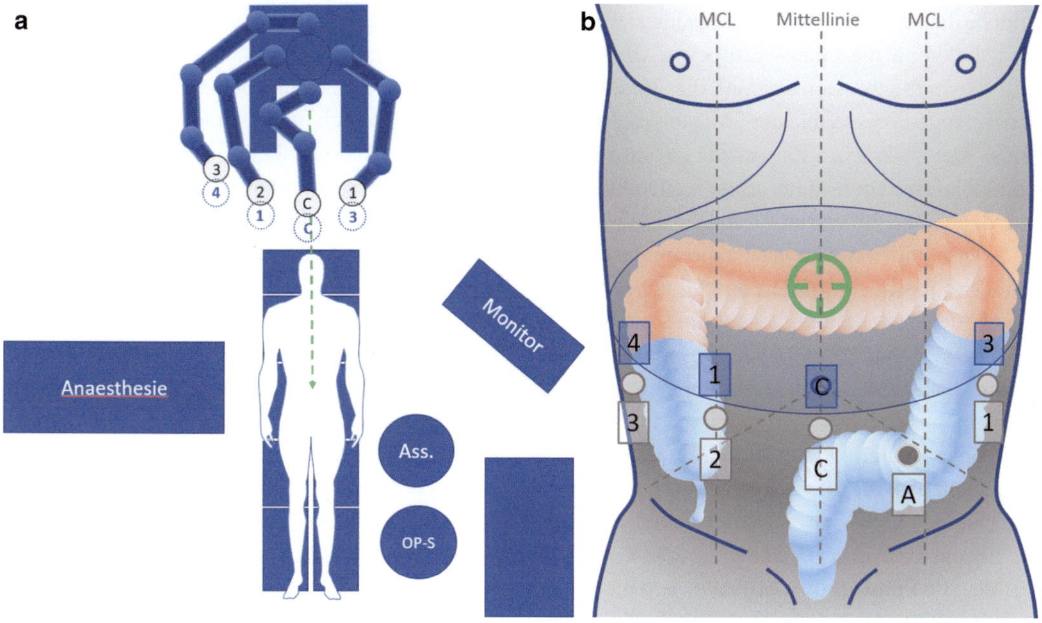

Abb. 5.12 **a** Platzierung des Roboters, **b** Trokarplatzierung für eine Resektion des Colon transversum mit dem Da-Vinci-Si- und -X-System (*blaue Kreise*)

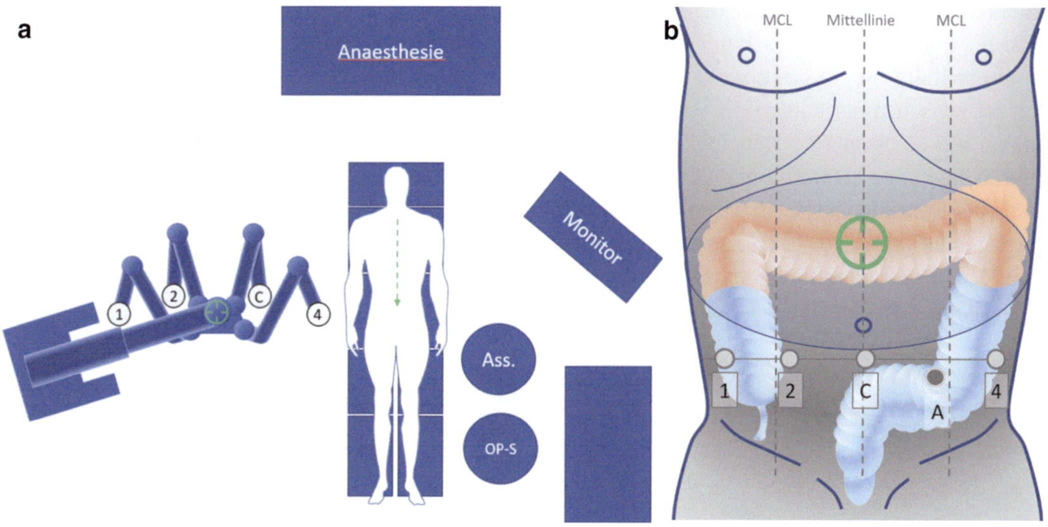

Abb. 5.13 **a** Platzierung des Patientenwagens, **b** Trokarplatzierung für eine Resektion des Colon transversum mit dem Da-Vinci-Xi-System; *A* Assistent, *C* Kamera

gen zwischen Magen und Pankreas gelöst werden. Unter einer Ventralverlagerung des Magens wird nun am Pankreasunterrand der Henle-Truncus dargestellt und es wird die Vena gastroepiploica dextra sowie die begleitende Arterie geklippt und abgesetzt. Bei der erweiterten Hemikolektomie rechts kann dieser Schritt auch bei der Präparation der Gefäße von medial bereits erfolgen. Gleiches gilt für die zentrale Absetzung der Arteria und Vena colica media. Nach Verlagerung des Omentum majus nach kranial und Fixation des Querkolons an der ventralen Bauchwand wird das Dünndarmpaket nach kaudal verlagert und, wenn notwendig, mit einer ausgezogenen Kompresse in dieser Position gehalten. So kann nun von kaudal her die Präparation an der Mesokolonbasis beginnen. Auf der Mesenterialwurzel wird die Vena mesenterica superior dargestellt und von hier aus nach kranial die Mesocolon-transversum-Basis von der Mesenterialwurzel gelöst. Dieser Präparationsschritt erfolgt mit der monopolaren Schere unter entsprechendem Zug und Gegenzug. Im Verlauf der Präparation wird die Arteria colica media am Ursprung dargestellt und zwischen Clips durchtrennt. Gleiches Vorgehen mit der begleitenden Vene. Nun kann entlang des Pankreasunterrandes das Mesocolon transversum nach links unter Schonung der Flexura duodenijejunalis disseziert werden. Dabei wird die Vena mesenterica inferior identifiziert und geschont (Abb. 5.14).

Links der Vena mesenterica inferior wird auf der Gerota-Faszie der Einstieg in die weiter zu verfolgende Präparationseben zwischen parietaler und viszeraler Faszie gesucht und so die linke Flexur bis an die links-laterale Bauchwand und nach kaudal mobilisiert. Nach rechts wird wie bei der Hemikolektomie rechts mit der monopolaren Schere ventral des Pankreaskopfes und Duodenums ebenfalls die Dissektion nach lateral und kaudal zwischen parietaler und viszeraler Faszie bis an die rechtslaterale Bauchwand fortgeführt und so die rechte Flexur mobilisiert. Nach Festlegung der Resektionsgrenzen wird das Mesokolon nach rechts und links – vorzugsweise mit dem über den jeweils kontralateralen Arm eingesetzten Ultracision oder dem Vessel Sealer – bis an die Kolonwand disseziert. Nach lateraler Mobilisierung des Colon ascendens und Colon descendens von der seitlichen Bauchwand, die ebenfalls so weit wie möglich nach kaudal erfolgen sollte, kann die luminale Resektion des Colon ascendens und descendens mit einem Linear-Stapler bei geplanter intrakorporaler Anastomose durchgeführt werden. Alternativ wird der OP-Roboter abgedockt und das Präparat via Bergeinzision unter Verwendung eines Alexis-Sperrers® aus der Abdominalhöhle luxiert. Die Reanastomosierung des Kolons kann als extra- oder intrakorporale Aszendodeszendostomie durchgeführt werden. In beiden Fällen ist die ausreichende Mobilisierung des linken und rechten Hemikolons soweit wie möglich nach kaudal elementar. Die intrakorporale Anastomosierung erfolgt als isoperistaltische Seit-zu-Seit-Aszendodeszendostomie in gleicher Weise wie bereits im Abschn. 5.3 Hemikolektomie rechts beschrieben. Die extrakorporale Anastomose kann in gewohnter Weise wie bei offenen Operationen angelegt werden. Bei extrakorporaler Anastomosierung sollte darauf geachtet werden, dass die dazu genutzte Bergeinzision weit genug kaudal platziert wird. Bei erweiterten Hemikolektomien rechts ist die Ileotransversostomie auf das linke Colon transversum meist unproblematisch. Eine Herausforderung kann die Anastomosierung des rechten Hemikolons auf das Rektum oder das Sigma bei lediglich einer Resektion der Arteria colica sinistra ascendens bei Belas-

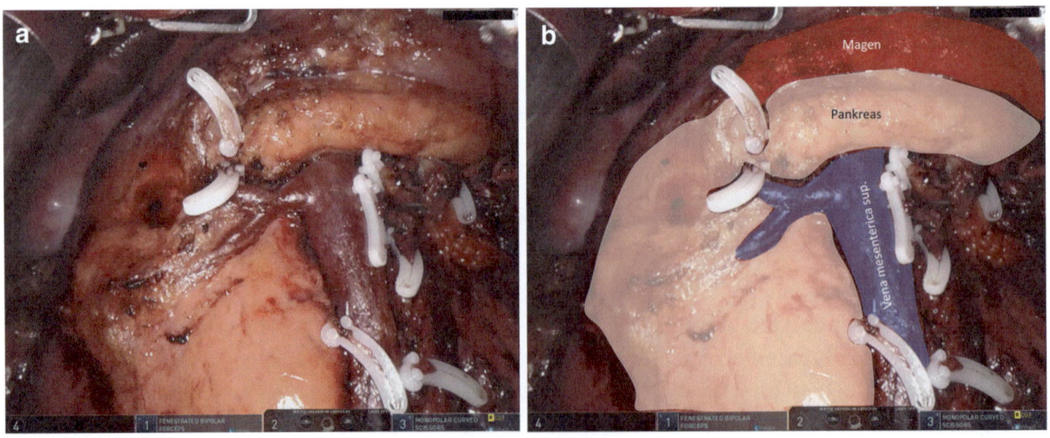

Abb. 5.14 Dissektion der Gastroepiploika(Gastroomentalis)-Gefäßarkarde und des Pankreasunterrandes bei erweiterter Hemikolektomie rechts oder links. Sowie bei Colon-transversum-Resektionen bei Vorliegen eines Kolonkarzinoms; **a** nativer Situs, **b** Markierung anatomischer Strukturen

sung des Hauptstammes der Arteria mesenterica inferior werden. Dabei wird eine Rotation des Colon ascendens ante- oder retromesenterial notwendig. Dies bedingt eine komplette Mobilisierung des Colon ascendens, was bei der Wahl der Trokarplatzierung beachtet werden muss. Bei Verwendung des Si-Systems kann es daher notwendig werden, die Präparation zunächst von median nach rechts lateral zu beginnen mit Platzierung der Roboterarme wie zur Hemikolektomie rechts. Anschließend nach Abdocken des Patientenwagens, muss der Patient gedreht werden und wie zur Hemikolektomie links angedockt werden. Dies ist eine klare Limitierung des Systems. Bei Verwendung des Da-Vinci-Xi-Systems wird der Patientenwagen direkt über dem Kopf des Patienten positioniert. Ein Umdocken ist in diesem Fall nicht erforderlich.

Tipps und Tricks
Um bei der Mobilisierung des Mesokolons durch den notwendigen Zug und Gegenzug das Mesokolon nicht zu verletzen, kann eine Spitzkompresse zwischen Roboterinstrument und Gewebe hilfreich sein.

5.5 Roboterassistierte Mobilisierung der linken Kolonflexur

Die Mobilisierung der linken Kolonflexur ist gelegentlich schon in der offenen, umso mehr jedoch in der minimal-invasiven kolorektalen Chirurgie eine Herausforderung. Unumgänglich ist sie bei linksseitigen Eingriffen am Kolon sowie bei Rektumresektionen, entweder aus onkologischen Gründen oder um eine spannungsfreie Anastomose sicherzustellen. Bei einer Tumorlokalisation aboral der rechten Kolonflexur bis einschließlich im Colon descendens ist aus onkologischen Gründen eine Mobilisation und Resektion unter Einschluss der linken Kolonflexur erforderlich. Bei Resektionen des Colon sigmoideum oder Rektumresektionen zwingt bei Kontinuitätserhalt die Anlage einer spannungsfreien Anastomose zur Mobilisation der linken Kolonflexur.

Mit der konventionell-laparoskopischen Chirurgie haben sich im Wesentlichen 3 Techniken etabliert (Benseler et al. 2012), der laterale Zugang, der mediale Zugang und der anteriore Zugang. Für die konventionelle Laparoskopie wurden diese 3 Zugangswege zur linken Kolonflexur von (Benseler et al. 2012) retrospektiv miteinander verglichen. Unterschiede fanden sich hinsichtlich der Rate an Konversionen resultierend aus intraoperativen Komplikationen, insbesondere Blutungskomplikationen. Die signifikant schlechtesten Ergebnisse zeigten sich für den lateralen Zugang zur linken Kolonflexur.

Bei der Mobilisierung der linken Kolonflexur ist eine subtile Präparation in den embryonal vorgegebenen anatomischen Schichten essenziell, um Verletzungen der Gefäßarkaden im Bereich der linken Kolonflexur zu vermeiden. Dies gilt vor allem bei der Flexurmobilisation mit nachfolgend geplanten Resektionen am linken Hemikolon und Rektum. Besondere Beachtung ist dabei der konstant vorliegenden Marginalarterie zu schenken (Bruzzi et al. 2019). Bewährt hat sich bei den roboterassistierten Mobilisierungen der linken Kolonflexur der Zugang von medial.

Patientenlagerung, Trokarplatzierung und Positionierung des Roboters
Die Patientenlagerung und auch die Trokarplatzierung folgen den Beschreibungen wie zur Hemikolektomie links und Sigmaresektion (Abschn. 5.6). Der Roboter wird von links kaudal ca. 45° zur Patientenmitte angedockt.

Ablauf der roboterassistierten Mobilisierung der linken Kolonflexur
In der Regel wurde für die anstehende Mobilisierung der linken Kolonflexur bereits von kaudal kommend entweder die Arteria mesenterica inferior oder die Arteria colica sinistra ascendens ligiert und durchtrennt. Die Mobilisierung des Mesosigmas oder Mesocolon descendens wurde bereits von kaudal begonnen. Für die dann anstehende Mobilisierung der linken Kolonflexur wird die Mobilisierung des proximalen Mesocolon descendens an der medialen Seite der Vena mesenterica inferior begonnen. Diese kann in der Regel auch bei adipösen Patienten immer identifiziert

werden und bildet eine gute Landmarke. Die Vene wird nach ventral angehoben. Dorsal der Vene kann die avaskuläre Schicht zwischen parietaler und viszeraler Faszie dargestellt werden, entlang derer das Mesokolon vom Retroperitoneum mobilisiert wird. Im eigenen Vorgehen wird hier die Präparation mit der monopolaren Schere bevorzugt, da sich diese avaskuläre Schicht mit der monopolaren Schere sehr präzise dissezieren lässt. Eine Präparation zu weit nach dorsal führt zum Einbruch in das Retroperitoneum und eventuell zur Verletzung der Vasa spermaticae oder ovaricae. Es wird ganz nach lateral bis zur dorsalen Identifizierung der Kolonwand mobilisiert. Dabei wird das Mesokolon descendens wie eine Zeltkuppel nach ventral gehalten (Abb. 5.15) (Video 5.3). Die Vene sollte dabei möglichst lange erhalten werden, da sie das Mesokolon stabilisiert. Durch diese Stabilisierung wird der Dünndarm aus dem Operationsfeld verdrängt. Ein zu starker Zug kann allerdings zum Einriss der Vene führen. Um Verletzungen am Mesokolon zu vermeiden, kann ein Stieltupfer am Haltearm des Roboters zwischen Gewebe und Instrumentarium hilfreich sein. Nach kranial wird nun das linke Mesocolon transversum bis zur Darstellung des Pankreasunterrandes mobilisiert. Während bei schlanken Patienten der Pankreasunterrand ohne Probleme zur Darstellung kommt, kann er bei adipösen Patienten manchmal schlecht identifiziert werden. Hier kann es zur Präparation und Mobilisierung dorsal des Pankreas kommen. Eine Verletzung des Organs sollte dabei tunlichst vermieden werden, da Pankreasfisteln die Folge sein können. Ist der kaudale Rand des Pankreas identifiziert, wird ventral des Pankreas in die Bursa omentalis eingegangen. Dabei wird das fusionierte Blatt zwischen dorsalem Mesogastrium und ventraler Seite des Mesocolon transversum aktiv durchtrennt (Abb. 5.16). Die Präparation wird bis nach weit lateral geführt. Hier kommt gelegentlich bereits die Milz zur Darstellung. Anschließend wird die Vena mesenterica inferior weit zentral geklippt und abgesetzt (Abb. 5.17).

Anschließend wird durch den Assistenten das Colon transversum an den Appendices epiploicae nach kaudal gezogen. Das Omentum majus wird nach kranial oder ventral gehalten. Es wird in der avaskulären Schicht zwischen Appendices epiploicae und Omentum vom Colon transversum gelöst. Hier wird nun von kranial in die Bursa omentalis eingegangen. Die Mobilisierung des Omentum majus erfolgt bis lateral zur linken Flexur und nach medial bis zur Mitte des Colon transversum (Abb. 5.18). Im Falle einer erweiterten Hemikolektomie links wird die Gastroepiploika-Arkade wie bereits beschrieben von der großen Kurvatur des Magens gelöst. Hier unterscheidet sich die klassische Mobilisierung der linken Kolonflexur von der erweiterten Hemikolektomie. Bei der Präparation an der linken Kolonflexur kann das Omentum majus ausgiebige Adhäsionen zum Kolon aufweisen. Manchmal

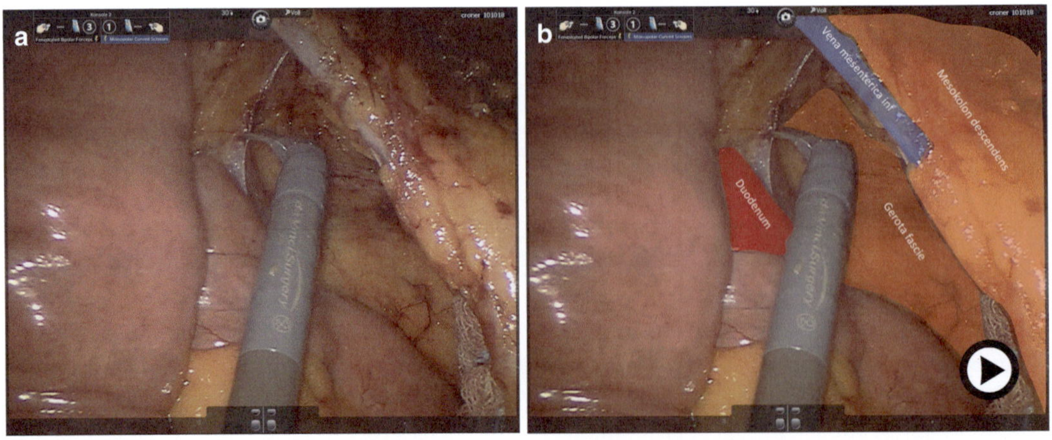

Abb. 5.15 Mobilisierung des kranialen Mesocolon descendens. Ein Roboterarm hält das Mesokolon nach ventral; **a** nativer Situs, **b** Markierung anatomischer Strukturen (Video 5.3) (https://doi.org/10.1007/000-0fx)

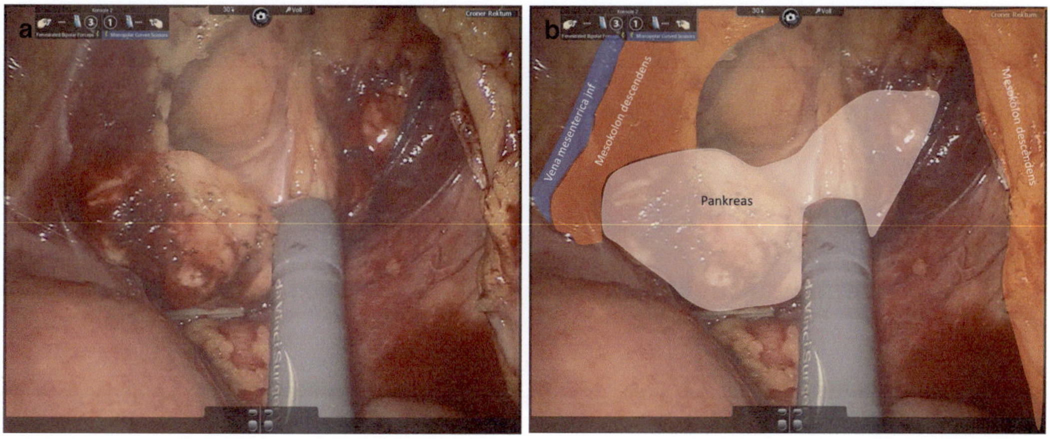

Abb. 5.16 Dorsaler Einstieg in die Bursa omentalis. Das Mesokolon wird vom ventralen Pankreas mobilisiert; **a** nativer Situs, **b** Markierung anatomischer Strukturen

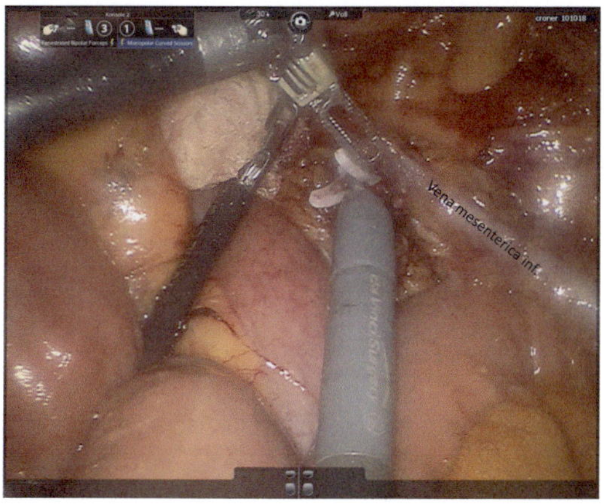

Abb. 5.17 Klippen und Absetzten der Vena mesenterica inferior

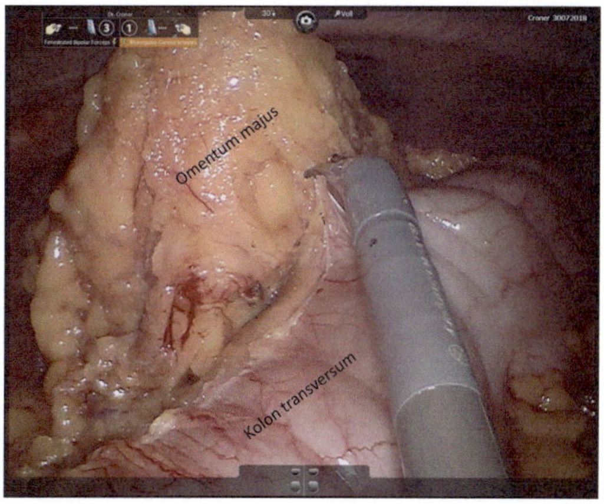

Abb. 5.18 Mobilisierung des Omentum majus vom Colon transversum

kann dann das Arbeiten mit einem Versiegelungsinstrument wie Vessel Sealer oder Ultracision schneller gehen. Allerdings muss dabei darauf geachtet werden, dass die Riolan-Arkade nicht verletzt wird. Bei einer Beschädigung der Arkade ist die Perfusion des distalen Kolonabschnittes gefährdet. Ist die linke Kolonflexur erreicht, wird das Colon descendens vom Assistenten nach medial gehalten und das Colon descendens von der links lateralen Bauchwand gelöst. Nun erhält man Anschluss an die von medial präparierte Ebene und die von medial vorgelegte Kompresse kommt zum Vorschein. Die Mobilisierung wird nach kranial fortgeführt und die kololienalen Bänder durchtrennt. In diesem Bereich empfiehlt sich eine Präparation nahe der Kolonwand, da sonst die Milz verletzt werden kann. Die so mobilisierte linke Kolonflexur kann nun vom Assistenten nach medial kaudal geführt werden. Jetzt wird gegebenenfalls noch die Mobilisierung des Mesocolon transversum vom Pankreasunterrand bis zur abgesetzten Vena mesenterica inferior nach medial vervollständigt und die linke Kolonflexur ist komplett mobil (Abb. 5.19).

Tipps und Tricks
Nach kompletter Mobilisierung des Mesocolon descendens und des Mesocolon tranversum von medial kann man hier eine 10-cm-Kompresse platzieren. Dadurch fin-

det man leichter die von medial präparierte Schicht, wenn man anschließend die Präparation von lateral komplettiert (Abb. 5.20).

5.6 Roboterassistierte Hemikolektomie links und Sigmaresektion

Die Indikation zur Hemikolektomie links besteht bei Befunden im Colon descendens. Bei malignen Prozessen umfasst das Resektionsausmaß den Kolonabschnitt von der linken Flexur bis ins obere Rektumdrittel mit zentralem Absetzen der Arteria mesenterica inferior. Je nach Tumorlokalisation kann eine Resektion der Arteria colica sinistra ascendens mit Erhalt des Hauptstammes der Arteria mesenterica inferior erwogen werden. Die Präparation zwischen kompletter Hemikolektomie links und dieser modifizierten Form unterscheidet sich dabei nur in der Absetzung des arteriellen Stromgebietes, da eine Mobilisierung des gesamten Colon descendens und Sigmas mit entsprechendem Mesokolon für die Anastomosenanlage erforderlich ist. Bei Karzinomen der linken Kolonflexur erfolgt eine erweiterte Hemikolektomie links und Mitnahme der Gastroepiploika-Arkade wie bereits beschrieben. Auch hier ergeben sich hinsichtlich der Präparation und Mobilisierung des linksseitigen Kolons keine Unterschiede zur klassischen Variante. Zur Sigmaresektion indizieren Befunde im Colon sigmoideum. Bei malignen oder suspekten Befunden wird auch hier die Arteria mesenterica inferior zentral abgesetzt. Die orale Resektionsgrenze liegt im Colon descendens, die aborale Resektionsgrenze im oberen Rektum mit entsprechender partieller Mesorektumresektion.

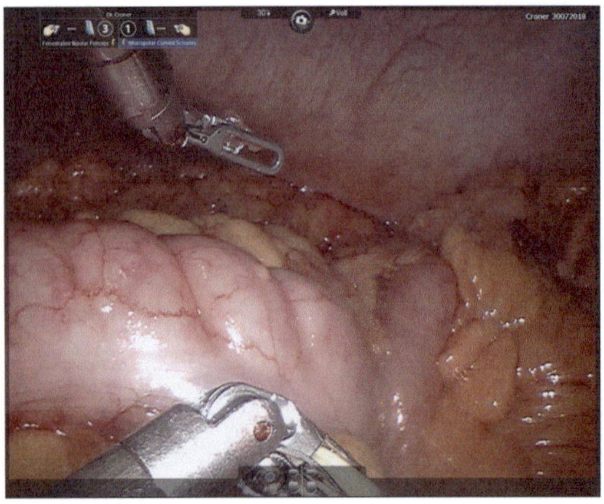

Abb. 5.19 Komplett mobilisierte linke Kolonflexur

Patientenlagerung, Trokarplatzierung und Positionierung des Roboters

Wie bei allen linksseitigen Kolonresektionen mit dem Roboter wird der Patient in Trendelenburg-Lagerung auf dem Operationstisch positioniert. Zur optimalen Exposition des Beckens sind die Beine in separaten Halterungen gelagert. Die Beugung sollte dabei im Hüftgelenk 0° sein, damit der

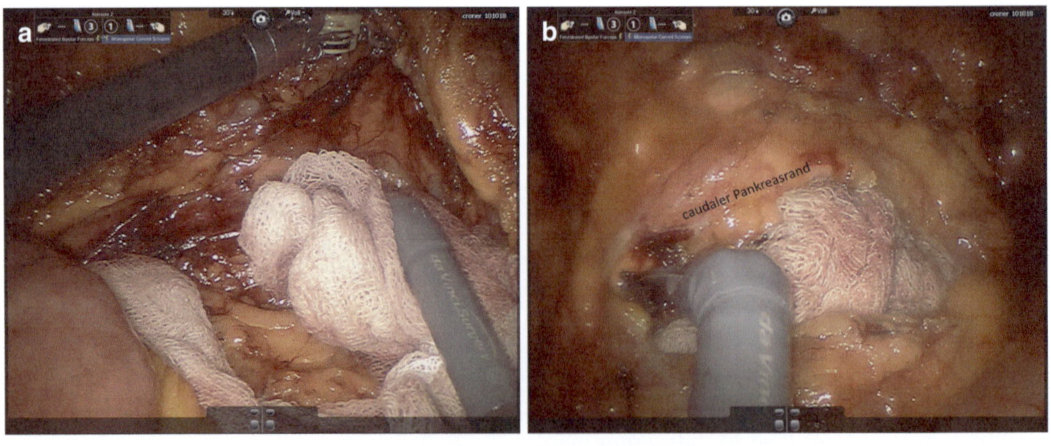

Abb. 5.20 **a** Platzierung einer 10-cm-Kompresse von medial zwischen Mesocolon descendens und Retroperitoneum. **b** Diese erscheint bei der Mobilisierung der linken Kolonflexur von lateral und liefert Orientierung bezüglich der von medial etablierten Dissektionsebene

Roboter gut platziert werden kann. Der Patient wird zur besseren Exposition des linken Hemikolons 10–20° nach rechts geneigt. Je nach Ausprägung der Kopftieflagerung kann der Dünndarm beim Beginn der Präparation von Operationsfeld ferngehalten werden. Der Roboter wird 45° zur Patientenmitte von links kaudal an den Operationstisch herangeführt (Abb. 5.21 und 5.22).

Nach Anlage eines Pneumatoperitoneums werden die Trokare platziert. Beim Da-Vinci-Si-System wird die Kamera periumbilikal eingebracht. Der Trokar für Roboterarm R1 wird am rechten Unterbauch 2 cm medial der Spina iliaca anterior superior platziert. Trokar für Arm R3 wird subkostal in der mittlerer Klavikularlinie angebracht. Der Trokar für Roboterarm R2 wird in der linken medialen Klavikularlinie etwas tiefer als R3 platziert. Für die Mobilisierung des oberen Rektums kann es hilfreich sein, einen weiteren Robotertrokar im linken Unterbauch gegenüber R1 zu positionieren. R2 und R3 können nach Mobilisierung des linken Hemikolons dann im Uhrzeigersinn umgedockt werden, d. h. R2 wandert in den linken Unterbauch und R3 in den linken Oberbauch (Abb. 5.32). Dadurch kann das Rektum besser mobilisiert und auch bei Rektumresektionen bis tief ins Becken präpariert werden. Zwischen R1 und R3 wird im Bereich der vorderen bis mittleren Axillarlinie noch ein laparoskopischer Assistenztrokar angebracht. Wichtig ist es, darauf zu achten, dass der Winkel zwischen Trokar R1, Kameratrokar und Trokar R3 mindestens 45° beträgt (Abb. 5.21). Dadurch wird das Risiko des Clushings der Roboterarme reduziert. Beim Da-Vinci-X- und –Xi-System erfolgt die Trokarplatzierung eher geradliniger (Abb. 5.22 und 5.23).

Tipps und Tricks

Zu optimalen Exposition des linken Hemikolons sind abhängig von der Patientenkonfiguration teilweise extreme Lagerungsmanöver notwendig. Die Lagerung des Patienten auf einer Vakuummatratze gewährleistet eine weitgehend sichere Positionierung des Patienten auf dem Operationstisch ohne die Gefahr, dass dieser ins Rutschen kommt. Um eine Verlagerung des Patienten kopfwärts zu vermeiden, sollten an den Schultern Stützen angebracht werden. Eine exakte Lagerung der unteren Extremitäten mit guter Polsterung an den Nervendruckpunkten vor dem Abdecken des Patienten ist wesentlich. Nach erfolgter Positionierung der unteren Ext-

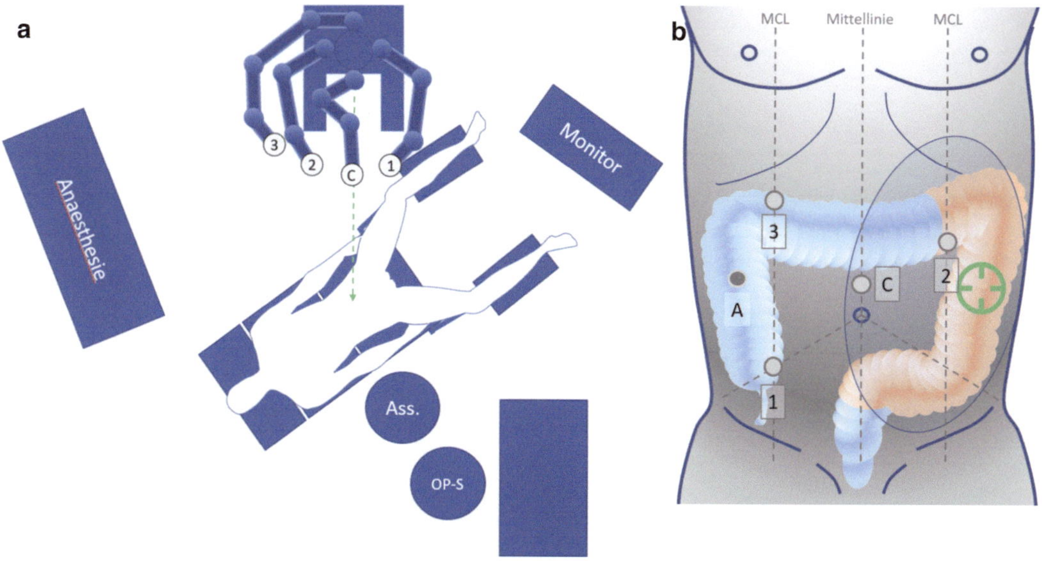

Abb. 5.21 **a** Patientenlagerung, Roboter- und **b** Trokarplatzierung zur Hemikolektomie links und Sigmaresektion mit dem Da-Vinci-Si-System; *A* Assistent, *C* Kamera

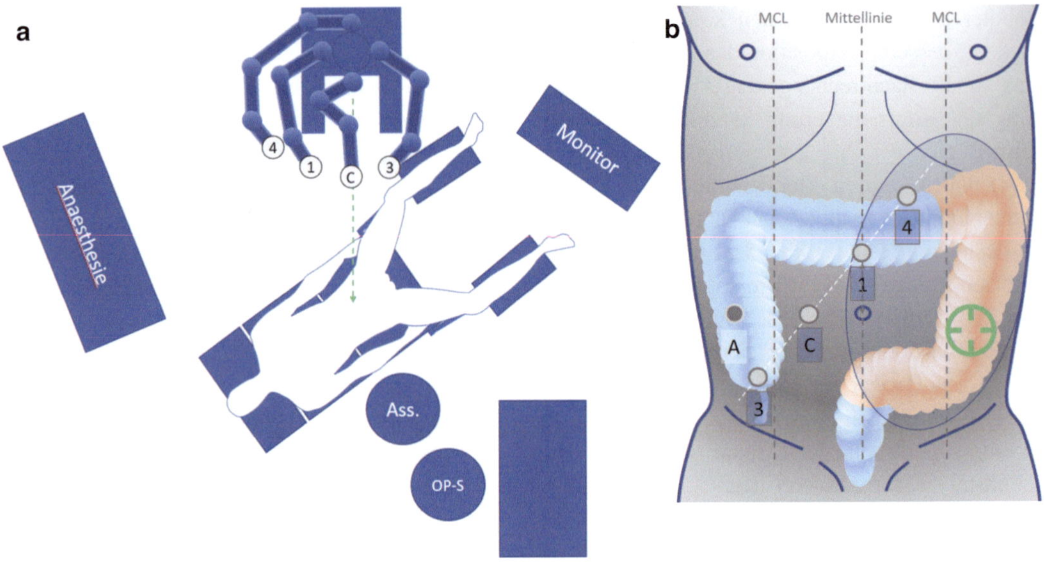

Abb. 5.22 **a** Patientenlagerung, Roboter- und **b** Trokarplatzierung zur Hemikolektomie links und Sigmaresektion mit dem Da-Vinci-X-System; *A* Assistent, *C* Kamera

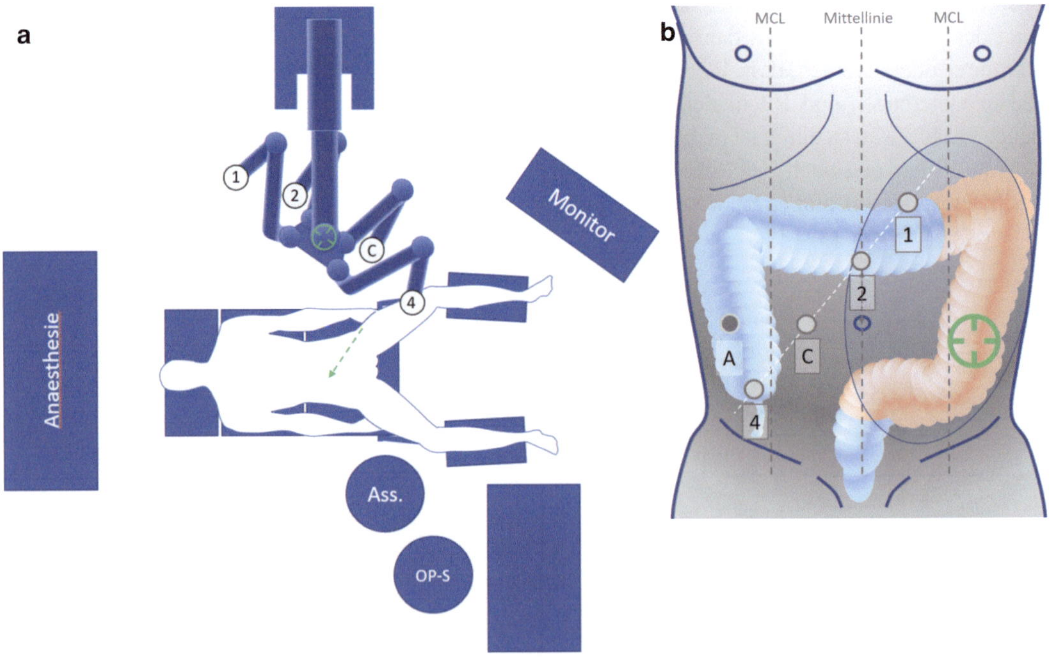

Abb. 5.23 **a** Patientenlagerung, Roboter- und **b** Trokarplatzierung zur Hemikolektomie links und Sigmaresektion mit dem Da-Vinci-Xi-System; *A* Assistent, *C* Kamera

remitäten und Abdecken des Patienten sollte die Lagerung nicht mehr verändert werden, da die Position der Beine nicht mehr kontrolliert werden kann.

Ablauf der roboterassistierten Hemikolektomie links und Sigmaresektion

Das Omentum majus wird in den Oberbauch verlagert und orientierend das Colon transversum dargestellt. Der Dünndarm wird in das rechte und kraniale Abdomen verlagert. Die Vena mesenterica inferior kommt links des Duodenums zur Darstellung. Unter leichtem Zug am Mesosigma nach ventral oder links lateral kommt am Übergang zum Promontorium der Einstieg der Präparationsebene zur Darstellung. Diese liegt medial der Arteria iliaca communis rechts. Nach Inzision in diesem Bereich kommt die avaskuläre Dissektionsebene zwischen Mesosigma und Retroperitoneum zur Darstellung. Die Arteria rectalis superior wird identifiziert und die Präparation nach links lateral zwischen parietaler und viszeraler Faszie weitergeführt. Hier müssen die linken Iliakalgefäße und der linke Ureter respektiert werden, die hier dorsal sehr nahe an der Präparationsebene liegen. Beim Vorgehen in der richtigen Präparationsebene sind diese in der Regel keiner Verletzungsgefahr ausgesetzt (Abb. 5.24). Entlang der Arteria rectalis superior wird nach zentral bis zum Ursprung der Arteria mesenterica inferior präpariert. Auf keinen Fall darf entlang dieser Präparation die Gefäßwand der Aortenwand dargestellt werden, da sonst vegetative Nerven verletzt oder durchtrennt werden, was für die Funktion der Beckenorgane von erheblichem Nachteil ist. Die Gefäßwand der Arteria mesenterica inferior wird zentral dargestellt, geklippt und abgesetzt (Abb. 5.25). Im Falle des Erhaltens des Hauptstammes der Arteria mesenterica inferior kann hier die Arteria colica sinistra ascendens aufgesucht und abgesetzt werden (Abb. 5.26). Anschließend wird die Mobilisierung des Mesosigmas und des Mesocolon descendens von medial nach lateral durchgeführt (Abb. 5.27). Dabei hält ein Arm das Mesokolon nach ventral. Die Präparation erfolgt mit der monopolaren Schere und der bipolaren Pinzette. Der Assistent

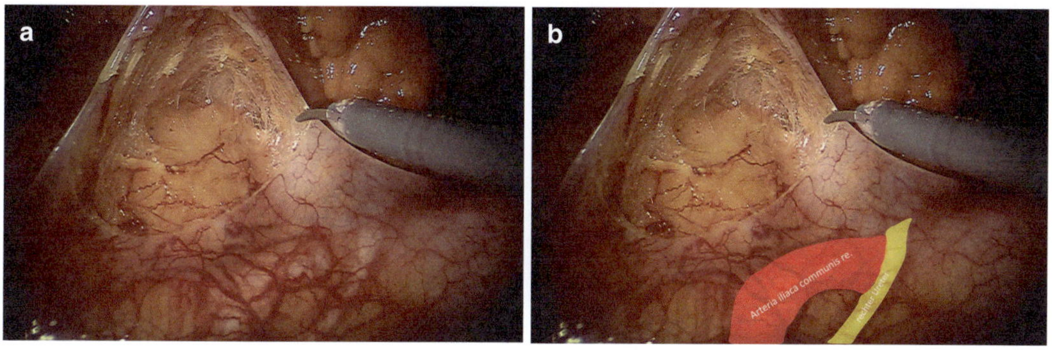

Abb. 5.24 Kaudaler Einstieg der Präparation zur Hemikolektomie links und Sigma- und Rektumresektion; **a** nativer Situs, **b** Markierung anatomischer Strukturen

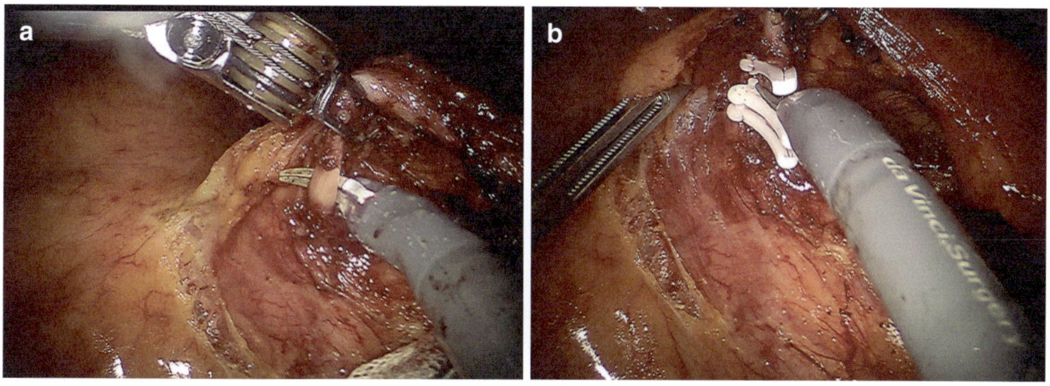

Abb. 5.25 **a** Darstellen, **b** Klippen und Absetzten der Arteria mesenterica inferior

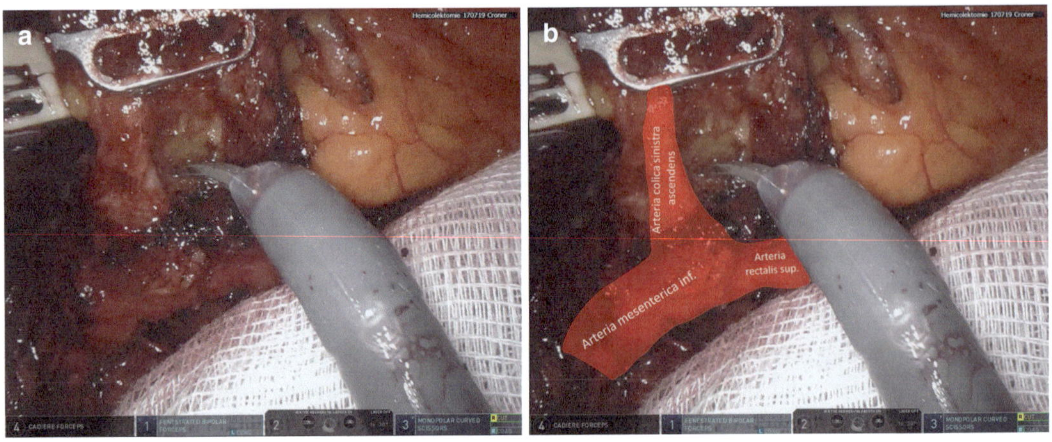

Abb. 5.26 Darstellen der Arteria colica sinistra ascendens und Vorbereitung zum Absetzten unter Erhalt des Hauptstammes der Arteria mesenterica inferior; **a** nativer Situs, **b** Markierung anatomischer Strukturen

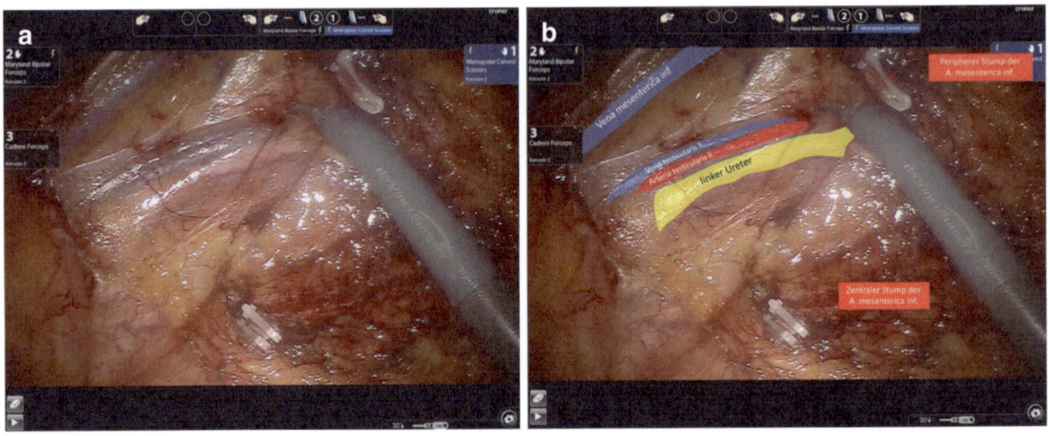

Abb. 5.27 Mobilisierung des Mesocolon descendens von medial nach lateral nach Absetzten der Arteria mesenterica inferior, das Mesokolon wird mit R2 nach ventral gehalten, Blick auf die retroperitonealen Strukturen; **a** nativer Situs, **b** Markierung anatomischer Strukturen

kann gegebenenfalls mit einem Halteinstrument das Retroperitoneum nach dorsal positionieren und dadurch Zug und Gegenzug optimieren, was die Präparation erleichtert. Nach lateral erfolgt die Präparation, bis von dorsal die Kolonwand zur Darstellung kommt, nach kranial bis zum Pankreasunterrand. Die Mobilisierung der linken Kolonflexur erfolgt wie im Abschnitt 5.5 beschrieben und sollte bei Eingriffen am linken Kolon zum Standard gehören. Nach kompletter Mobilisierung des Mesocolon descendens und Mesosigmas von medial wird das Colon descendens und das Sigma von der lateralen Bauchwand mobilisiert (Abb. 5.28). Hierbei zieht der Assistent das Kolon an den Appendices epiploicae nach medial. Die Mobilisierung des oberen Rektums komplettiert die Präparation, wobei hier die Nervi hypogastrici sicher zu identifizieren und zu schonen sind. Beginnt man die Präparation von dorsal und luxiert dabei das Rektum nach ventral ist die Identifizierung in der Regel gut möglich. Nur in seltenen Fällen muss für die Mobilisierung des oberen Rektums ein Umdocken wie oben beschrieben erfolgen. Die Harnblase und bei Frauen der Uterus können in aller Regel gut nach ventral gehalten und somit aus dem Opera-

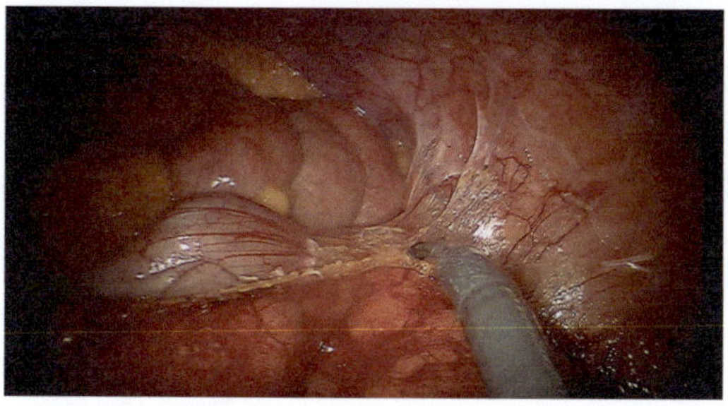

Abb. 5.28 Mobilisierung des Colon descendens von der links lateralen Bauchwand

tionsfeld genommen werden. Nach vollständiger mesorektaler Mobilisation wird in Höhe des oberen Rektumdrittels die aborale Resektionsebene definiert und hier im rechten Winkel das Mesorektum auf die Rektumwand zu disseziert. Dieser Präparationsschritt ist weitgehend unter Verwendung der monopolaren Schere möglich. Die dorsal verlaufende Arteria rectalis superior und deren Äste und begleitenden Venen müssen mit einem Clip versorgt werden. Alternativ kann die Mesorektumdissektion mit dem Ultracision oder dem Vessel Sealer erfolgen. Damit ist eine sichere Versiegelung der mesorektal verlaufenden Gefäße gewährleistet, allerdings hat die Dissektion mit dem Ultracision den Nachteil des fehlenden Endowrist und birgt die Gefahr der thermischen Alteration der Rektumwand bei wandnaher Präparation durch die Wärmeentwicklung an der Instrumentenspitze. Nach vollständiger Dissektion des Mesorektums erfolgt die distale Absetzung mit dem Linearstapler. Dies kann wahlweise mit dem Da-Vinci-Stapler oder mit einem über den Assistententrokar eingeführten Stapler erfolgen. Beim Si-System ist der Da-Vinci-Stapler-Einsatz auf den 45-mm-Stapler beschränkt. Beim X-/Xi-System ist auch die Applikation eines 60-mm-Magazins möglich. Nach der distalen Resektion sollte vor dem Abdocken des OP-Roboters für die Resektatbergung die ausreichende Mobilisation der linken Kolonflexur bzw. des linken Colon transversums zur sicher spannungsfreien Anastomosierung geprüft werden. Gegebenenfalls kann zur sicheren Beurteilung der Durchblutungsverhältnisse an der geplanten Anastomosierungsregion Indocyaningrün (ICG) i.v. appliziert und dadurch die Perfusion überprüft werden.

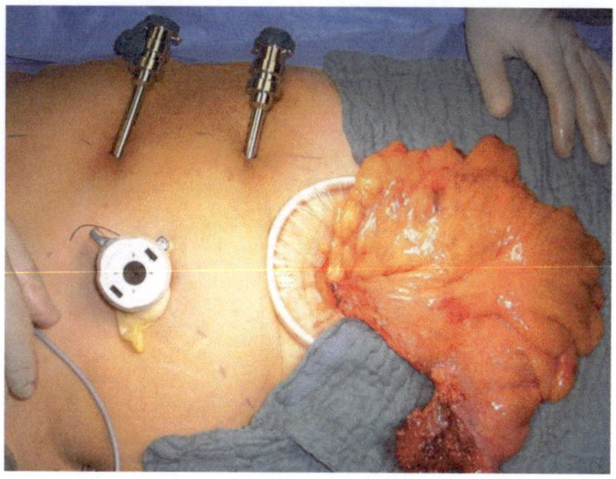

Abb. 5.29 Über einen Pfannenstiel-Schnitt luxiertes und vor die Bauchdecke verlagertes Colon descendens

Bei ausreichend mobilem Kolon wird der Roboter abgedockt und das Präparat über eine Bergeinzision – über einen Pfannenstiel-Schnitt und unter Verwendung eines Alexis®-Retraktors (Applied Medical – vor die Bauchdecke luxiert werden (Abb. 5.29). Die orale Resektionsstelle wird anhand der Tumorlokalisation definiert. Zentral wird dabei in der Regel von der Absetzungsstelle der Arteria mesenterica inferior beginnend das Mesokolon nach lateral durchtrennt und dann das Kolon abgesetzt (Abb. 5.31). Wir legen hier eine Tabaksbeutelnaht am oralen Kolon vor, um den Stapler-Kopf für die Anastomosierung zu fixieren. Nach oraler Resektion und Einknüpfen des Stapler-Kopfes wird das Kolon ins Abdomen repositioniert und der Alexis-Sperrer mit einem Deckel abgedichtet. Die Anlage der Anastomose erfolgt ohne erneutes Docking des OP-Roboters konventionell-laparoskopisch (Abb. 5.30) (Video 5.4). Allerdings kann hierfür der Roboter auch wieder angedockt werden. Ebenso kann die den Eingriff beendende Platzierung einer Drainage ins kleine Becken konventionell-laparoskopisch erfolgen. Zur Überprüfung der Anastomose erfolgt immer eine intraoperative Rektoskopie mit Applikation von Ringer-Lösung in das Becken.

Im Falle einer isolierten Resektion des Colon descendens und des proximalen Sigmas unter Erhalt des Hauptstammes der Arteria mesenterica

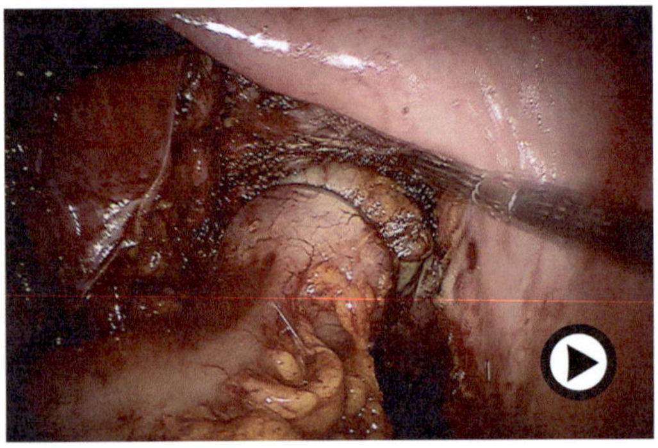

Abb. 5.30 Stapler-Anastomose nach roboterassistierter Sigmaresektion (Video 5.4) (https://doi.org/10.1007/000-0g0)

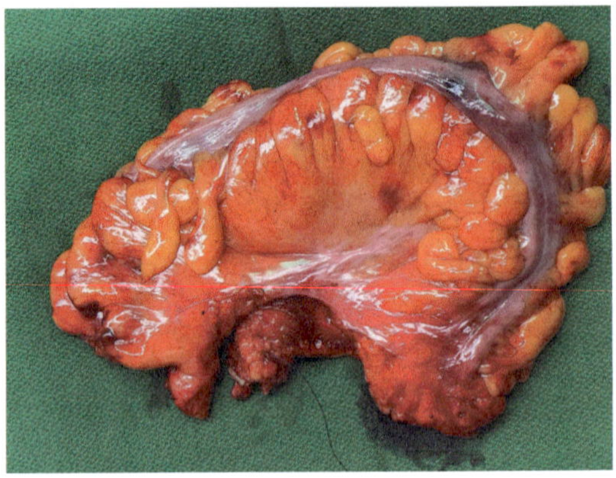

Abb. 5.31 Präparat nach roboterassistierter Sigmaresektion

superior und lediglich Resektion der Arteria colica sinistra ascendens wird eine Transversosigmoidostomie mittels Linear-Stapler Seit zu Seit oder eine komplett genähte Anastomose intrakorporal angelegt. Das Resektat wird dann ebenfalls über einen Pfannenstiel-Schnitt geborgen. Die Seit-zu-Seit-Anastomosierung des Kolons folgt dabei der Technik wie die Anlage einer Ileotransversostomie wie unter Hemikolektomie rechts (Abschn. 5.3) bereits beschrieben. Hier muss darauf geachtet werden, dass das Colon transversum weit genug mobilisiert wird, um eine spannungsfreie Anastomosierung zu gewährleisten. Bei onkologischen Eingriffen dieser Art muss hier meist der linke Ast der Arteria colica media ebenfalls abgesetzt werden, was die Mobilisierung des Colon tranversum gegebenenfalls mit rechter Flexur zur Anastomosenanlage notwendig macht.

Der Pfannenstiel-Schnitt wird nach Bergung des Resektats mehrreihig verschlossen und die Haut intrakutan genäht. Die Trokarinzisionsstellen werden vernäht俑 und die Hautwunden mit Fibrinkleber versorgt (Abb. 5.38).

Tipps und Tricks
Wenn der Dünndarm nach rechts lateral und kranial verlagert wurde, kann zwischen Mesocolon descendens und Mesosigma eine 10-cm-Kompresse eingelegt werden. Dies hält den Dünndarm aus dem Operationsfeld und erleichtert die Präparation.

5.7 Roboterassistierte tiefe anteriore Rektumresektion, intersphinktäre Rektumresektion

Die Indikation zur Rektumresektion besteht vorrangig bei malignen Befunden des Rektums mit einem minimalen Abstand des distalen Tumorrandes von 2 cm zur Linea dentata und ohne Infiltration des muskulären Beckenbodens. Bei tiefer liegenden Tumoren und gegebenenfalls nach Vorbestrahlung kann dieser Abstand auch geringer ausfallen und es kann unter Mitnahme des Sphinktermuskels Musculus sphincter ani internus ein adäquates onkologisches Ergebnis erzielt werden. Die Indikation zur abdominoperinealen Rektumexstirpation ergibt sich bei malignen Befunden des Rektums, die einen Sphinktererhalt entweder aufgrund einer direkten Infiltration nicht erlauben, oder deren distaler Tumorrand auch nach neoadjuvanter Behandlung keinen ausreichenden Abstand zum Sphinkter aufweist, sodass ein Erhalt eines funktionsfähigen Sphinkters nicht möglich ist. Auch machen Tumoren mit Beckenbodeninfiltration eine Rektumextirpation erforderlich. Insbesondere bei der tiefen Rektumresektion bietet die Anwendung des Da-Vinci-Systems mit den verfügbaren Instrumenten und deren Freiheitsgraden durch das Endo-Wrist und der exzellenten Visualisierung gegenüber der konventionellen Laparokopie Vorteile. Schonung der Nerven und Organe im kleinen Becken sind sehr gut möglich. Durch den Einsatz von 30- und 0-Grad-Optiken kann unter hervorragender Sicht bis nach intersphinktär präpariert werden

Patientenlagerung, Trokarplatzierung und Positionierung des Roboters

Die Patientenlagerung, Trokarplatzierung und Positionierung des Roboters entspricht bei der Rektumresektion und Rektumextirpation im wesentlichen der unter Hemikolektomie links und Sigmaresektion beschriebenen Vorgehensweise mit kleineren Modifikationen (Abb. 5.32 und 5.33). Wie bereits dort beschrieben muss beim Da-Vinci-Si-System beim Eingang in das Becken umgedockt werden. Der Arm R2 wandert dann auf die Position linker Unterbauch und der Arm R3 auf die Position von R2 im linken Oberbauch (Abb. 5.32).

Bei der abdominoperinealen Rektumextirpation ist eine Mobilisierung der linken Kolonflexur nicht erforderlich. Daher kann in diesem

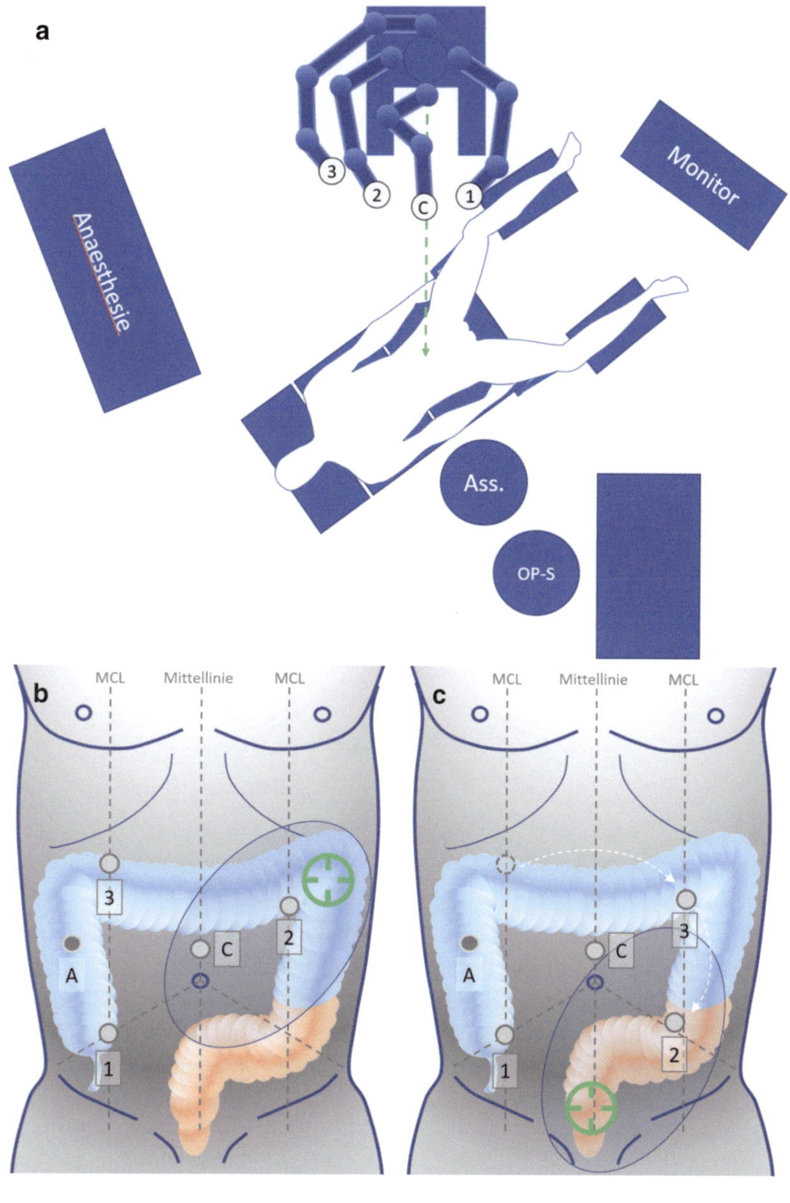

Abb. 5.32 **a** Patientenlagerung, Roboter- und **b** Trokarplatzierung zur Rektumresektion mit dem Da-Vinci-Si-System, **c** für die Präparation im Becken werden die Arme umgedockt, Arm 3 wandert nach Arm 2 und Arm 2 in den linken Unterbauch. Der Roboter muss dabei nicht neu positioniert werden; *A* Assistent, *C* Kamera

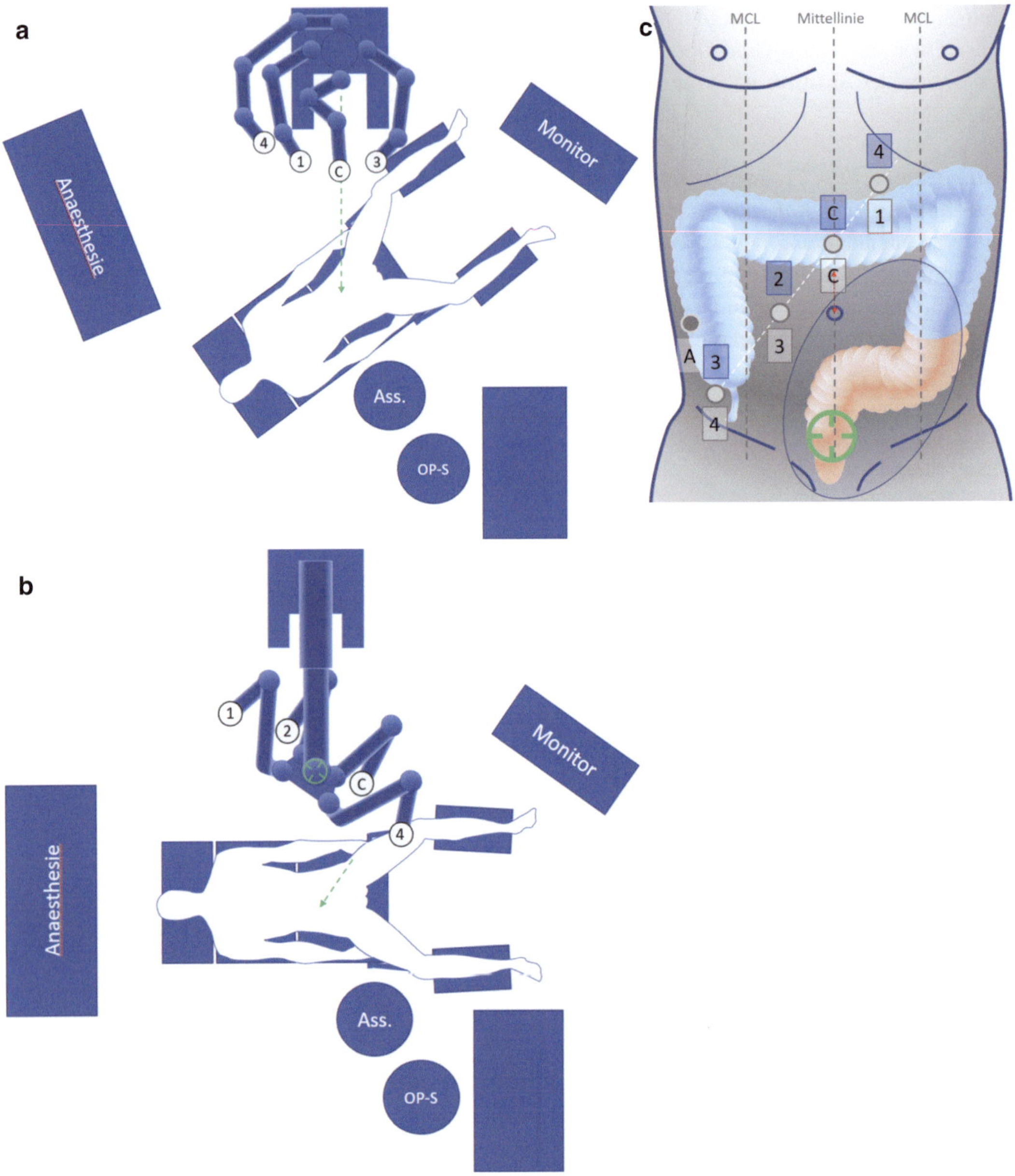

Abb. 5.33 Patientenlagerung und Roboterplatzierung, **a** für das Da-Vinci-X-System, **b** für das Da-Vinci-Xi-System. **c** Trokarplatzierung für das Da-Vinci-X- (*blau*) und -Xi-System zur Rektumresektion; *A* Assistent, *C* Kamera

Fall die Patientenlagerung und Trokarplatzierung schon initial auf die Präparation im kleinen Becken ausgerichtet werden.

Ablauf der roboterassistierten tiefen anterioren Rektumresektion und intersphinktären Rektumresektion

Auch bei Eingriffen am Rektum beginnt der Eingriff nach Lagerung, Trokarplatzierung und Docking wie unter Hemikolektomie links und Sigmaresektion (Abschn. 5.6) beschrieben mit dem Einstieg der Mobilisierung des Meso-Sigmas und des Colon descendens. Die Darstellung der Arteria mesenterica inferior, zentraler Präparation der Arterie und Absetzen derselben zwischen Clips und Mobilisierung der linken Kolonflexur sind essenzielle Bestandteile und erfolgen wie bereits in den vorhergehenden jeweiligen Kapiteln beschrieben.

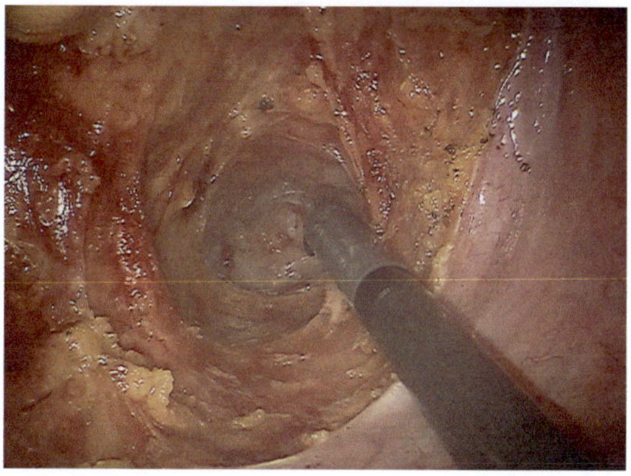

Abb. 5.34 Dorsale Mobilisierung des Rektums mit der monopolaren Schere unter Schonung der Nervi hypogastrici

Bei der Rektumresektion ist neben der Mobilisierung des Mesorektums von der dorsalen und der lateralen Beckenwand die ventrale Mobilisierung zwingend erforderlich. Am Promontorium beginnend wird das Rektum dorsal, ventral des Os sacrum bis zu Beckenboden mobilisiert. Beim Beginn der Mobilisierung müssen der rechte und linke Nervus hypogastricus zweifelsfrei identifiziert und geschont werden (Abb. 5.34). Bei diesem Vorgehen wir das Rektum nach ventral luxiert. Die Mobilisierung erfolgt mittels monopolarer Schere und bipolarer Pinzette. Ist das dorsale Mesorektum bis zum Beckenboden mobilisiert, wird entlang der rechten und linken Beckenwand in der entsprechenden Schicht weiter mobilisiert. Hier werden die Aa. rectales mediae koaguliert und durchtrennt. Diese können auch ligiert oder geklippt werden. Mit der Durchtrennung der peritonealen Umschlagsfalte erfolgt die Mobilisierung des Rektums von ventral. Dabei wird der Uterus oder die Harnblade nach ventral gehalten. Der Assistent fasst das Sigma und streckt das Rektum nach kranial oder ventral. Es kann auch ein Halteband am rektosigmoidalen Übergang fixiert werden und dieses dann für die Haltefunktion verwendet werden. Dadurch werden Läsionen am Sigma oder Mesorektum vermieden. Gegenzug wird durch Dorsalverlagerung des Rektums erzeugt, sodass sich die Präparationsschicht zwischen mesorektaler Faszie und Denonvillier-Faszie optimal aufspannt. Am besten geeignet für die subtile Präparation zwischen den genannten Schichten ist die monopolare Schere. Insbesondere im Hinblick auf die im männlichen Becken ventral der genannten Präparationsebene verlaufenden und in funktioneller Hinsicht möglichst zu erhaltenden nervalen Ausläufer des Plexus hypogastricus ist, wenn keine onkologischen Gesichtspunkte dem widersprechen, eine streng schichtgerechte Präparation wichtig. Im weiblichen Becken ist nach ventral das hintere Scheidengewölbe zu beachten. Durch einen optimierten Zug und Gegenzug und eine absolut blutfreie Präparation ist diese im Regelfall sicher zu schonen. Bei Vernarbungen nach Hysterektomie besteht die Gefahr einer Verletzung der Scheidenhinterwand. Bei noch in situ befindlichem Uterus kann eine Fixation des Uterus an der ventralen Bauchwand via Naht hilfreich sein. Zur optimalen Exposition der ventralen Präparationsebene, aber auch der seitlichen und dorsalen Ebenen, ist zunächst ein regelmäßiges Nachsetzen der Arme des Roboters essenziell. Unterstützt wird die Exposition der Präparationsschicht durch einen Stieltupfer oder wahlweise auch Sauger, der über den Assistententrokar eingebracht und bedient wird, durch Zug am Rektum oder Verlagerung desselben entgegengesetzt zur Präparationsrichtung. Zur Optimierung der Sicht im kleinen Becken ist die Verwendung einer 0-Grad-Optik oder einer nach ventral ausgerichteten 30-Grad-Optik zu empfehlen. Die Präparation erfolgt entlang der Denonvillier-Faszie dorsal der Prostata bis zum Beckenboden (Abb. 5.35). Ist der Beckenboden und Rektum allseits mobilisiert, wird im Falle einer intersphinktären Resektion von dorsal in den intersphinktären Raum eingegangen. Dieser Raum wird dann zirkumferenziell und auch ventral komplett dargestellt und dadurch der Musculus sphinkter ani internus zum Resektat geschlagen. Bei einer tiefen anterioren Rektumresektion wird der distale Sicherheitsabstand zum Tumor mittels intraoperativer Rektoskopie bestimmt, bevor ein abwinkelbarer Linear-Stapler entweder robotisch oder über den Assistententrokar platziert und das Rektum abgesetzt wird (Abb. 5.36 und 5.37).

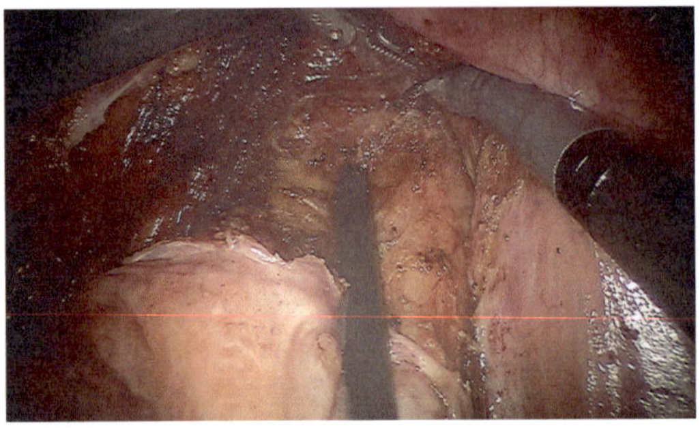

Abb. 5.35 Ventrale Mobilisierung des Rektums, über den Assistententrokar kann mit einem Sauger das Rektum nach dorsal gehalten werden

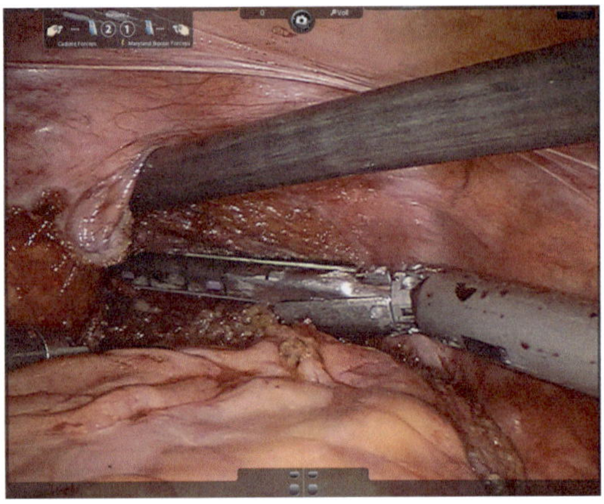

Abb. 5.36 Absetzen des Rektums im Becken mit einem abwinkelbaren Stapler über den Assistententrokar

Nach dem Absetzten des Rektums im Falle einer tiefen anterioren Rektumresektion folgen die weiteren Operationsschritte dem unter Hemikolektomie links und Sigmaresektion (Abschn. 5.6) beschriebenen Vorgehen mit Kontrolle einer ausreichenden Kolonmobilisierung, gegebenenfalls Kontrolle der Durchblutungsverhältnisse am Kolonstumpf mit Indocyaningrün, Abdocken des Roboters, Präparatbergung via Bergeinzision suprasymphysär unter Verwendung des Alexis-Retraktors, Platzierung und Einknüpfen des Stapler-Kopfes, Reposition des Kolons und konventionell-laparoskopischer Anlage der kolorektalen Anastomose, Drainageanlage und Verschluss der Zugänge sowie der Bergeinzision (Abb. 5.29, 5.30 und 5.37). Als Deszendorektostomie bevorzugen wir eine End-zu-Seit-Anastomose oder die Anlage eines Kolon-J-Pouches. Ein protektives Loop-Ileostoma wird zur Protektion der Anastomose angelegt (Abb. 5.37).

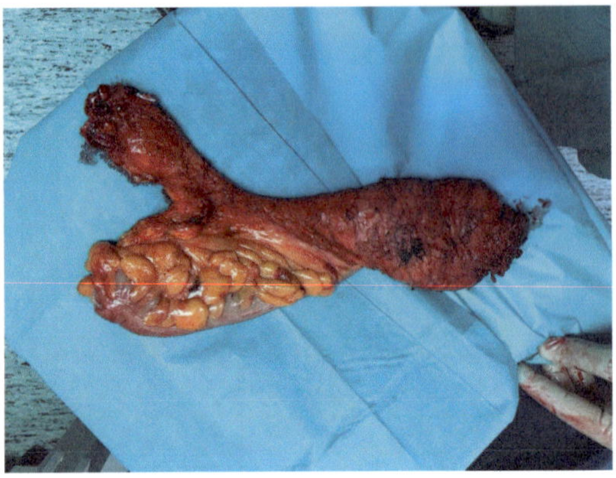

Abb. 5.37 Rektumresektat nach tiefer anteriorer roboterassistierter Rektumresektion

Bei der intersphinktären Rektumresektion wird nach kompletter Mobilisierung des Rektums von abdominell, dann peranal ein eingebracht und die Operation von peranal komplettiert. Das Anoderm wird inzidiert und Anschluss an die kraniale Präparationsebene zunächst von dorsal gefunden. Wir bergen das Präparat analog der Rektumresektion über einen suprasymphysären Schnitt und legen dann eine deszendoanale Anastomose mittels Handnaht an.

Nach distaler Anastomosierung wird sowohl bei der tiefen anterioren als auch bei der intersphinktären Rektumresektion im Bereich der präoperativ markierten Stelle ein doppelläufiges, protektive Loop-Ileostoma angelegt.

Bei Rektumextirpationen entfällt die Anastomosenanlage. Hier wird ein endständiges Deszendostoma, ebenfalls an der präoperativ markierten Stelle angelegt. Das Präparat kann peranal nach Auslösen des Sphinkters geborgen und der Beckenboden verschlossen werden(Abb. 5.38).

Tipps und Tricks

Sollte der Sauger des Assistenten nicht bis zum Beckenboden reichen, kann eine dünne Silikondrainage am Sauger angebracht werden, und damit der Sauger verlängert werden.

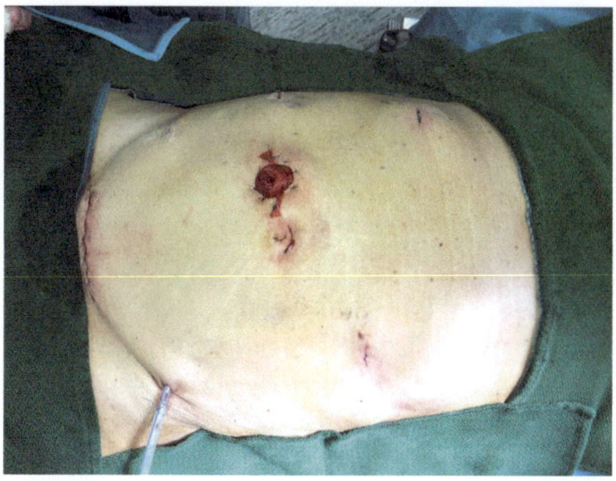

Abb. 5.38 Abdomen nach roboterassistierter tiefer anteriorer Rektumresektion

5.8 Ergebnisse roboterassistierter zu konventionell-laparoskopischen kolorektalen Eingriffen

Daten zu früh-postoperativen Ergebnissen und onkologischen Langzeitergebnissen im Vergleich roboterassistiert durchgeführter und konventionell-laparoskopisch durchgeführter kolorektaler Resektionen stehen in größerem Umfang vor allem für die Hemikolektomie rechts und für Rektumresektionen zur Verfügung.

5.8.1 Früh-postoperative Ergebnisse

Kolon

In einer Metaanalyse von Solaini et al. aus dem Jahr 2018 (Solaini et al. 2018) mit nur einer prospektiv randomisierten unter 11 berücksichtigten Studien, wurden 869 roboterassistierte (RRC) mit 7388 konventionell-laparoskopische (LRC) rechtsseitige Hemikolektomien verglichen. Hinsichtlich der früh-postoperativen Ergebnisse fand sich für die roboterassistiert durchgeführten Resektionen eine mit durchschnittlich 47 min signifikant längere Operationszeit [standardisierte Mittelwertdifferenz (SMD) –0,99, 95-%-Konfidenzintervall (95 % CI) –1,4 bis –0,6, p <0,001] bei signifikant geringerer Konversionsrate (LRC versus RRC RR 1,7, 95 % CI 1,1–2,6, p = 0,02). Eine intrakorporale Anastomose wurde signifikant häufiger bei roboterassistiert resezierten Patienten durchgeführt. Der früh-postoperative Verlauf zwischen roboterassistiert und konventionell-laparoskopisch operierten Patienten unterschied sich bei gleicher Morbidität und Mortalität in den Gruppen nicht. Die roboterassistiert durchgeführten Eingriffe waren mit signifikant höheren Kosten verbunden (LRC versus RRC SMD –0,52, 95 % CI –0,52 bis –0,04, p = 0,035).

In einer 2016 publizierten Metaanalyse von Lorenzon et al. (Lorenzon et al. 2016), die neben 18 Fall-Kontroll-Studien auch 3 randomisiert kontrollierte Studien (RCTs) berücksichtigte, wurden die früh-postoperativen Ergebnisse zwischen roboterassistierten und konventionell-laparoskopisch durchgeführten kolorektalen Resektionen verglichen. Für alle kolorektalen Resektionen zusammen betrachtet, fanden sich geringere Kosten (SMD 0,686) und eine kürzere Operationzeit (SMD 0,493) für die konventionell-laparoskopisch resezierten Patienten. Für die roboterassistiert resezierten Patienten fand sich ein Vorteil hinsichtlich der postoperativen Morbidität, wenngleich dieser mit 19,4 % versus 22,2 % (Odds Ratio, OR = 0,74, 95 % CI 0,607–0,959) gering war. Bei alleiniger Betrachtung der Ergebnisse aus den RCTs fanden sich keine Unterschiede zwischen roboterassistiert und konventionell-laparoskopisch resezierten Patienten hinsichtlich der Operationszeit, der Krankenhausverweildauer sowie der postoperativen Morbidität. Für die rechtsseitige Hemikolektomie fanden sich ebenfalls keine Unterschiede zwischen den roboterassistiert und konventionell-laparoskopisch durchgeführten Resektionen (Operationszeit, Blutverlust, Krankenhausverweildauer). Im Vergleich für die linksseitigen Hemikolektomien fand sich lediglich ein Vorteil für die konventionell-laparoskopisch resezierten Patienten im Hinblick auf die Operationszeit (SMD 0,609).

Wenngleich der onkologische Benefit einer Kolonresektion entsprechend dem Konzept der complete mesocolic excision (CME) für Patienten mit Kolonkarzinomen belegt ist (Hohenberger et al. 2009; West et al. 2010; Merkel et al. 2016), wird vor dem Hintergrund einer möglichen höheren intraoperativen und postoperativen

Morbidität nach wie vor die Frage, ob die CME als Standard definiert werden sollte, kontrovers diskutiert. Diese Diskussion bezieht sich nicht nur auf die offenen, sondern eben auch auf die konventionell-laparoskopisch und roboterassistiert durchgeführten Eingriffe. In einer 2018 publizierten Literaturrecherche von Croner et al. (Croner et al. 2018b) lassen sich anhand der verfügbaren Daten hinsichtlich der postoperativen Morbidität und Letalität keine Unterschiede zwischen CME und konventioneller Kolonresektion erkennen. In Bezug auf das postoperative Outcome scheint ein Vorteil für die minimal-invasiv durchgeführte gegenüber der offen durchgeführten CME zu bestehen, ein Vorteil, der aus dem reduzierten Zugangstrauma resultiert (Tab. 5.1).

Rektum

In der bereits angeführten Metaanalyse von Lorenzon et al. (2016) zeigte der Vergleich der roboterassistiert durchgeführten mit den konventionell-laparoskopisch durchgeführten Resektionen im kleinen Becken für die konventionell-laparoskopisch durchgeführten Eingriffe einen Vorteil hinsichtlich kürzerer Operationszeiten (SMD 0,529) und eines geringeren intraoperativen Blutverlustes (SMD 0,339). In einer aktuelleren Metaanalyse von Lee et al. aus 2018 (Lee et al. 2018) mit Vergleich roboterassistiert (273 Patienten) und konventionell-laparoskopisch (237 Patienten) durchgeführter intersphinkterischer Rektumresektionen bei Rektumkarzinomen, basierend auf 5 retrospektiv vergleichenden Studien zeigte sich für roboterassistierte Resektionen eine geringere Konversionsrate (RR 0,22, 1,3 % versus 5,6 %, p = 0,04), eine längere OP-Zeit (MD 41,9, 95 % CI 15,51– 68,27) und ein geringerer Blutverlust (MD –19,5,95 % CI –33,51 bis –5,49, p = 0,006) im Vergleich zur konventionell-laparoskopischen Resektion.

In einer 2018 publizierten Metaanalyse von Prete et al. (2018), die ausschließlich randomisierte klinische Studien (5 RCTs) berücksichtigte , zeigten sich im Vergleich roboterassistierter versus konventionell laparoskopischer Rektumresektionen eine geringere Konversionsrate für roboterassistierte Resektionen (RR 0,58, 95 % CI 0,35–0,97, p = 0,04) und eine längere Operationszeit für die robotischen Resektionen (MD 38,43, 95 % CI 31,84–45,01, p <0,001). Darüber hinaus fanden sich keine Unterschiede in den früh-postoperativen Ergebnissen (Anastomoseninsuffizienzrate, 30-Tage-Morbidität, 30-Tage-Letalität) nach roboterassistierten versus konventionell-laparoskopischen Resektionen (Tab. 5.2).

5.8.2 Onkologische Ergebnisse

Kolon

Hinsichtlich des Surrogat-Parameters "Lymphknotenausbeute" zeigt die Metaanalyse von

Tab. 5.1 Perioperative Ergebnisse – Hemikolektomie rechts

Autor (Jahr)	Verfahren	N	OP-Dauer (Median)	Blutverlust	Konversionsrate	Morbidität	p.o. KH-VD (Median)	Letalität
Park et al. (2019)	Roboterassistiert Laparoskopisch	35 35	195 min 130 min	35,8 ml 46,8 ml	- -	17,1 % 20,0 %	7,9 Tage 8,3 Tage	–
Ngu et al. (2018)	Roboterassistiert Laparoskopisch	16 16	212 min 162 min			25,0 % 25,0 %	4,5 Tage 4,5 Tage	
Kelly et al. (2018)	Roboterassistiert	21	250 min		-	14,3 %	4 Tage	–
Widmar et al. (2017)	Roboterassistiert Laparoskopisch	119 163	156 min 148 min		2,5 % 20,2 %	13,4 % 13,5 %		– 0,6 %
(Parisi et al. 2017)	Roboterassistiert	108	277 min	50 ml	8,3 %	19,4 %	4 Tage	–
Lujan et al. (2015)	Roboterassistiert	52	193 min	47,8 ml	-	19,1 %	3,7 Tage	–

Tab. 5.2 Perioperative Ergebnisse – Rektumresektion

Autor (Jahr)	Verfahren	Anzahl (n)	OP-Dauer (Median)	Konversionsrate	Morbidität	p.o. KH-VD (Median)	Letalität	CRM+
Garfinkle et al. (2019)	Roboterassistiert	154	296 min	6,5 %	14,9 % [a]	4 Tage	–	5,2 %
	Laparoskopisch	213	296 min	15,0 %	13,1 %	5 Tage	0,5 %	3,8 %
Polat et al. (2019)	Roboterassistiert	77	205 min	2,6 %			1,3 %	10,4 %
	Laparoskopisch	34	217 min	17,6 %			–	5,7 %
Sugoor et al. (2019)	Roboterassistiert	84	372 min	1,2 %	21,4 %	7,2 Tage	-	3,5 %
	Laparoskopisch	84	301 min	1,2 %	19,0 %	8,1 Tage	-	–
Rouanet et al. (2018)	Roboterassistiert	200	243 min	2,0 %	25,5 %	10 Tage	-	8 %
	Laparoskopisch	200	232 min	9,5 %	24,0 %	11 Tage	-	11 %
Kim et al. (2018)	Roboterassistiert	81	339 min	1,5 %	34,8 %	10,3 Tage	-	6,1 %
	Laparoskopisch	82	228 min	–	23,3 %	10,8 Tage	-	5,5 %
Feroci et al. (2016)	Roboterassistiert	53	342 min	3,8 %	32,1 %	6 Tage	-	–
	Laparoskopisch	58	192 min	1,7 %	44,8 %	8 Tage	-	1,7 %

p.o. KH-VD postoperative Krankenhausverweildauer; circumferentiel margin (CRM)
[a] National surgical quality imporovement program (NSQIP)

Solaini et al. (2018) eine geringen, statistisch nicht signifikanten Unterschied zwischen roboterassistierter und konventionell-laparoskopisch durchgeführter Hemikolektomie zugunsten der roboterassistierten Resektion (23,4 versus 24,3; p = 0,057).

Widmar et al. (2017) verglichen unizentrisch die Lymphknotenausbeute nach offener (181 Patienten), konventionell-laparoskopischer (163 Patienten) und roboterassistierter Hemikolektomie rechts (119 Patienten). Nach roboterassistierter Hemikolektomie fand sich eine signifikant höhere Zahl untersuchter Lymphknoten als nach offener oder konventionell-laparoskopischer Resektion (34 versus 28 versus 29). In einer weiteren retrospektiven Kohortenstudie verglichen Solaini et al. (2019) die Lymphknotenausbeute nach 305 robotischen und 84 konventionell-laparoskopischen rechtsseitigen Kolektomien und fanden nach robotischem Vorgehen eine signifikant höher mediane Lymphknotenzahl als nach konventionell-laparoskopischer Resektion (22 versus 19, p = 0,028). Das Problem der genannten vergleichenden Analysen liegt in dem Vergleich historischer Kollektive mit möglichen Unterschieden im Ausmaß der mesokolischen Exzision. Spinoglio et al. (2018) verglichen 100 robotisch gegen 100 konventionell-laparoskopisch resezierte Patienten, wobei die Resektionen als komplette mesokolische Exzisionen durchgeführt wurden. In diesem Vergleich fand sich kein Unterschied in der Anzahl der durchschnittlich untersuchten Lymphknoten [28,2 (range, 13–66) versus 30,4 (range, 12–74), p = 0,188]. Die von Park et al. (2012) publizierten Ergebnisse einer randomisierten kontrollierten Studie mit Vergleich der robotischen gegen die konventionell-laparoskopische Hemikolektomie rechts zeigte ebenfalls keinen Unterschied in der mittleren Lymphknotenausbeute zwischen den Gruppen (29,9 versus 30,8; p = 0,265).

Spinoglio et al. (2018) verglichen darüber hinaus das tumorspezifische und tumorfreie 5-Jahres-Überleben der robotisch und konventionell-laparoskopisch resezierten Patienten und fanden keine signifikanten Unterschiede im Vergleich der Gruppen (Cancer Specific Survival (CSS), 90 % versus 85 %, p = 0,36; Disease Free Survival (DFS), 85 % versus 83 %, *p* = 0,58). Im Vergleich der Union for International Cancer Control (UICC)-III-Patienten fand sich für das 5-Jahres-DFS ebenfalls kein Unterschied (81 % versus 68 %, p = 0,122). Untersuchungen an größeren Patientenkollektiven, die die onkologischen Langzeitergebnisse nach roboterassistierter und konventionell-laparoskopischer Kolonresektion vergleichen, stehen noch aus (Tab. 5.3).

Tab. 5.3 Onkologisches Outcome nach Hemikolektomie rechts

Autor (Jahr)	Verfahren	Anzahl (n)	UICC-Stadium	Gesamtüberleben	Krankheitsfreies Überleben
Park et al. (2019)	Roboterassistiert Laparoskopisch	35 35	UICC I–III	3 Jahre 96,8 % 94,0 % 5 Jahre 91,1 % 91,0 %	3 Jahre 88,1 % 91,1 % 5 Jahre 77,4 % 83,6 %

Rektum

Hinsichtlich des onkologischen postoperativen und Langzeit-Outcome liegen für die roboterassistierte Rektumresektion bereits Ergebnisse aus Metaanalysen vor.

In einer 2018 publizierten Metaanalyse von Lee et al. (2018) fanden sich basierend auf den Ergebnissen aus drei retrospektiv vergleichenden Studien keine Unterschiede im Hinblick auf früh-postoperativ erhebbare onkologische Surrogatparameter (distaler Resektionsrand, zirkumferenzieller Resektionsrand, Anzahl der untersuchten Lymphknoten) sowie hinsichtlich des Gesamtüberlebens, des tumorfreien Überlebens und der Lokalrezidivrate nach 3 Jahren im Vergleich zwischen roboterassistiert und konventionell-laparoskopisch intersphinktär resezierten Patienten.

Prete et al. (2018) verglichen 2018 in einer Metaanalyse ebenfalls roboterassistiert und konventionell-laparoskopisch durchgeführte Rektumresektionen unter ausschließlicher Berücksichtigung von RCTs. In 2 der 5 berücksichtigten RCTs (505 Patienten) wurde die Qualität der mesorektalen Exzision beschrieben und es fanden sich hier keine Unterschiede in der Qualität der Präparate (robotisch versus laparoskopisch; RR 0,92; 95 % CI 0,68–1,25; p = 0,60) bei einem Anteil kompletter TMEs von 76,5 % versus 78,4 %. Ebenso zeigten 2 RCTs (489 Patienten) keine Unterschiede hinsichtlich eines Befalls des zirkumferenziellen Resektionsrandes (robotisch versus laparoskopisch; RR 0,82; 95 % CI 0,39–1,73; p = 0,60; 4,9 % versus 5,8 %). In allen 5 RCTs wurde die Anzahl der untersuchten Lymphknoten verglichen, ohne dass sich zwischen den Verfahren signifikante Unterschiede fanden (p = 0,54).

Hinsichtlich des Gesamtüberlebens, des tumorfreien Überlebens und der Lokalrezidivrate fasst die Metaanalyse von Lee et al. (2018) die Ergebnisse aus 3 Studien mit 197 robotisch und 169 konventionell-laparoskopisch resezierten Patienten zusammen. Weder für das Gesamtüberleben (RR 1,00; p = 0,94), das tumorfreie Überleben (RR 1,00; p = 0,97) noch die Lokalrezidivrate (RR 1,24; p = 0,59) fand sich nach 3 Jahren ein Unterschied.

Pinar et al. (2018) analysierten die Registerdaten der „Danish Colorectal Cancer Group“ und fanden im Vergleich roboterassistiert versus konventionell-laparoskopisch resezierter Rektumkarzinome (449 versus 2757 Patienten) ebenfalls keine Unterschiede im tumorfreien Überleben (HR 0,83; 95 % CI 0,65–1,06) sowie hinsichtlich der Lokalrezidivrate (HR 0,82; 95 % CI 0,62–1,09) (Tab. 5.4).

5.8.3 Funktionelle Ergebnisse nach Rektumresektion

Aus der ROLARR-Trial (Park et al. 2018) liegen Ergebnisse zum funktionellen Outcome nach robotischer versus konventionell-laparoskopischer Rektumresektion vor. Im Vergleich der konventionellen versus roboterassistierten Resektion fand sich nach 6 Monaten weder ein Unterschied hinsichtlich der postoperativen Blasenfunktion (I-PSS; „estimated difference“, ED 0,743, 95 % CI -0,587–2,072; p = 0,27), hinsichtlich der Sexualfunktion bei den Männern (IIEF; ED 0,802, 95 % CI -4,100–5,704; p = 0,75) noch der Sexualfunktion bei Frauen (FSFI; ED 1,231, 95 % CI -3,541–6,003; p = 0,60).

Tab. 5.4 Onkologisches Outcome nach Rektumresektion

Autor (Jahr)	Verfahren	N	UICC-Stadium	Gesamt-Überleben	tumorfreies Überleben	Tumor-spezif. Überleben	Lokalrezidiv-Rate
Rouanet et al. (2018)				3 Jahre:			
	Robotisch-assistiert	200	UICC I-III	84,1 %			
	Laparoskopisch	200		88,4 %			
Yamaguchi et al. (2018)				5 Jahre:	5 Jahre:		5 Jahre:
	Robotisch-assistiert	204	UICC I	100 %	93,6 %		–
			UICC II	100 %	75,0 %		–
			UICC III	100 %	77,6 %		1,7 %
Lim et al. (2017)				5 Jahre:	5 Jahre:		5 Jahre:
	Robotisch-assistiert	74	UICC I-III	90,0 %	76,8 %		2,7 %
	Laparoskopisch	64		93,3 %	76,0 %		6,3 %
Kim et al. (2017)				5 Jahre:	5 Jahre:	5 Jahre:	
	Robotisch-assistiert	272	UICC I	98,2 %	74,0 %	98,2 %	
			UICC II	91,2 %	70,0 %	93,6 %	
			UICC III	83,1 %	72,0 %	81,0 %	
	Laparoskopisch	460	UICC I	86,2 %	75,8 %	88,7 %	
			UICC II	87,0 %	79,5 %	91,5 %	
			UICC III	64,2 %	51,4 %	62,2 %	
Feroci et al. (2016)				3 Jahre:	3 Jahre:		
	Robotisch-assistiert	53	UICC I-III	90,2 %	79,2 %		
	Laparoskopisch	58		90,0 %	83,4 %		

Literatur

Benseler V et al (2012) Different approaches for complete mobilization of the splenic flexure during laparoscopic rectal cancer resection. Int J Color Dis 27(11):1521–1529

Brunner M et al (2019) Initiating a robotic program for abdominal surgery – experiences from a centre in Germany. Zentralbl Chir 144(3):224–234

Bruzzi M et al (2019) Inter-mesenteric connections between the superior and inferior mesenteric arteries for left colonic vascularization: implications for colorectal surgery. Surg Radiol Anat 41(3):255–264

Cleary RK et al (2018) Intracorporeal versus extracorporeal anastomosis for minimally invasive right colectomy: A multi-center propensity score-matched comparison of outcomes. PLoS One 13(10):e0206277

Clinical Outcomes of Surgical Therapy Study Group, Nelson H et al (2004) A comparison of laparoscopically assisted and open colectomy for colon cancer. N Engl J Med 350(20):2050–2059

Croner RS et al (2018a) Robotic complete mesocolic excision in right hemicolectomy – a video vignette. Color Dis 20(7):648–649

Croner RS et al (2018b) Implementing complete mesocolic excision for colon cancer – mission completed? Innov Surg Sci 3(1):17–29

Feroci F et al (2016) Total mesorectal excision for mid and low rectal cancer: laparoscopic vs robotic surgery. World J Gastroenterol 22(13):3602–3610

Garfinkle R et al (2019) A comparison of pathologic outcomes of open, laparoscopic, and robotic resections for rectal cancer using the acs-nsqip proctectomy-targeted database: a propensity score analysis. J Gastrointest Surg 23(2):348–356

Guillou PJ et al (2005) Short-term endpoints of conventional versus laparoscopic-assisted surgery in patients with colorectal cancer (MRC CLASSIC trial): multicentre, randomised controlled trial. Lancet 365(9472):1718–1726

Hawkins AT et al (2018) Barriers to laparoscopic colon resection for cancer: a national analysis. Surg Endosc 32(2):1035–1042

Hohenberger W et al (2009) Standardized surgery for colonic cancer: complete mesocolic excision and central ligation--technical notes and outcome. Color Dis 11(4):354–364

Jayne D et al (2017) Effect of robotic-assisted vs conventional laparoscopic surgery on risk of conversion to open laparotomy among patients undergoing resection for rectal cancer: the ROLARR randomized clinical trial. JAMA 318(16):1569–1580

Justiniano CF et al (2019) A population-based study of 90-day hospital cost and utilization associated with robotic surgery in colon and rectal cancer. J Surg Res 245:136–144

Kelly SR et al (2018) Robotic right colectomy with intracorporeal anastomosis for malignancy. J Robot Surg 12(3):461–466

Kim J et al (2017) Robotic resection is a good prognostic factor in rectal cancer compared with laparoscopic resection: long-term survival analysis using propensity score matching. Dis Colon Rectum 60(3):266–273

Lee L et al (2019) Minimally invasive surgery for stage III colon adenocarcinoma is associated with less delay to initiation of adjuvant systemic therapy and improved survival. Surg Endosc 33(2):460–470

Lee SH et al (2018) Robotic versus laparoscopic intersphincteric resection for low rectal cancer: a systematic review and meta-analysis. Int J Color Dis 33(12):1741–1753

Lim DR et al (2017) Long-term oncological outcomes of robotic versus laparoscopic total mesorectal excision of mid-low rectal cancer following neoadjuvant chemoradiation therapy. Surg Endosc 31(4):1728–1737

Lorenzon L et al (2016) Laparoscopic versus robotic-assisted colectomy and rectal resection: a systematic review and meta-analysis. Int J Color Dis 31(2):161–173

Lujan HJ et al (2015) Robotic right colectomy with intracorporeal anastomosis: experience with 52 consecutive cases. J Laparoendosc Adv Surg Tech A 25(2):117–122

Melich G et al (2015) Simultaneous development of laparoscopy and robotics provides acceptable perioperative outcomes and shows robotics to have a faster learning curve and to be overall faster in rectal cancer surgery: analysis of novice MIS surgeon learning curves. Surg Endosc 29(3):558–568

Merkel S et al (2016) Prognosis of patients with colonic carcinoma before, during and after implementation of complete mesocolic excision. Br J Surg 103(9):1220–1229

Milone M et al (2018) Recovery after intracorporeal anastomosis in laparoscopic right hemicolectomy: a systematic review and meta-analysis. Langenbeck's Arch Surg 403(1):1–10

Ngu JCY et al (2018) Robotics confers an advantage in right hemicolectomy with intracorporeal anastomosis when matched against conventional laparoscopy. J Robot Surg 12(4):647–653

Ohtani H et al (2018) Meta-analysis of robot-assisted versus laparoscopic surgery for rectal cancer. Vivo 32(3):611–623

Ozben V et al (2018) Is robotic complete mesocolic excision feasible for transverse colon cancer? J Laparoendosc Adv Surg Tech A 28(12):1443–1450

Parisi A et al (2017) Robotic right hemicolectomy: analysis of 108 consecutive procedures and multidimensional assessment of the learning curve. Surg Oncol 26(1):28–36

Park JS et al (2012) Randomized clinical trial of robot-assisted versus standard laparoscopic right colectomy. Br J Surg 99(9):1219–1226

Park JS et al (2018) Long-term oncologic after robotic versus laparoscopic right colectomy: a prospective randomized study. Surg Endosc 33(9):2975–2981

Perrakis A et al (2014) Lymph node metastasis of carcinomas of transverse colon including flexures. Consideration of the extramesocolic lymph node stations. Int J Color Dis 29(10):1223–1229

Pinar I et al (2018) Long-term outcomes of robot-assisted surgery in patients with colorectal cancer. Ann Surg Oncol 25(13):3906–3912

Polat F et al (2019) The oncological and surgical safety of robot-assisted surgery in colorectal cancer: outcomes of a longitudinal prospective cohort study. Surg Endosc. [Epub ahead of print]

Prete FP et al (2018) Robotic versus laparoscopic minimally invasive surgery for rectal cancer: a systematic review and meta-analysis of randomized controlled trials. Ann Surg 267(6):1034–1046

Ptok H et al (2014) Treatment reality with respect to laparoscopic surgery of colonic cancer in Germany. Chirurg 85(7):583–592

Ricci C et al (2017) A critical and comprehensive systematic review and meta-analysis of studies comparing intracorporeal and extracorporeal anastomosis in laparoscopic right hemicolectomy. Langenbeck's Arch Surg 402(3):417–427

Rouanet P et al (2018) Robotic versus laparoscopic total mesorectal excision for sphincter-saving surgery: results of a single-center series of 400 consecutive patients and perspectives. Ann Surg Oncol 25(12):3572–3579

Schwenk W et al (2005) Short term benefits for laparoscopic colorectal resection. Cochrane Database Syst Rev 20(3):CD003145

Solaini L et al (2018) Robotic versus laparoscopic right colectomy: an updated systematic review and meta-analysis. Surg Endosc 32(3):1104–1110

Solaini L et al (2019) Robotic versus laparoscopic right colectomy with intracorporeal anastomosis: a multicenter comparative analysis on short-term outcomes. Surg Endosc 33(6):1898–1902

Spinoglio G et al (2018) Robotic versus laparoscopic right colectomy with complete mesocolic excision for the treatment of colon cancer: perioperative outcomes and 5-year survival in a consecutive series of 202 patients. Ann Surg Oncol 25(12):3580–3586

Sugoor P et al (2019) Robotic versus laparoscopic sphincter-preserving total mesorectal excision: a propensity case-matched analysis. Int J Med Robot 15(1):e1965

Veldkamp R et al (2005) Laparoscopic surgery versus open surgery for colon cancer: short-term outcomes of a randomised trial. Lancet Oncol 6(7):477–484

Vennix S et al (2014) Laparoscopic versus open total mesorectal excision for rectal cancer. Cochrane Database Syst Rev 15(4):CD005200

Wei D et al (2020) Minimally invasive colectomy is associated with reduced risk of anastomotic leak and other major perioperative complications and reduced hospital resource utilization as compared with open surgery: a retrospective population-based study of comparative effectiveness and trends of surgical approach. Surg Endosc 34:610–621

West NP et al (2010) Complete mesocolic excision with central vascular ligation produces an oncologically superior specimen compared with standard surgery for carcinoma of the colon. J Clin Oncol 28(2):272–278

Widmar M et al (2017) Lymph node yield in right colectomy for cancer: a comparison of open, laparoscopic and robotic approaches. Color Dis 19(10):888–894

Yamaguchi T et al (2018) Short- and long-term outcomes of robotic-assisted laparoscopic surgery for rectal cancer: results of a single high-volume center in Japan. Int J Color Dis 33(12):1755–1762

Robotische Magenchirurgie

6

Felix Berlth und Peter Grimminger

Inhaltsverzeichnis

6.1 **Einleitung** ... 79

6.2 **Technische Aspekte bei der robotischen Magenchirurgie** ... 80

6.3 **Resektion** ... 82

6.4 **Rekonstruktion** ... 82

6.5 **Diskussion** ... 83

Literatur ... 84

6.1 Einleitung

Die minimal-invasive D2-Gastrektomie Minimalinvasive Gastrektomie (MIG) und roboterassistierte minimal-invasive D2-Gastrektomie (RAG) können als Einhöhleneingriff als Einstieg in die minimal-invasive Chirurgie maligner Erkrankungen des oberen Gastrointestinaltraktes genutzt werden. Die minimal-invasive Gastrektomie kann durch ein ähnliches Operationssetting an die minimal-invasive Gastrolyse und abdominelle Lymphadenektomie der Ösophagusresektion angelehnt werden. Auf diese Weise kann die Lernkurve durch redundante Operationsschritte günstig beeinflusst und die Standardisierung des gewählten Verfahrens günstig beeinflusst werden. Chirurgen, die bereits über Erfahrungen mit der minimal-invasiven Gastrolyse verfügen, haben gute Voraussetzungen, um eine in gleicher Technik durchgeführte Gastrektomie zügig zu erlernen, da nur einige Schritte der Lymphadenektomie ergänzt werden müssen, die grundsätzlichen Techniken der Exposition jedoch übernommen werden können.

Vorteile MIG und RAG: Ein Operateur und ein Assistent, jederzeit konvertierbar, hervorragendes kosmetisches Ergebnis, hohe Auflösung durch Videoassistenz, 3-dimensionale Sicht. Sehr gutes Teaching an der Partnerkonsole möglich.

Vorteile Minimalinvasive Chirurgie (MIC): Mindestens gleichwertige onkologische Ergebnisse. Tendenz zur Reduktion der Morbidität, kosmetisch günstiger, weniger operatives Trauma.

F. Berlth (✉) · P. Grimminger
Minimalinvasive Chirurgie und Robotik, Klinik für Allgemein-, Viszeral- und Transplantationschirurgie, Universitätsmedizin Mainz, Mainz, Deutschland
e-mail: felix.berlth@unimedizin-mainz.de; Peter.Grimminger@unimedizin-mainz.de

T. Hackert, R. S. Croner (Hrsg.), *Roboterassistierte Viszeral- und Thoraxchirurgie*,
https://doi.org/10.1007/978-3-662-60457-1_6

Merksatz: Die roboterassistierte Gastrektomie (RAG) stellt ein weltweit etabliertes Verfahren der Operation für Magen- und Übergangskarzinome dar, die von der operativen Lernkurve und den Operationsschritten sinnvoll mit der minimalinvasiven Ösophagusresektion (MIE) kombiniert werden können.

6.2 Technische Aspekte bei der robotischen Magenchirurgie

OP-Setting

Die RAG kann mit einem Operateur, einem Assistenten und einer OP-Pflegekraft durchgeführt werden. In diesem Setting kann ein sehr gutes Teaching erfolgen, da der Assistent oder eine weitere Person an einer Partnerkonsole partizipieren kann.

Der Patient befindet sich in Rückenlage, 5 Trokare werden wie folgt angebracht (s. Abb. 6.1).

1. 8 mm-Trokar in umbilikaler Position (infra-, intra, supraumbilikal) → Kameraport
   Alternativ kann der Kameratrokar in Medianlinie in den Oberbauch positioniert werden, hier gelingt bessere Sicht auf das suprapankreatische Level, jedoch schlechtere Sicht auf den infrapylorischen Gefäßstiel
2. Je ein Trokar im mittleren Abdomen 6–8 cm lateral und leicht kranial des Kameraports (rechts 8 mm-, links 12 mm-Trokar).
3. Je ein Trokar in weit lateraler Position (8 mm rechts und 12 mm Assistententrokar links). Da der Operateur durch sehr laterale Einbringung dieser Trokare profitiert, sollten die Einbringung mit erhöhter Vorsicht erfolgen, um einer Mesenterial oder Darmverletzung vorzubeugen

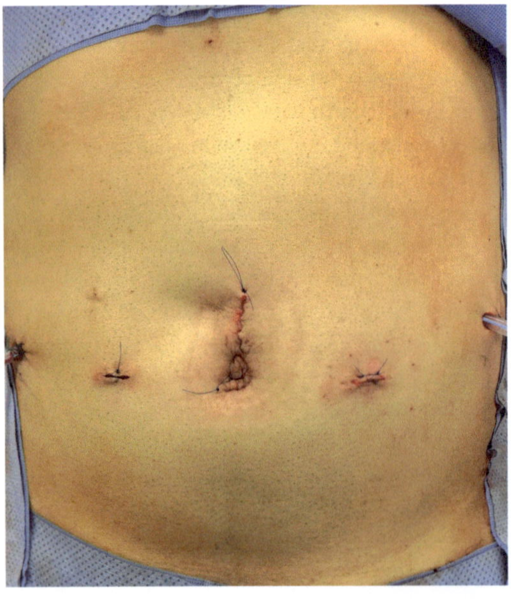

Abb. 6.1 Postoperativer Situs nach roboterassistierter Gastrektomie

Die 5 Trokare bilden eine lineare beziehungsweise leicht bogenförmige Form, im Gegensatz zur laparoskopischen Magenresektion, wo die Trokare in V-Form angebracht werden. Dies ist zum einen durch die verminderte Reichweite der laparoskopischen Instrumente begründet. Zum anderen kann der robotische Vorteil der Angulation der Instrumente optimal genutzt werden, wenn ein gewisser Abstand zum Zielorgan besteht, im Fall der Magenresektion weiter kaudal.

Der Operateur begibt sich nach Trokarplatzierung und Docking an die robotische Konsole. Je nach Setting kann der Assistent steril am Operationstisch verschiedene Instrumente durch einen Trokar „laparoskopisch“ bedienen (Sauger, Stieltupfer/Kompresse und gegebenenfalls Bergebeutel, Stapler etc.) oder aber an der Partnerkonsole an der Operation teilnehmen. Die laparoskopische Assistenz erfolgt durch den 12 mm-Trokar auf der linken Seite (Patient).

Im Falle einer Konversion auf einen laparoskopischen Eingriff muss lediglich der OP-Roboter abgedockt werden und die Operation kann durch die eingebrachten Trokare umgehend fortgesetzt werden. Im Falle einer Konversion auf eine offene Operation muss keine Umlagerung des Patienten erfolgen, nach Extraktion der robotischen Instrumente kann umgehend eine Laparotomie durchgeführt werden. Dies sorgt für zusätzliche Sicherheit für den Patienten.

Cave: Bei Einbringung der teilweise sehr lateralen Trokare muss einer Verletzung des Mesenteriums oder Darmes vorgebeugt werden.

Instrumente

Insgesamt drei Trokare plus Kameratrokar werden vom Operateur bestückt und gesteuert, was eine große Vielfalt an Manövern gewährleistet. Typischerweise dient der linke 12 mm-Trokar oder der rechte 8 mm-Trokar zur Einführung eines „energy devices“. Hier besteht die Möglichkeit eines Ultraschalldissektionsgerätes, welches eine sehr feine Präparation ermöglicht, jedoch als Nachteil aktuell keine Angulation ermöglicht. Das bipolare Dissektionsgerät („vessel sealer“) verfügt über alle Freiheitsgrade, jedoch aktuell über eine etwas gröbere Spitze, was sehr feine Präparation insbesondere hinsichtlich einer hochauflösenden und vergrößerten 3D-Sicht erschwert. Als Alternative steht ein monopolarer Haken zur Verfügung, der sehr feine Präparation in chirurgischen Schichten ermöglicht. Die Trokarposition des EnergyDevices kann auch für die Applikation von Clips an größeren Gefäßen oder die Einführung eines robotischen Staplers benutzt werden.

Die beiden lateralen Trokare können mit gewebeschonenden fenestrierten Halteinstrumenten (“tip-up fenestrated bipolar forceps“, „fenestrated grasper“ bzw. laparoskopische Assistenz mit laparoskopischer Fasszange) bestückt werden. Das Instrument in linkslateraler Position dient als Halteinstrument und sichert die grundsätzliche Exposition für jeden Operationsschritt durch den Assistenten. Das links am Oberbauch eingeführte Instrument dient der detaillierten Gewebeexposition zur Anwendung des Dissektionsgerätes, entsprechend einer rechten Hand eines rechtshändigen Operateurs. Dieses Instrument kann zusätzlich mit bipolarem Strom bestückt werden, sodass kleinere Blutungen sofort und sehr präzise koaguliert werden können (vergleiche Abb. 6.2). Es muss kein Instrumentenwechsel erfolgen und die Dissektion kann umgehend weiterverfolgt werden, was ein wesentlicher Vorteil zu etablierten laparoskopischen Settings und Intrumentenkombinationen darstellt.

Indikation für robotische Magenchirurgie

Die Anwendung der robotischen Magenchirurgie erfolgt äquivalent zur Indikation für laparoskopische Eingriffe. Die wesentliche Indikation stellt das Magenkarzinom dar, das chirurgisch mit einer subtotalen oder totalen Gastrektomie mit D2-Lymphadenektomie therapiert wird, da das Frühkarzinom, das eine angepasste Lymphadenektomie erlaubt, klinisch nur in Japan und Korea von Bedeutung ist.

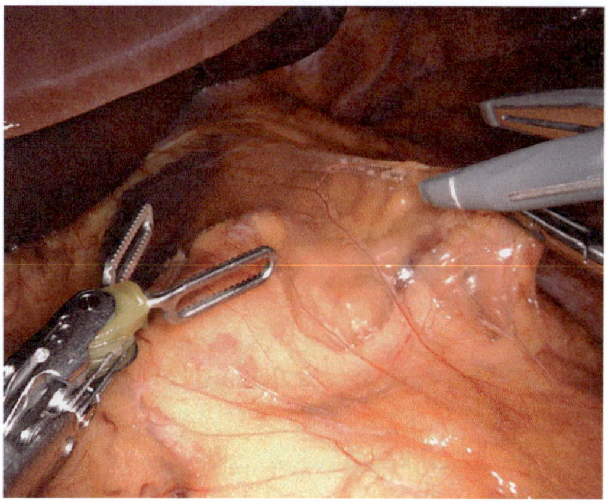

Abb. 6.2 Blick auf den Operationssitus zu Beginn der Resektion. Die Leber ist durch den dritten Arm retrahiert, bipolare Dissektionsgerät auf Rechts und Fenestrated Bipolar auf links. Im Hintergrund Geweberetraktion via laparoskopischen Assistententrokar

Vom technisch-chirurgischen Aspekt kann der roboterassistierte Ansatz auch sinnvoll bei benignen Indikationen angewendet werden. Hier muss die Frage des Kosten-Nutzen-Vergleiches mit laparoskopischen Verfahren individuell beantwortet werden. Grundsätzlich zeigen verschiedene Studien eine günstige Lernkurve der Operateure bei roboterassistierten Verfahren (Kim et al. 2019).

Unter Berücksichtigung dieses Aspektes und der zu erwartenden zukünftigen Entwicklung der robotischen Technik in der Chirurgie ist eine erweiterte Nutzung der roboterassistierten Magenchirurgie denkbar und je nach lokalen Fallzahlen möglicherweise vorteilhaft.

Da die robotische Chirurgie häufig als vorteilhaft für Eingriffen auf engem Raum angesehen wird (Prostatektomie, Rektumresektion), ist der Einsatz bei transhiatal erweiterter Gastrektomie mit distaler Ösophagusresektion denkbar. Hier kann der roboter assisterte Ansatz möglicherweise zur regelhaften Anwendung minimalinvasiver Verfahren führen, da dieser chirurgisch komplexe Eingriff insbesondere bei fortgeschrittenen Karzinomen bislang standardmäßig offenchirurgisch durchgeführt wird.

Hinweis für die Praxis
Die Indikation der roboterassistierten Magenchirurgie überschneidet sich mit der Indikation der laparoskopischen Magenchirurgie. Vorteile bei technisch anspruchsvollen Verfahren wie der transhiatal erweiterten Gastrektomie mit distaler Ösophagusresektion müssen überprüft werden.

6.3 Resektion

Die distale subtotale oder totale Gastrektomie mit D2-Lymphadenektomie ist, bei gegebener Operationsindikation, der chirurgische Standard für die zumeist fortgeschrittenen Magenkarzinome in Deutschland, die routinemäßig einer perioperativen Chemotherapie zugeführt werden sollten. Die Wahl des Operationsverfahrens hat hier prinzipiell keinen Einfluss auf die Radikalität der Resektion. Mögliche Vorteile des roboterassistierten Verfahrens können hier die Bedienung eines 3. statischen Arms sein, beispielsweise als Leberretraktion oder Gegenzug am Magen, selbst während der Lymphadenektomie entlang der versorgenden Gefäße. Hingewiesen sei hier nochmals auf die Möglichkeit der Angulation der Instrumente, ein wesentlicher Unterschied zu dem herkömmlichen laparoskopischen Instrumentarium. Insbesondere im Bereich der suprapankreatischen Lymphadenektomie (Lymphknotenstationen 8, 9, 11) und im Bereich des Ligamentum hepatoduodenale (Lymphknotenstation 12) gibt ein gezieltes, präzises Halten und Durchtrennen von Gewebe dem Operateur Sicherheit hinsichtlich der Vermeidung von intraoperativen Komplikationen wie Blutung oder Verletzung des Pankreas.

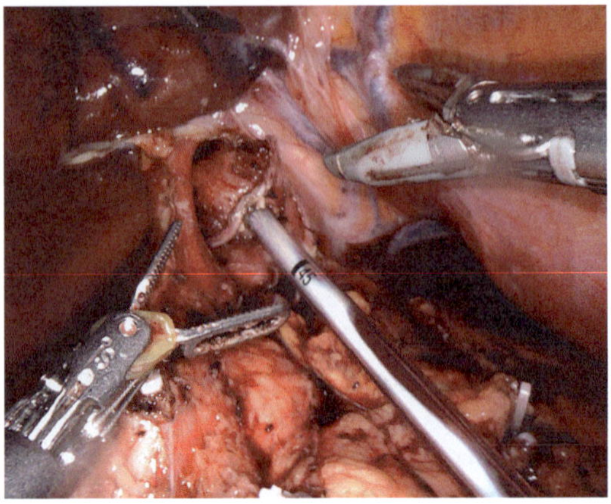

Abb. 6.3 Blick auf den Zwerchfellhiatus nach Transektion des Ösophagus bei totaler Gastrektomie und zirkulärer Ösophagojejunostomie. Zum Durchzug der oral eingebrachten Andruckplatte wird eine Magensonde durch die Klammernahtreihe geschoben

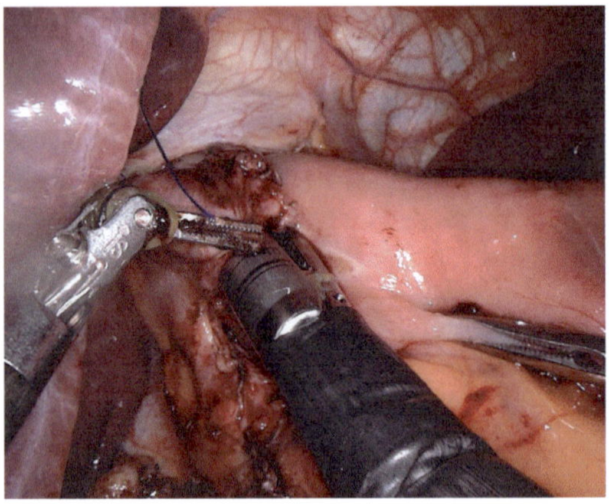

Abb. 6.4 Blick in Richtung Zwerchfellhiatus bei Bildung einer Ösophagojejunostomie mit Linearstapler. Im Anschluss fortlaufende Übernaht der Staplereintrittsstelle

6.4 Rekonstruktion

Die Rekonstruktion nach subtotaler distaler Gastrektomie oder totaler Gastrektomie erfolgt im robotisch assistierten Setting ebenfalls nach etabliertem Standard. Hingewiesen sei jedoch auf die Tatsache, dass verschieden Möglichkeiten der Stapler-Technik auch roboterassistiert anwendbar sind. Dies gilt insbesondere für die Roux-Y-Rekonstruktion nach totaler Gastrektomie, die über Zirkular-Stapler mit oraler oder aboraler Einbringung der Andruckplatte durchgeführt werden kann (Abb. 6.3). Des Weiteren besteht die Möglichkeit der intrakoporalen Ösophagojejunostomie mittels Linear-Stapler (Abb. 6.4). Sollte die Andruckplatte für den Zirkular-Stapler aboral eingebracht werden, erscheint das Vorlegen einer Rändelnaht im roboterassistiertem Verfahren technisch einfacher als im laparoskopischen Setting. Hier gibt es wieder Überschneidungen mit den Rekonstruktionstechniken nach Ösophagektomie, was die Lernkurve der Abläufe positiv beeinflussen kann.

6.5 Diskussion

Die RAG hat in einer koreanischen prospektiven multizentrischen nichtrandomisierten Studie gleichwertige postoperative Ergebnisse im Vergleich zur Laparoskopisch-assistierten Gastrektomie (LAG) bei gleicher Indikation erzeugt und in einer Subgruppenanalyse einen geringeren Blutverlust bei der D2-Lymphadenektomie gezeigt (Kim et al. 2016a; Park et al. 2016). Eine japanische prospektive multizentrische Single-arm-Studie bei Stadium-I/II-Magenkarzinomen zeigte eine geringere Morbidität nach RAG im Vergleich zu einer historischen LAG-Kohorte (Uyama et al. 2019). Die Anzahl an resezierten Lymphknoten war in diesen und anderen Studien gleich, sodass gleichwertige Langzeitergebnisse erwartet werden. Diese konnten bislang nur in größeren retrospektiven Serien dargestellt werden, wobei unter den gegebenen Aspekten die unbedingte Notwendigkeit einer prospektiven randomisierten Nichtunterlegensheitsstudie mit onkologischen Langzeitergebnissen im Vergleich zur laparoskopischen Gastrektomie in Frage gestellt werden darf. Aktuell beschäftigen sich die Vorreiter der Magenchirurgie in Japan und Korea mit Vorteilen der roboterassistierten Gastrektomie bezüglich einzelner Operationsschritte. Eine japanische prospektive Studie prüft auf Basis retrospektiver Ergebnisse die Hypothese einer geringeren Rate an Pankreasfisteln nach RAG im Vergleich zur LAG beim Magenkarzinom (Hikage et al. 2018).

Eine koreanische prospektive Studie evaluiert eine mögliche Überlegenheit der roboterassistierten suprapankreatischen Lymphknotendissektion im Vergleich zur laparoskopischen Gastrektomie, wobei hier darauf verwiesen werden darf, dass bereits veröffentlichte Ergebnisse für die Magenresektion stets gleichwertige Lymphknotenzahlen aufweisen, auch für ausgewählte Lymphknotenstationen, die als technisch anspruchsvoll gelten (Kim et al. 2016b; Han et al. 2015).

Bezüglich der Indikation minimal-invasiver Verfahren beim fortgeschrittenen Magenkarzinom deuten die aktuellsten Ergebnisse großer prospektiver randomisierter Studien ein gleichwertiges onkologisches Outcome der LAG im Vergleich zur offenen Magenresektion an. Eine entsprechende chinesische Studie stellte bereits vergleichbare krankheitspezifische 3-Jahres-Ergebnisse vor (Li et al. 2018). Die koreanische KLASS-02 (Korean Laparoendoscopic Gastrointestinal Study Group) zeigte eine geringere postoperative Morbidität nach LAG mit D2-Lymphadenektomie, eine äquivalente japanische Studie konnte Gleichwertigkeit zeigen (Lee et al. 2019, 2018). Für die letztere Studie werden in Kürze auch Langzeitergebnisse zur Verfügung stehen.

Westliche Evidenz zur MIG besteht aus kleineren Studien, die das postoperative Outcome als primären Endpunkt untersuchen. Hervorzuheben hier sind die LOGICA-Studie (NCT02248519) und der STOMACH-Trial (NCT02130726), bei denen postoperative Morbidität, Verweildauer und chirurgische Qualität der LAG mit der offenen Gastrektomie verglichen wird.

Im Rahmen der französischen MIRO-Studie konnte die Hybrid-Ösophagektomie, mit laparoskopischer Gastrolyse und abdomineller Lymphknotendissektion, im Vergleich zur offenen Ösophagusresektion als neuer Standard etabliert werden. Der Hybrid-Arm resultierte bei gleichem onkologischen Langzeit-Outcome in geringerer postoperativer Morbidität (Mariette et al. 2019). Aufgrund der angesprochenen Überschneidungen der minimal-invasiven abdominellen Lymphadenektomie bei Ösophagusresektion und Gastrektomie kann diese Studie als wichtiger Hinweis dienen, dass eine perigastrale (D1- und D2-Kompartiment) minimal-invasive Lymphadenektomie auch im westlichen Setting suffizient und sicher durchgeführt werden kann.

Literatur

Han D-S, Suh Y-S, Ahn HS et al (2015) Comparison of surgical outcomes of robot-assisted and laparoscopy-assisted pylorus-preserving gastrectomy for gastric cancer: a propensity score matching analysis. Ann Surg Oncol 22(7):2323–2328

Hikage M, Tokunaga M, Makuuchi R et al (2018) Comparison of surgical outcomes between robotic and laparoscopic distal gastrectomy for cT1 gastric cancer. World J Surg 42(6):1803–1810

Kim H-I, Han S-U, Yang H-K et al (2016a) Multicenter prospective comparative study of robotic versus laparoscopic gastrectomy for gastric adenocarcinoma. Ann Surg 263(1):103–109

Kim YW, Reim D, Park JY et al (2016b) Role of robot-assisted distal gastrectomy compared to laparoscopy-assisted distal gastrectomy in suprapancreatic nodal dissection for gastric cancer. Surg Endosc 30(4): 1547–1552

Kim MS, Hyung WJ et al (2019) Comprehensive learning curve of robotic surgery: discovery from a multicenter prospective trial of robotic gastrectomy. Ann Surg https://doi.org/10.1097/SLA.0000000000003583. Online ahead of print

Lee H-J, Hyung WJ, Yang H-K et al (2019) Short-term outcomes of a multicenter randomized controlled trial comparing laparoscopic distal gastrectomy with D2 lymphadenectomy to open distal gastrectomy for locally advanced gastric cancer (KLASS-02-RCT). Ann Surg 270(6):983–991

Lee S-W, Etoh T, Ohyama T et al (2018) Short-term outcomes from a multi-institutional, phase III study of laparoscopic versus open distal gastrectomy with D2 lymph node dissection for locally advanced gastric cancer (JLSSG0901). J Clin Oncol 39(11):2734-41

Li G, Yu J, Huang C, Sun Y et al (2018) Effect of Laparoscopic vs Open Distal Gastrectomy on 3-Year Disease-Free Survival in Patients With Locally Advanced Gastric Cancer: The CLASS-01 Randomized Clinical Trial. JAMA 321:1983–1992

Mariette C, Markar SR, Dabakuyo-Yonli TS et al (2019) Hybrid minimally invasive esophagectomy for esophageal cancer. N Engl J Med 380(2):152–162

Park JM, Kim HI, Han SU et al (2016) Who may benefit from robotic gastrectomy?: a subgroup analysis of multicenter prospective comparative study data on robotic versus laparoscopic gastrectomy. Eur J Surg Oncol 42(12):1944–1949

Uyama I, Suda K, Nakauchi M et al (2019) Clinical advantages of robotic gastrectomy for clinical stage I/II gastric cancer: a multi-institutional prospective single-arm study. Gastric Cancer 22(2):377–385

Bariatrie

7

Jan-Niclas Kersebaum und Jan Henrik Beckmann

Inhaltsverzeichnis

7.1 **Einleitung** ... 85

7.2 **Proximaler Magenbypass** ... 86

7.3 **Technik des roboterassistierten proximalen Magen-Bypass** ... 87

7.4 **Fazit** ... 92

Literatur ... 93

7.1 Einleitung

In den letzten Jahren hat die Chirurgie durch die Einführung roboterassistierter Systeme eine rasante Entwicklung genommen. In der bariatrischen Chirurgie muss sich die Robotik zunächst gegen die hoch standardisierte und komplikationsarme Laparoskopie behaupten. Bei hohen Anschaffungs-, Wartungs- und Materialkosten sowie dem fehlenden Nachweis einer Kosteneffizienz hält die Robotik hier nur langsam Einzug. Das am weitesten verbreitete System, das Da-Vinci-System der Firma Intuitive, verfügt neben einer 3D-HD-Optik mit Vergrößerung und einer stabilen Kamerasicht über abwinkelbare Instrumente, welche einen größeren Bewegungsradius als das menschliche Handgelenk bieten sowie die sog. Table-Motion. Diese Funktion ermöglicht es, während der Operation die Lagerung des Patienten zu ändern, ohne dass die Operation unterbrochen werden muss, da sich die Arme des Xi-Roboters automatisch an die neue Lagerung anpassen. Ein haptisches Feedback steht zum jetzigen Zeitpunkt noch nicht zur Verfügung, sodass der Operateur alle Bewegungen der Instrumente kontinuierlich visuell erfassen und kontrollieren muss.

Mögliche Vorteile der Nutzung roboterassistierter Systeme in der Bariatrie liegen in der Entkoppelung zwischen den doch ausgeprägten Rückstellkräften der Bauchdecke der adipösen Patienten und dem Chirurgen sowie der 3D-Sicht kombiniert mit den feinen Präparationsmöglichkeiten der abwinkelbaren Instrumente im zum Teil sehr kleinen Operationssitus, insbesondere bei Patienten mit hohem Body-Mass-Index (BMI). Im internationalen Vergleich haben die Patienten in Deutschland zum Zeitpunkt der Operation den höchsten BMI-Wert (34,2 kg/m^2 in Süd-Korea bis

J.-N. Kersebaum (✉) · J. H. Beckmann
Klinik für Allgemeine, Viszeral-, Thorax-, Transplantations- und Kinderchirurgie, des Universitätsklinikums Schleswig-Holstein, Campus Kiel, Kiel, Deutschland
e-mail: Jan-Niclas.Kersebaum@uksh.de; Jan.Beckmann@uksh.de

T. Hackert, R. S. Croner (Hrsg.), *Roboterassistierte Viszeral- und Thoraxchirurgie*,
https://doi.org/10.1007/978-3-662-60457-1_7

49,1 kg/m^2 in Deutschland) (Welbourn et al. 2019), was den Einsatz von robotischen Systemen in dieser schwierigen Kohorte noch sinnvoller erscheinen lässt. Über die ersten roboterassistierten bariatrischen Eingriffe wurde bereits vor über 20 Jahren berichtet. So wurde der erste Fallbericht zur roboterassistierten Magenbandimplantation bereits 1998 publiziert (Cadiere et al. 1999) und über den ersten Magen-Bypass wurde 2001 berichtet (Horgan und Vanunol 2001). Seitdem wurde das System international in die operative Versorgung adipöser Patienten implementiert (Szold et al. 2015). In Deutschland spielt die Technik dagegen bisher kaum eine Rolle, da mehrere Zentren nach ersten Erfahrungen mit dem System aufgrund der höheren Kosten die Programme wieder zeitnah einstellten.

In einer im letzten Jahr publizierten Studie der IFSO (International Federation for the Surgery of Obesity and Metabolic Disorders) als übergeordnetes Gremium von 62 nationalen Gesellschaften wurden die 2016 durchgeführten Zahlen der verschiedenen bariatrischen Eingriffe veröffentlicht. Hier zeigte sich, dass der Roux-y-Bypass und die Sleeve-Gastrektomie zusammen mehr als Dreiviertel der 685.674 gemeldeten Eingriffe ausmachten (Angrisani et al. 2018). Somit sind diese beiden Eingriffe als Standards der bariatrischen Chirurgie zu betiteln.

Sleeve-Gastrektomie

International

In einer Studie von Magouliotis et al. wurden insgesamt 16 Studien mit 29.787 Patienten nach laparoskopischer (LSG) und roboterassistierter Sleeve-Gastrektomie (RSG) ausgewertet. Zwar waren die Komplikationsraten gleich, jedoch zeigte sich in der RSG-Gruppe längere Operationszeiten sowie eine längere postoperative Liegedauer und höhere Kosten (Magouliotis et al. 2017). Moon et al. kamen in einer retrospektiven Analyse auf die gleichen Ergebnisse. Nach Durchlaufen der Lernkurve zeigte sich innerhalb von 30 Tagen bei 3,2 % der Fälle in der RSG- und nur bei 1,9 % der LSG-Gruppe einer Klammernahtinsuffizienz, jedoch war dies nicht signifikant. In Bezug auf die Liegedauer bestand jedoch ein signifikanter Unterschied: Patienten, die robotisch operiert wurden, verblieben signifikant länger stationär als die laparoskopisch operierten (Moon et al. 2016). Eine aktuell in den USA publizierten Registerstudie, welche auf Daten aus dem Jahr 2015 basiert, zeigt eine vergleichbar niedrige 30-Tage-Mortalität (RSG versus LSG, 0,02 % versus 0,01 %),mit allerdings höherer Klammernahtinsuffizienzrate nach RSG (RSG versus LSG, 1,5 % versus 0,5 %). Als Limitierung der Studie wurde von den Autoren eine Inkongruenz der Kohorten angegeben. Beispielhaft zeigte sich in der deutlich kleineren RSG-Kohorte signifikant häufiger eine Hypoalbuminämie. Als Schlussfolgerung der Studie bleibt die Laparoskopie der Goldstandard bei der Sleeve-Gastrektomie (Fazl Alizadeh et al. 2019).

Deutschland

Im Jahre 2017 wurden im StuDoQ-MBE-Register 33 RSG erfasst. Im Gegensatz dazu wurden für den LSG 7500 gemeldet. Dies mag auf der einen Seite an der geringen Anzahl der in der Bariatrie genutzten Roboter liegen, aber auf der anderen Seite an den kaum gegebenen Vorteilen der Robotik bei diesem Eingriff. Eigene Erfahrungen zum RSG wurden bereits 2017 auf dem Deutschen Chirurgenkongress in München präsentiert (Beckmann et al. 2018). Unsere Ergebnisse bestätigen, dass sich die Sleeve-Gastrektomie roboterassistiert sicher durchführen lässt. Der Eingriff scheint uns aber technisch zu einfach, die Extrakosten zu hoch und die Operationszeiten zu lang, als dass dieser von der Verwendung des OP-Roboters profitiert. Somit wurde in unserer Klinik der Entschluss gefasst, keine geplanten RSG durchzuführen. Lediglich in der Implementierungsphase eines Robotersystems in einem Zentrum kann die RSG eine Rolle spielen, um Erfahrungen hinsichtlich Trokarplatzierung und Lagerung bei adipösen Patienten zu sammeln, bevor komplexere Prozeduren angegangen werden. Dies sollte nach Möglichkeit im Rahmen von Proktoring-Programmen nach entsprechender Schulung mit dem System erfolgen, um auch in der Anfangsphase gute Ergebnisse zu gewährleisten.

7.2 Proximaler Magenbypass

International

Der erste roboterassistierte Magen-Bypass (RRYGB) erfolgte bereits 2001 (Horgan und Vanunu 2001). Verschiedene Arbeiten kamen zu dem Ergebnis, dass der RRYGB sicher und effizient durchführbar ist, die Operationszeiten und die Kosten jedoch signifikant höher sind als bei dem laparoskopischen Vorgehen (Ahmad et al. 2016, Scozzari et al. 2011). Buchs et.al., Sanchez et al. und Hagen et al. konnten alle niedrigere Komplikationsraten, eine geringere Anzahl an Revisionseingriffen und eine schnellere Lernkurve im Zusammenhang mit dem RRYGB aufzeigen (Buchs et al. 2014b, Hagen et al. 2012, Sanchez et al. 2005). Dies verhält sich analog zu anderen Lernkurven, wie zum Beispiel in der roboterassistierten Ösophaguschirurgie (van der Sluis et al. 2019,van der Sluis et al. 2018). Auch Metaanalysen von Econopoulos und Li attestieren dem RRYGB eine längere Operationszeit in Verbindung mit höheren Kosten bei einer geringeren Inzidenz von Komplikationen. Bemängelt wird aber die relativ niedrige Qualität der vorhandenen Studien und das Fehlen großer, randomisierter kontrollierter Studien (Economopoulos et al. 2015, Li et al. 2016). Aktuelle Registerdaten aus den USA, die sich auf die erfassten Operationen des Jahres 2016 beziehen, zeigen den zunehmenden Anteil des RRYGB an allen RYGB-Prozeduren (RRYGB versus LRYGB, 2282 versus 39.425, 5,8 % RRYGB) bei vergleichbaren Komplikationsraten, aber längerer Operationszeit (RRYGB versus LRYGB, 138 versus 108 min) (Lundberg et al. 2018).

Deutschland

Im StuDoQ-MBE-Register zeigt sich derzeit ein Anteil der RRYGB-Prozeduren von 0,7 % (43 RRYGB-Operationen versus 6548 laparoskopische Prozeduren) für das Jahr 2017 (DGAV 2019). Eine 2018 publizierte Studie aus der eigenen Klinik beschrieb die ersten Erfahrungen mit dem Da-Vinci-Si-System in der Adipositaschirurgie unter Einschluss der ersten durchgeführten RRYGB (Beckmann et al. 2018). Hier zeigte sich ein Unterschied in Bezug auf die Komplikationsrate. 16 RRYGB verliefen komplikationslos, wohingegen in einem von 28 LRYGB eine Spätinsuffizienz auftrat. Die mittlere Operationszeit beim RRYGB lag damals 10 min über der Zeit des LRYGB (RRYGB 141 min versus LRYGB131 min). Somit wird in unserem Haus seitdem der RYGB roboterassistiert durchgeführt (Beckmann et al. 2018). Eine gerade publizierte eigene Arbeit konnte nun nach Abschluss der Lernkurve eine deutliche Zeitersparnis beim RRYGB zeigen (Beckmann et al. 2019b). Neben der retrospektiven Auswertung wären jetzt randomisiert kontrollierte Studien wünschenswert.

Roboterassistierter proximaler Magen-Bypass

- Sicher durchführbar
- Teurer als der der laparoskopische Eingriff
- Potenzielle Ersparnis der Operationszeit in Abhängigkeit vom Erfahrungslevel beim Magen-Bypass
- Geringere Komplikationsraten nach Metaanalysen sowie eigenen Erfahrungen

7.3 Technik des roboterassistierten proximalen Magen-Bypass

Im Folgenden wollen wir exemplarische die Durchführung eines roboterassistierten proximalen Magen-Bypass mit dem Da-Vinci Xi®-System (Intuitive Surgical, Sunnyvale, California, United States) beschreiben. Routinemäßig setzten wir hier eine 4-Arm-Technik ein.

Patientenlagerung und Zugang (Abb. 7.1)

Lagerung des Patienten 20-Grad-Anti-Trendelenburg (Abb. 7.2). Der Kopf wird anästhesienah gelagert. Der Assistent sitzt an der rechten Seite des Patienten. Der Erstzugang erfolgt mithilfe eines 12 mm-FIOS-First-Entry-Trokars (Applied Medical) rechts paramedian etwa 25 cm unter dem Xiphoid. Rechtslateral subkostal wird ein weiterer 12 mm-Trokar für den Retraktor eingebracht. Zusätzlich verwenden wir 4 weitere 8 mm-Da-Vinci-Trokare. Zur Portplatzierung siehe auch Abb. 7.2 und 7.3. Nach Platzierung der Trokare wird der Roboter

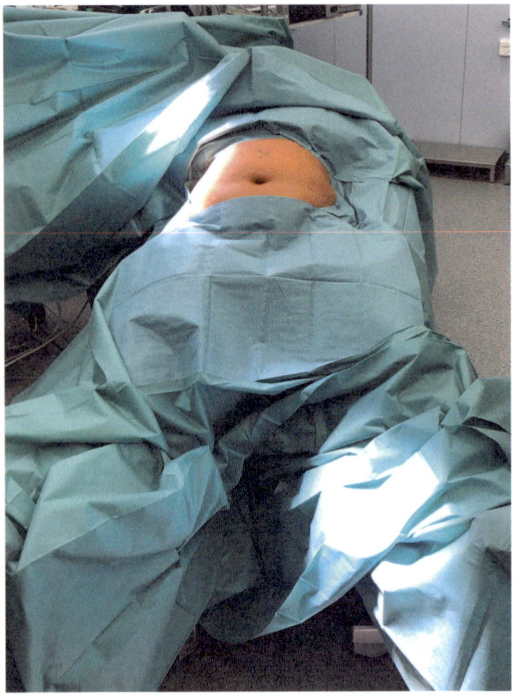

Abb. 7.1 Lagerung des Patienten in „French-Lagerung" bzw. 20-Grad-Anti-Trendelenburg-Lagerung mit gespreizten Beinen und angelagertem linken sowie ausgelagertem rechten Arm. Gemäß hauseigenem Standard erhalten alle Patienten Wadenkompressionspumpen

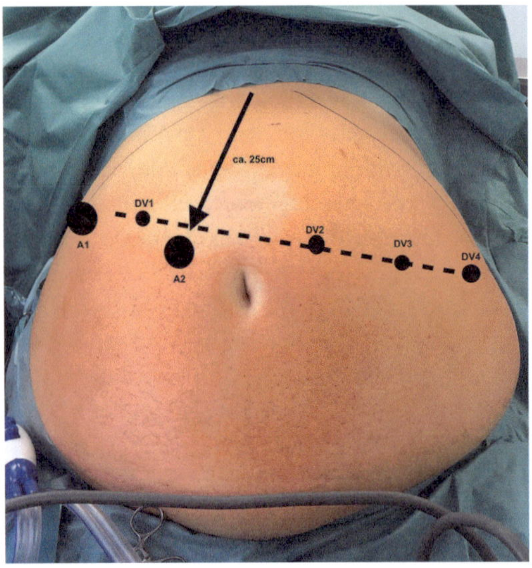

Abb. 7.2 Schema der Trokarplatzierung

mittels Laser-Zielkreuz (Abb. 7.4) von der linken Seite Patienten kommend platziert und die Roboterarme angedockt (Abb. 7.5). Arm 1 wird von der linken Hand des Roboterchirurgen be-

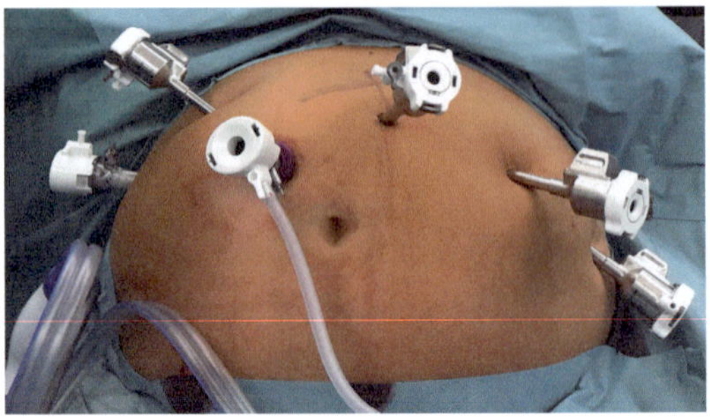

Abb. 7.3 Platzierte Trokare für den proximalen Magen-Bypass. In Abhängigkeit der individuellen Patientenanatomie sollte eine Anpassung der Trokarplatzierung erfolgen

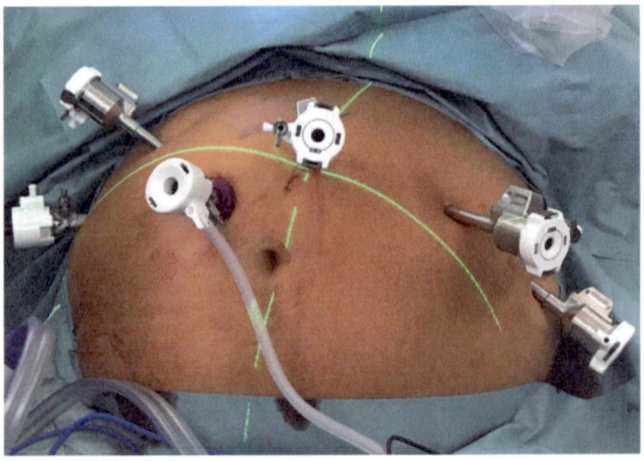

Abb. 7.4 Andocken des Roboters mittels Laser-Zielkreuz

dient, Arm 2 beherbergt die 30-Grad- Optik, Arm 3 und 4 werden von der rechten Hand des Operateurs bedient. Arm 1 (rechts) wird mit einer bipolaren Pinzette bestückt („fenestrated bipolar forceps", 8 mm), Arm 3 (links) mit Ultracision („harmonic ace curved shears", 8 mm) beziehungsweise Nadelhalter und Arm 4 (links-lateral) mit einer Darmfasszange („tip-up fenestrated grasper", 5 mm).

Magen-Pouch-Bildung und Reanastomosierung

Die Operation beginnt mit der Durchtrennung des Omentum majus über dem Colon transversum(Abb. 7.6). Daraufhin erfolgt die Magen-Pouch-Bildung mittels Linearstapler (Abb. 7.7). Der Stapler wird dabei durch den Assistenten bedient. Nach Ausmessen von 100 cm nach Treitz erfolgen die Darminzision und das Einführen des Linear-Staplers (Abb. 7.8). Daraufhin erfolgt die Anlage der Seit-zu-Seit-Gastrojejunostomie mit-

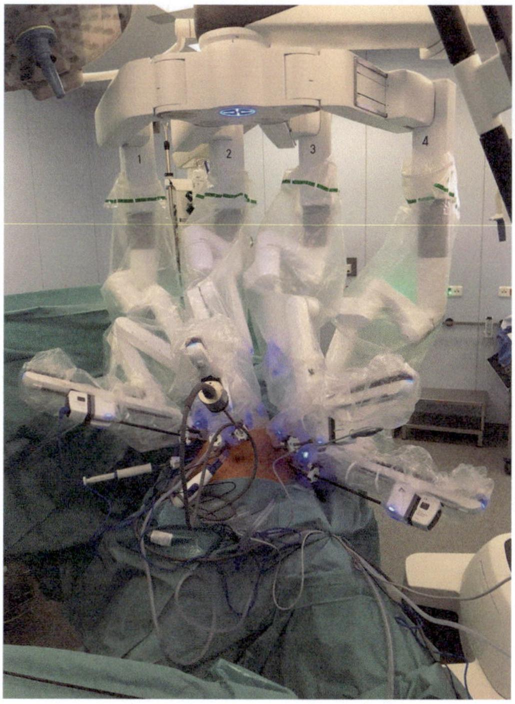

Abb. 7.5 Angedockte Arme des Da-Vinci®-Xi-Systems

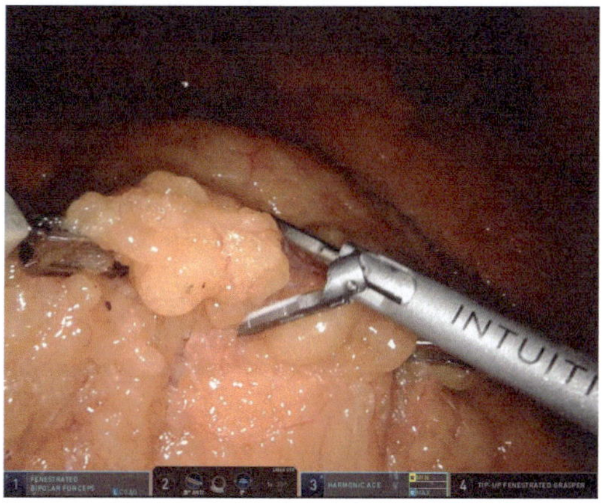

Abb. 7.6 Spaltung des Omentum majus

tels 45 mm Linear-Stapler (Abb. 7.9). Im Anschluss wird diese per Naht mit Stratafix 2-0 vervollständigt. Dazu wird auf dem Arm 3 ein Nadelhalter („large needle holder“, 8 mm) eingebracht (Abb. 7.10). Proximal der Anastomose wird der Dünndarm abgesetzt (45 mm blau) (Abb. 7.11) und die Fußpunktanastomose standardmäßig als Seit-zu-Seit-Anastomose mittels

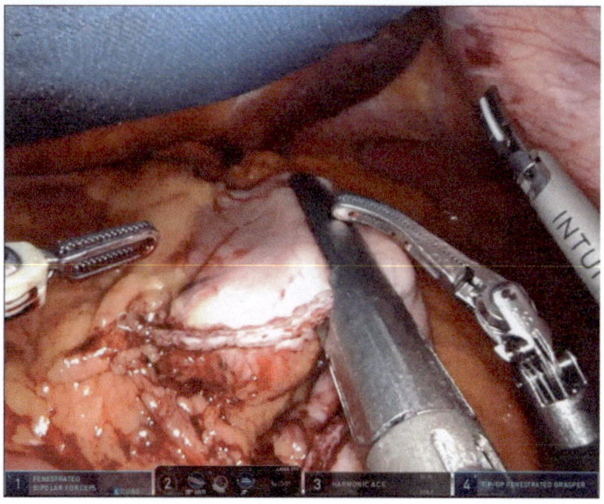

Abb. 7.7 Magen-Pouch-Bildung mit Linear-Stapler

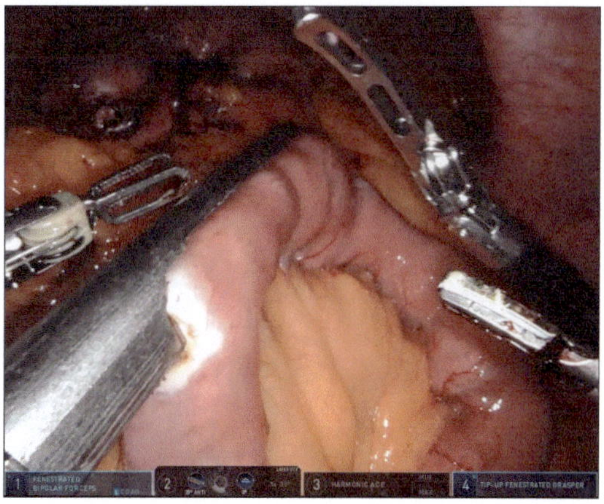

Abb. 7.8 Darminzision und Einbringen des Linear-Stapler

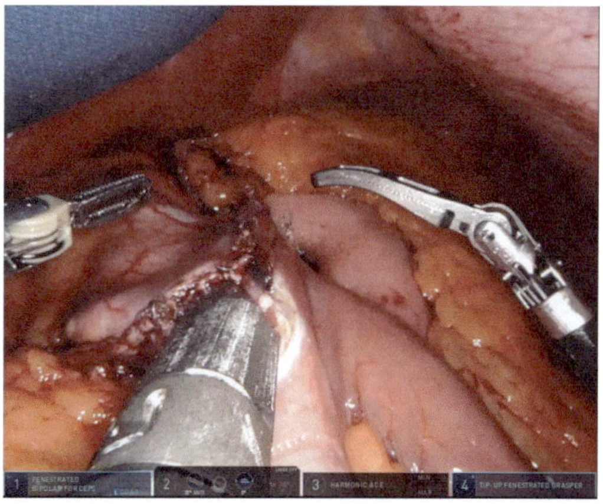

Abb 7.9 Anlage Gastrojejunostomie mittels 45 mm Linear-Stapler

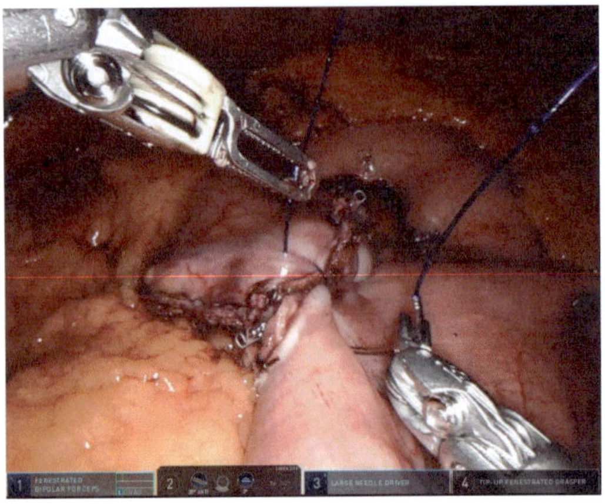

Abb 7.10 Vervollständigung der Gastrojejunostomie mittels Stratafix-2-0-Naht

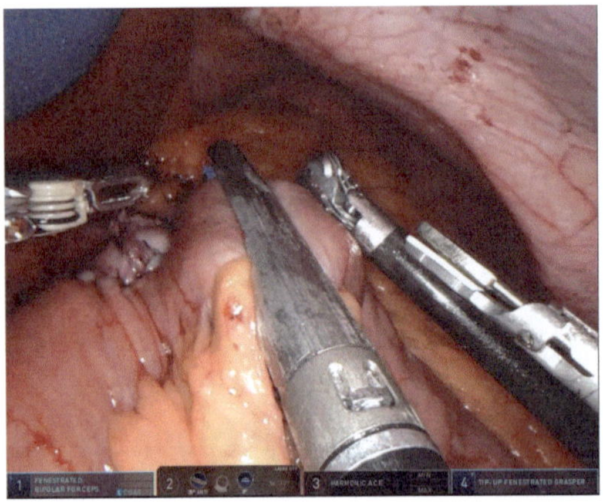

Abb 7.11 Absetzten des Dünndarms proximal der Gastrojejunostomie

Linear-Stapler und 3-0-Stratafix-Naht angelegt (Abb. 7.12). Nach Vervollständigung der Anastomose erfolgt eine Blauprobe (Abb. 7.13), die Kontrolle auf Bluttrockenheit, die Replatzierung des Omentum majus und die Anlage der Drainage analog zum laparoskopischen Vorgehen.

Revisionsoperationen

Die Anzahl der Redo-und Umwandlungsoperationen („revisional bariatric surgery", RBS) steigt kontinuierlich an. Gründe hierfür sind ein geplantes 2-zeitiges Vorgehen, ein inadäquater Gewichtsverlust, die Gewichtszunahme, aber auch Nebenwirkungen bzw. Langzeitkomplikationen, wie zum Beispiel therapieresistente Refluxbe-

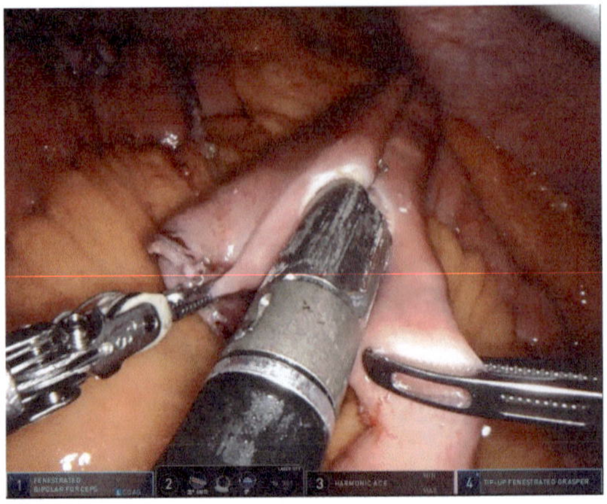

Abb 7.12 Anlage der Fußpunktanastomose

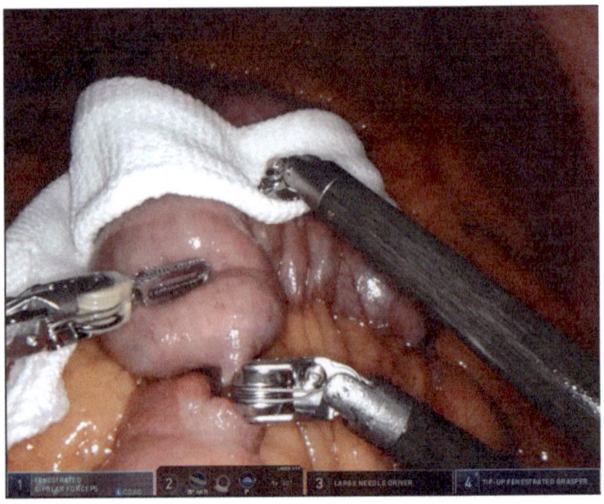

Abb 7.13 Blauprobe

schwerden nach erfolgter Sleeve-Gastrektomie oder auch Anastomosenulzerationen. Alle gleichen sich in einem erhöhten Schwierigkeitsgrad der erneuten Operation sowie dem erhöhten Komplikationsrisiko (Moon et al. 2016). Buchs et al. konnten in der retrospektiven Analyse einer kleinen Kohorte zeigen, dass die „robotic revisional bariatric surgery" (RBBS) im Vergleich zur laparoskopischen eine niedrigere Konversionsrate und eine geringere Komplikationsrate im Vergleich zur offenen und laparoskopischen Chirurgie aufweist (Buchs et al. 2014b). Auch Bindal kam in einer kleinen Kohorte zu dem Ergebnis, dass Revisionseingriffe sicher mit Hilfe des Roboters durchgeführt werden können, jedoch fehlte in dieser Studie die Kontrollgruppe (Bindal et al. 2015b). Dies deckt sich mit eigenen Erfahrungen (Beckmann et al. 2019a). Bisher unveröffentlichte Daten zeigen, dass in unserer Klinik bis jetzt 36 Revisionsoperationen mit unterschiedlichen Indikationen durchgeführt wurden und allesamt ohne intraoperative Komplikationen operiert werden konnten. Auch postoperativ traten keine höhergradigen Komplikationen auf.

Ökonomische Aspekte

Die Kosten für den Einsatz der Robotersysteme lassen sich in zwei Gruppen aufteilen. Zum einen die Fixkosten wie die Wartungskosten sowie die Anschaffungskosten. Zusätzlich fallend pro operiertem Fall noch variable Kosten an. Hierzu gehören die Kosten für die Abdeckung, das Einmalmaterial oder die Instrumente selber, welche zum Teil nur für 10 Eingriffe einsetzbar sind. Dies bedeutet, dass in Deutschland zur Zeit ca. 2000 € Extrakosten pro Fall entstehen (Beckmann et al. 2018). Bei den eng kalkulierten Entgelten sowie Fehlen von Zusatzentgelten für die Nutzung des Roboters können dementsprechend roboterassistierte bariatrische Eingriffe nicht kostendecken durchgeführt werden. Durch Reduktion der Operationszeiten nach Durchlaufen der Lernkurve sowie der „Leerlaufzeit" des Robotersaals lassen sich die Kosten pro Fall um 25 % auf 1500 € reduzieren (Kostenaufstellung siehe Tab. 7.1). Hagen et al. beschreiben in ihrer Arbeit sogar niedrigere Gesamtkosten der RRYGB-Prozeduren durch niedrigere Komplikationsraten (Hagen et al. 2012). Aufgrund höherer Margen spielen die Kosten in den USA kaum eine Rolle bei der Bewertung des Nutzens des OP-Roboters. Generell sollte ein Roboterprogramm interdisziplinär geführt werden, um die Auslastung zu steigern und so laufende Kosten zu minimieren (Egberts et al. 2016).

Implementierung

> **Cave:** Bei fehlendem haptischen Feedback ist es essenziell, dass die Arme des Roboters jederzeit im Sichtfeld des Operateurs sind. Dies verhindert iatrogene Verletzungen und somit unnötige Komplikationen.

Die Einführung eines Roboterprogramms an einer Klinik gelingt nur mit interdisziplinärem Ansatz. Neben dem Training der Chirurgen müssen natürlich auch die Anästhesie sowie die OP-Pflege an das neue System herangeführt werden(Egberts et al. 2016). Dies geschieht über strukturierte Hospitationen in Robotikzentren, sowie über Simulatoren oder sogenannte"Dummys" bis hin zur Durchführung der Eingriffe am Tier- oder Körperspendermodell. Für die OP-Pflege wurde eigens ein Robotikkurs entwickelt und implementiert, sodass hier ein Zertifikat erworben werden kann. Die Bedienung des Systems ist zwar intuitiv, jedoch benötigt es mehrtägiges Training für den Operateur sowie den Tischassistenten im Vorfeld, bis das System

Tab. 7.1 Kostenkalkulation zum roboterassistierten proximalen Magen-Bypass (RRYGB) aus der Klinik für Allgemeine, Viszeral-,Thorax-, Transplantations- und Kinderchirurgie (Beckmann et al. 2019b)

Zusatzkosten RRYGB	Fälle (gesamt in 2018=318) (€)	Pro Fall (€)	Ersparnisse (€)
Abdeckung 4 Arme/Säule	61,88 pro Arm, 21,42 pro Säule	268,94	
Ultracision		648,55	–350
Fenestrated Bipolar Forceps	3213 für 10 Einsätze	321,3	
Large Needle Driver	2618 pro 10 Einsätze	261,8	
Tip-Up Fenestrated Forceps	2618 pro 10 Einsätze	261,8	
Trokarspieß	29,75	29,75	
Tokardichtung 5–8 mm	21,42	85,68	
Wartungskosten	150.000	471,7	
Gesamtkosten		2349,52	
OP-Zeit-Ersparnis		30 min bei 15/min	–450
Gesamtersparnis			–800
Kosten pro RRYYGB		1549,52	

sicher beherrscht und am Patienten genutzt werden kann. Zusätzlich müssen laparoskopisch angewöhnte „Handgriffe“ umtrainiert werden, da kein haptisches Feedback vorhanden ist und Instrumente zu jeder Zeit im Sichtfeld des Chirurgen sein müssen, um iatrogene Verletzungen zu vermeiden. Zum Training des gesamten Set-ups bei Oberbaucheingriffen eignet sich neben der Fundoplikatio die Sleeve-Gastrektomie insbesondere bei Patientinnen mit einem BMI um 40 kg/m^2. Zusätzlich sollte vor sowie während einer Etablierung eines Roboterprogramms ein Proktoring-Programm genutzt werden, um die Patientensicherheit zu gewährleisten. Nach einer Hospitation in einer erfahrenen Klinik, an dem der zu implementierende Eingriff durchgeführt wird, erfolgt der Eingriff dann am eigenen Haus unter Hilfestellung eines Proktors vor Ort. Zusätzlich besteht die Möglichkeit, durch eine zweite Bedienkonsole schrittweise an Eingriffe herangeführt zu werden, sodass nach Teilschritten letztendlich der komplette Eingriff vom „unerfahrenen“ Robotikchirurgen durchgeführt wird, der erfahrene Chirurg aber jederzeit mittels zweiter Konsole eingreifen kann.

> Training für Oberbaucheingriffe Zum Training des Aufbaus bei Oberbaucheingriffen empfehlen sich eine Fundoplikatio oder auch Sleeve-Gastrektomie bei Frauen mit einem BMI um 40 kg/m^2

Lernkurve

Um bariatrische Eingriffe eigenverantwortlich durchführen zu können, verlangt die Amerikanische Gesellschaft für metabolische und bariatrische Chirurgie die Teilnahme an 100 bariatrischen Eingriffen. Analog hierzu verlangt auch die DGAV 100 Eingriffe, passend zu den Empfehlungen von Schauer et al. (Schauer et al. 2003), um die Anerkennung als Chirurg für Adipositaschirurgie zu erhalten. Im Jahre 2005 wurde die die bisher einzige randomisierte kontrollierte Studie zur Lernkurve des RYGB durchgeführt. Hier zeigten sich kürzere OP-Zeiten in der Robotergruppe (Sanchez et al. 2005). Auch Li und Bindal beschreiben in Metaanalysen eine verkürzte Lernkurve bei Nutzung des Roboters (Li et al. 2016, Bindal et al. 2015b). Ein Plateau der Lernkurve und somit stabiler Operationszeiten erlangt man nach der Aussage von einer kanadischen Studie jedoch erst nach mehr als 600 Eingriffen (Doumouras et al. 2018). Somit scheint der Benefit der roboterassistierten bariatrischen Chirurgie abhängig zu sein vom aktuellen Erfahrungsstand des Chirurgen. Im Rahmen der Ausbildungsphase und auch darüber hinaus, wie unsere eigenen Erfahrungen zeigen, kann der RRYGB dem LRYGB überlegen sein, während Chirurgen mit mehr als 500 LRYGB- Operationen vermutlich kaum mehr vom Einsatz des Roboters profitieren werden (Beckmann et al. 2019b).

> Je komplexer der Eingriff und je niedriger die Erfahrung des bariatrischen Chirurgen ist, umso größer scheint der potenzielle Benefit des Da-Vinci-Operationsroboters zu sein

7.4 Fazit

Adipositasoperationen lassen sich sicher und effektiv mit dem Da-Vinci-Operationsroboter durchführen. Signifikante Vorteile der Robotik finden sind zurzeit noch nicht, da diese sich noch mit längeren Operationszeiten und -Kosten niederschlagen. Zwar zeigen Metaanalyse, dass die Robotik mit geringeren Insuffizienzraten einhergeht, jedoch konnte dies mit Registerstudien nicht belegt werden. Diese können entweder keinen signifikanten Vorteil der Nutzung von Robotersystemen aufzeigen oder zeigen sogar einen Nachteil, wie zum Beispiel bei der Sleeve-Gastrektomie. Viele Veröffentlichungen inkludieren die bis dato durchgeführten Eingriffe in deren retrospektiven Auswertungen, sodass sich in den Ergebnissen auch der Einfluss der Lernkurve widerspiegelt. Vermutlich ist mit einer weiteren Verbesserung der Ergebnisse von roboterassistierten Eingriffen zu rechnen (Lundberg et al.

2018). Wünschenswert sind große randomisierte Studien unter Einschluss von bereits erfahrenen Adipositaszentren.

Eigene Erfahrungen suggerieren, dass der Einsatz des Roboters bei steigender Schwierigkeit des Eingriffs oder der Unerfahrenheit des Operateurs vorteilhafter wird. Das bedeutet, dass die Magenbandimplantation oder Sleeve-Gastrektomie zu simple Eingriffe sind, als dass sie vom Einsatz des Roboters profitieren würden. Ebenso kann ein laparoskopisch erfahrener Chirurg, der den Magen-Bypass stabil unter 60 min meistert, kaum vom Roboter profitieren. Somit werden sich signifikante Vorteile erst bei komplexeren Revisionseingriffen herauskristallisieren. Bis auf Weiteres wird die Kostendiskussion im Vordergrund stehen, da ein Einsatz in Deutschland kaum kostendeckend sein kann. Somit wäre ein gesunder Wettbewerb im Bereich der medizinischen Robotik wünschenswert, um weitere Entwicklungen und Innovationen zu fördern und die Kostendiskussion zu beenden. Unter der Annahme, dass die Verfügbarkeit von und die Erfahrung mit OP-Robotern deutschlandweit zunehmen wird, ist mit Sicherheit davon auszugehen, dass OP-Roboter auch in der Adipositaschirurgie ihren Platz finden werden (Beckmann et al. 2019b).

Literatur

Ahmad JD, Carleton ZFA, Agarwala A (2016) Laparoscopic versus robotic-assisted Roux-en-Y gastric bypass: a retrospective, single-center study of early perioperative outcomes at a community hospital. Surg Endosc 30(9):3792–3796

Angrisani L, Santonicola A, Iovino P, Vitiello A, Higa K, Himpens J et al (2018) IFSO worldwide survey 2016: primary, Endoluminal, and Revisional procedures. Obes Surg 28(12):3783–3794

Beckmann JH et al (2018) Roboterassistierter vs. laparoskopischer Magenbypass. Der Chir 89(8):612–620

Beckmann JH, Becker T, Schafmayer C (2019a) Roboter-assistierte bariatrische Chirurgie in Deutschland. CHAZ 20(6):294–298

Beckmann JH et al (2019b) Use of barbed sutures in robotic bariatric bypass surgery: a single-center case series. BMC Surg 97(19) :1–7

Bindal V et al (2015b) Review of contemporary role of robotics in bariatric surgery. J Minim Access Surg 11(1):16–21

Buchs NC, Pugin F, Azagury DE, Huber O, Chassot G, Morel P (2014a) Robotic revisional bariatric surgery: a comparative study with laparoscopic and open surgery. Int J Med Robot Comput Assist Surg 10(2):213–217

Buchs NC et al (2014b) Laparoscopic versus robotic roux-en-y gastric bypass: lessons and long-term follow-up learned from a large prospective monocentric study. Obes Surg 24(12):2031–2039

Cadiere GB, Himpens J, Vertruyen M, Favretti F (1999) The world's first obesity surgery performed by a surgeon at a distance. Obes Surg 9(2):206–209

Doumouras AG, Saleh F, Anvari S et al (2018) Mastery in bariatric surgery: the long-term surgeon learning curve of Roux-en-Y gastric bypass. Ann Surg 267:489–494

Economopoulos KP, Theocharidis V, McKenzie TJ, Sergentanis TN, Psaltopoulou TN (2015) Robotic vs. Laparoscopic Roux-En-Y gastric bypass: a systematic review and meta-analysis. Obes Surg 25(11):2180–2189.

Egberts J-H, Beham A, Ghadimi M (2016) Aufbau eines Roboterprogramms. Zentralblatt für Chir - Zeitschrift für Allg Visz Thorax- und Gefäßchirurgie 141(02):143–144

Fazl Alizadeh R et al (2019) Robotic versus laparoscopic sleeve gastrectomy: a MBSAQIP analysis. Surg Endosc 33(3):917–922

Hagen ME et al (2012) Reducing cost of surgery by avoiding complications: the model of Robotic Roux-en-Y gastric bypass. Obes Surg 22(1):52–61

Horgan S und Vanuno D (2001) Technical report robots in laparoscopic surgery. J Laparoendosc Adv Surg Tech 11(6):415–419.

Li K, Zou J, Tang J, Di J, Han X, Zhang P (2016) Robotic versus laparoscopic bariatric surgery: a systematic review and meta-analysis. Obes Surg 26(12): 3031–3044

Lundberg PW, Wolfe S, Seaone J, Stoltzfus J, Claros L, El Chaar M (2018) Robotic gastric bypass is getting better: first results from the metabolic and bariatric surgery accreditation and quality improvement program. Surg Obes Relat Dis 14(9):1240–1245

Magouliotis DE, Tasiopoulou VS, Sioka E, Zacharoulis D (2017) Robotic versus laparoscopic sleeve gastrectomy for morbid obesity: a systematic review and meta-analysis. Obes Surg 27(1):245–253

Moon RC, Stephenson D, Royall NA, Teixeira AF, Jawad MA (2016) Robot-assisted versus laparoscopic sleeve gastrectomy: learning curve, perioperative, and short-term outcomes. Obes Surg 26(10):2463–2468

Sanchez BR, Mohr CJ, Morton J M, Safadi BY, Alami, RS, Curet, MJ (2005) Comparison of totally robotic laparoscopic Roux-en-Y gastric bypass and traditional laparoscopic Roux-en-Y gastric bypass. Surg Obes Relat Dis 1(6):549–554.

Schauer P, Ikramuddin S, Hamad G, Gourash W (2003) The learning curve for laparoscopic Roux-en-Y gastric bypass is 100 cases. Surg Endosc 17(2): 212–215

Scozzari G, Rebecchi F, Millo P, Rocchietto S, Allieta R, Morino M (2011) Robot-assisted gastrojejunal anastomosis does not improve the results of the laparoscopic Roux-en-Y gastric bypass. Surg Endosc 25(2):597–603 van der Sluis PC, Ruurda JP, van der Horst S, Goense L, van Hillegersberg R (2018) Learning curve for robot-assisted minimally invasive thoracoscopic esophagectomy: results from 312 cases. Ann Thorac Surg 106(1):264–271

van der Sluis PC et al (2019) Robot-assisted minimally invasive thoracolaparoscopic esophagectomy versus open transthoracic esophagectomy for resectable esophageal cancer. Ann Surg 269(4):621–630

StuDoQ , StuDoQ|MBE - Deutsche Gesellschaft für Allgemein- und Viszeralchirurgie e.V. (DGAV)." [Online]. Available: http://www.dgav.de/studoq/studoqmbe.html. Zugegriffen am 11.07.2019

Szold A et al (2015) European association of endoscopic surgeons (EAES) consensus statement on the use of robotics in general surgery. Surg Endosc 29(2):253–288

Welbourn R et al (2019) Bariatric surgery worldwide: baseline demographic description and one-year outcomes from the fourth IFSO global registry report 2018. Obes Surg 29(3):782–795

Roboterassistierte Leberresektionen

8

Roland S. Croner

Inhaltsverzeichnis

8.1 **Patientenvorbereitung und Lagerung** 97

8.2 **Blutungskontrolle** 98

8.3 **Parenchymdissektion** 102

8.4 **Roboterassistierte links laterale Leberresektionen** 104

8.5 **Roboterassistierte Resektion der anterioren Lebersegmente (IVb, V, VI)** ... 106

8.6 **Roboterassistierte Resektion der posterioren Segmente VIa VII, VIII** 106

8.7 **Roboterassistierte Hemihepatektomie** 107

8.8 **Roboterassistierte Leberlebendspende** 113

8.9 **Der Einsatz von Indocyaningrün (IGC) in der roboterassistierten Leberchirurgie** 114

8.10 **Morbidität und Mortalität der roboterassistierten Leberchirurgie** 115

8.11 **Onkologische Ergebnisse der roboterassistierten Leberresektion** 116

Literatur 117

Die Leber ist das zentrale Stoffwechselorgan des menschlichen Organismus. Essenzielle Aufgaben im Glukosestoffwechsel, der Proteinbiosynthese, Blutgerinnung, Immunabwehr und Entgiftung machen es unersetzlich. Die Leber ist aber auch das Ziel vieler sekundärer und auch primärer Lebermalignome. Die enorme Regenerationsfähigkeit der Leber und der damit verbundene Erhalt vital notwendiger Stoffwechselfunktionen macht Lebertumoren einem breiten Spektrum therapeutischer Strategien zugänglich. Neben Chemothe-

Elektronisches Zusatzmaterial Die elektronische Version dieses Kapitels enthält Zusatzmaterial, das berechtigten Benutzern zur Verfügung steht https://doi.org/10.1007/978-3-662-60457-1_8. Die Videos lassen sich mit Hilfe der SN More Media App abspielen, wenn Sie die gekennzeichneten Abbildungen mit der App scan nen.

R. S. Croner (✉)
Klinik für Allgemein-, Viszeral-, Gefäß- und Transplantationschirurgie, Universitätsklinik Magdeburg A.ö.R., Magdeburg, Deutschland
e-mail: roland.croner@med.ovgu.de

T. Hackert, R. S. Croner (Hrsg.), *Roboterassistierte Viszeral- und Thoraxchirurgie*,
https://doi.org/10.1007/978-3-662-60457-1_8

rapien und interventionellen Verfahren bildet die Chirurgie eine wesentliche Grundlage zur kurativen Therapie intrahepatischer Malignome. Ziel bei den operativen Verfahren ist es, möglichst wenig gesundes Lebergewebe zu entfernen und dabei die Prinzipien der onkologischen Radikalität mit möglichst ausreichendem Sicherheitsabstand zum Tumor einzuhalten.

Das Ausmaß des Resektionsvolumens wird dabei nicht allein durch die Tumorgröße und Tumorlage, sondern auch durch das funktionelle Reservevolumen der Leber definiert. Zu beachten gilt es hierbei, dass Lebervolumen und Funktion nicht gleich zu setzten sind. Viele Lebern sind durch Vorschädigungen, auf deren Basis primäre Lebermalignome entstehen – z. B. nichtalkoholische Steatohepatitis (NASH), Fibrose, Zirrhose –, oder durch medikamentöse Tumortherapien zur Behandlung sekundärer Lebertumoren funktionell kompromittiert (z. B. Fettleber, sinusoidale Obstruktion). Vor größeren Leberresektionen sollten daher nicht nur spezifische Laborparameter herangezogen werden, um die Funktionsfähigkeit der Leber einzuschätzen, sondern spezifische Funktionstests durchgeführt werden. Der Liver Maximum Capacity Test (LiMAx-Test) zum Beispiel ist hierfür sehr etabliert, da er leberspezifisch ist und eine solide wissenschaftliche Datenbasis existiert (Jara et al. 2015; Lock et al. 2013, 2017; Stockmann et al. 2010). In Kombination von Leberfunktionstests mit einer Volumetrie ist die Ermittlung der funktionellen Reservekapazität der Leber möglich. Hierdurch kann das Resektionsausmaß festgelegt und das Risiko eines postoperativen Leberversagens reduziert werden. Reicht das zu erwartende Restvolumen nach präoperativer Einschätzung nicht aus, können interventionelle Pfortaderembolisierung oder das operative In-situ-Splitting der Leber zu einer Hypertrophie der Restleber führen (Kawaguchi et al. 2019; Schnitzbauer et al. 2012). Auch diese Verfahren tragen zur Reduktion des postoperativen Leberversagens aufgrund eines zu geringen Restvolumens bei.

Eine gefürchtete Komplikation während einer Leberresektion ist die Blutung. Durch die Leber fließen pro Minute ca. 1500 ml Blut, gespeist im Wesentlichen von der Pfortader, aber auch den Leberarterien. Unkontrollierte Gefäßverletzungen währen einer Leberoperation können zu einem lebensgefährlichen Blutverlust führen. Die damit verbundene massive Bluttransfusion steht im Verdacht, die Progression von malignen Lebertumoren voran zu treiben (Latchana et al. 2019). Überdies beeinträchtigt eine ausgiebige Bluttransfusion die postoperative Leberfunktion (Latchana et al. 2019; Hallet et al. 2018). Da Blutungen lange Zeit nur bei offenen Operationen als suffizient kontrollierbar galten, war auch die Leberchirurgie lange Zeit eine Domäne der offenen Verfahren. Dies hat sich in der jüngsten Vergangenheit deutlich gewandelt. Minimal-invasive Lebereingriffe zeigen im Vergleich zu offenen Resektionen deutliche Vorteile für den Patienten, bei gleicher onkologischer Qualität und gleichem onkologischen Outcome (Guo et al. 2018; Abu Hilal et al. 2018; Ciria et al. 2016; Hibi et al. 2014; Nguyen et al. 2009a, b; Schiffman et al. 2015; Wakabayashi et al. 2015; Wakabayashi et al. 2014). So ist der intraoperative Blutverlust meist geringer, der postoperative Schmerzmittelverbrauch reduziert, der Kostaufbau schneller, die Mobilisierung zügiger und dadurch der Krankenhausaufenthalt kürzer als bei der offenen Leberchirurgie (Abu Hilal et al. 2018; Ciria et al. 2016; Hibi et al. 2014; Nguyen et al. 2009a, b; Schiffman et al. 2015; Wakabayashi et al. 2015, 2014). Die erste laparoskopische Leberresektion wurde 1991 publiziert (Yu et al. 2014). Seither wurde die Technik spezifiziert und kontinuierlich verbessert. Mittlerweile sind alle Lebersegmente minimal-invasiven Operationen zugänglich (Conrad et al. 2012; Ishizawa et al. 2012a). Auch werden Lebermittelresektionen, Hemihepatektomien, erweiterte Hemihepatektomien und das In-situ-Splitting minimal-invasiv durchgeführt (Conrad et al. 2012; Ishizawa et al. 2012a). Selbst die Leberlebendspende ist diesen Techniken zugänglich (Coelho et al. 2018; Zhang et al. 2017). Vor dem Hintergrund der Vorteile der laparoskopischen Leberchirurgie für den Patienten wurde diese für die linkslaterale Leberresektion von einem internationalen Expertengremium als Therapiestandard empfohlen. Durch Einführung der Robotik lassen sich basierend auf den technischen Vorteilen des Instrumentariums und der Kameraführung weitere Fortschritte in der minimalinvasiven Leberchirurgie erwarten. Die erste roboterassistierte Leberresektion weltweit wurden durch die italienische Arbeitsgruppe um Pier Cristoforo Giulianotti durchgeführt, welche 2002 mit diesen Eingriffen begonnen haben. 2013 hat unsere Gruppe dieses Verfahren in Deutschland eingeführt (Croner et al. 2016a, 2015, 2016b).

8.1 Patientenvorbereitung und Lagerung

Patientenvorbereitung für Hemihepatektomie und anteriore Segmentresektionen

Um die linken, rechten und anterioren Lebersegmente zu erreichen, sollte der Patient auf dem Rücken in eine Reversed-Trendelenburg-Lagerung gebracht werden (Friedrich Trendelenburg 1844–1924). Der Oberkörper und der Kopf sind dabei in idealer Weise etwas rekliniert. Beide Arme werden angelagert. Die Beine sind etwas gespreizt. In dieser Position kann der Assistent am Tisch zwischen den Beinen sitzend assistieren. Die instrumentierende OP-Pflege kann rechts oder links vom Patienten positioniert werden, Gleiches gilt für den für minimal-invasive Lebereingriffe unabdingbaren Ultraschall. Die Anästhesie ist links vom Patienten positioniert, da der Roboter über die rechte Schulter des Patienten an den Trokaren angedockt wird (Abb. 8.1). Beim Da-Vinci-Si-System der (Sunnyvale, CA, USA) wird der Trokar für den Roboterarm 2 (R2) wird im rechten Oberbauch, für Roboterarm 1 (R1) im linken Mittelbauch und für Roboterarm 3 (R3) im links lateralen Oberbauch platziert. Der Kameratrokar wird oberhalb des Nabels ca. 2 cm rechts lateral zwischen R2 und R1 angebracht. Etwas unterhalb der Trokare für die Roboterarme, zwischen dem Kameratrokar und R1, wird ein 12 mm-Assistenztrokar platziert. Rechts lateral hiervon kann gegebenenfalls ein weiterer 12–mm-Trokar zur Vorlage eines Tourniquet eingeführt werden (Abb. 8.2) (Croner et al. 2016a, 2015). Die Trokarplatzierung unterscheidet sich bei den gegenwärtigen Si-, X- und Xi-Systemen der Fa. Intuitive. Beim X- und Xi-System sind die Trokare linear platziert (Abb. 8.3). Bei den Systemen Si und X wird der Roboter über die rechte Schulter des Patienten angedockt (Abb. 8.4). Beim Da-Vinci-Xi-System kann der Roboter von der rechten oder linken Seite am Patienten platziert werden (Abb. 8.5).

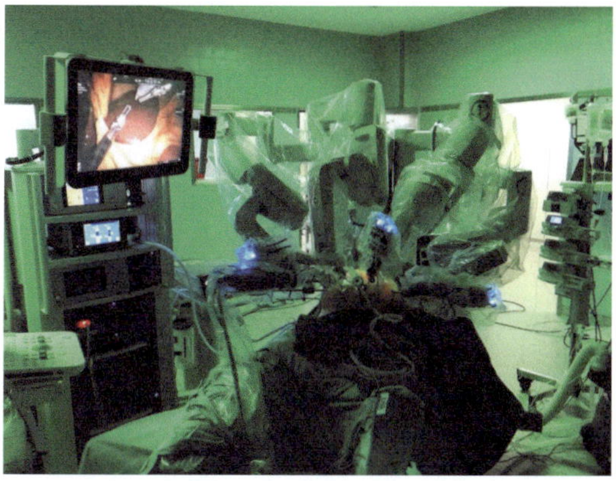

Abb. 8.1 Platzierung des Roboters und der Instrumentarien bei einer minimal-invasiven Leberresektion mit dem Da-Vinci-Si-Gerät der Fa. Intuitive im OP

> **Tipps und Tricks**
> Vor der Positionierung der Trokare sollte ein Pneumatoperitoneum angelegt werden. Hierfür eignet sich die Verwendung einer Verres-Nadel. Durch das Blähen des Abdo-

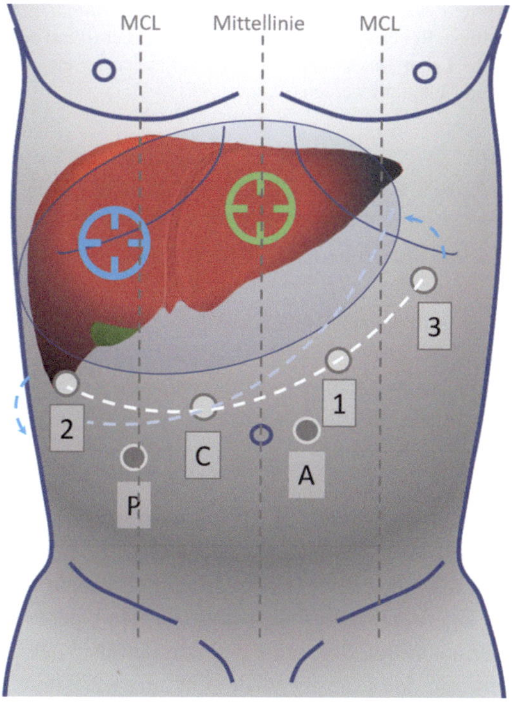

Abb. 8.2 Platzierung der Trokare für eine roboterassistierte Leberresektion mit dem Da-Vinci-Si-System der Fa. Intuitive, *A* Assistent; *C* Kamera; *P* Pringle. Bei Fokussierung auf die rechte Leber (*blau*) oder linke Leber (*grün*) kann die Trokarplatzierung entsprechend adaptiert werden (*blauer Pfeil*)

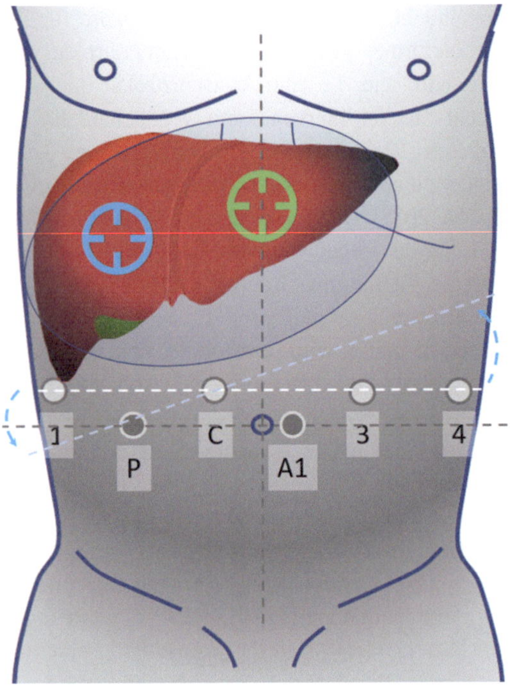

Abb. 8.3 Platzierung der Trokare für eine roboterassistierte Leberresektion mit dem Da-Vinci-X- und –Xi-System der Fa. Intuitive, *A* Assistent; *C* Kamera; *P*: Pringle. Bei Fokussierung auf die rechte Leber (*blau*) oder linke Leber (*grün*) kann die Trokarplatzierung entsprechend adaptiert werden (*blauer Pfeil*)

mens kann sich die Trokarlage deutlich verändern. Über zu tief am Abdomen angebrachte Trokare wird die Einsicht und das Erreichen des kranialen Leberendes aufgrund der dann zu geringen Reichweite der Roboterinstrumente problematisch. Kontrolliertes Operieren wird dann in dieser Region kaum mehr möglich.

Patientenvorbereitung für die posterioren Segmente
Für die posterioren Lebersegmente (Segment VII, VIII, IVa) wird der Patient nicht wie zur Operation der anterioren Segmente und der Hemihepatektomie auf den Rücken, sondern in eine semilaterale Position mit ca. 30-Grad-Links-Seitenlagerung positioniert (Wu et al. 2019). Auch hier kommt der Roboter beim Da Vinci Si und X System über die rechte Schulter. Die Anlage der Trokare folgt im Groben dem Verlauf des rechten Rippenbogens (Wu et al. 2019).

Tipps und Tricks
Zur Lagerung des Patienten für die posterioren Segmente eignet sich eine Vakuummatratze sehr gut, um die nötige Stabilität zu erreichen. Bei der Anlage der Trokare dürfen diese nicht zu eng nebeneinander platziert werden, da es hierdurch zum Aneinanderschlagen der Roboterarme (Clushing) kommen kann. Diese behindern sich dann gegenseitig und blockieren den Fortgang der Operation.

8.2 Blutungskontrolle

Blutungen sind eine gefürchtete Komplikation der minimal-invasiven Leberchirurgie. Dies beruht vor allem auf der Tatsache, dass im Falle einer Verletzung eines größeren Gefäßes die Blutung nicht digital kontrolliert werden kann. Ein ausgedehnter Gefäßdefekt kann zu lebensbedrohlichen Blutverlust oder Aspiration von CO_2 aus dem Pneumatoperitoneum und damit zur Luftembolie führen. Auch hierbei handelt es sich um einen vital bedrohlichen Notfall. Um derartigen Komplikationen vorzubeugen, können einige Vorsichtsmaßnahmen getroffen werden.

Kontrolle des Einstroms
Für die Kontrolle des Einstromes in die Leber sollte vor Beginn der Parenchymdissektion ein Tourniquet um das Ligamentum hepatoduodenale vorgelegt werden. Die Vorlage eines intraabdominellen Loops am Ligament mit vorgelegtem Knoten, welches bei Bedarf approximiert werden kann, hat sich als wenig effizient erwiesen. Daher benutzen wir ein Band, welches um das Ligamentum hepatoduodenale vorgelegt und über einen 12 mm-Trokar nach extraabdominell ausgeleitet wird. Das Band wird durch eine gekürzte Thoraxdrainage geführt (Abb. 8.6). Bei Bedarf kann diese dann von außen vom Assistenten am OP-Tisch vorgeschoben und damit das Tourniquet verschlossen werden. Damit wird der Bluteinstrom in die Leber suffizient unterbunden und

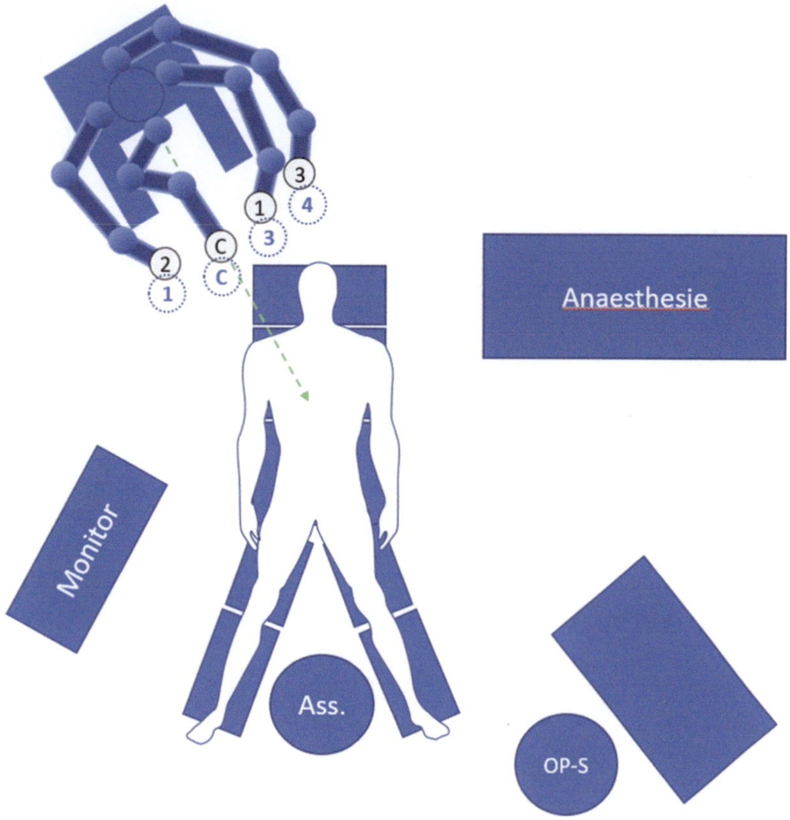

Abb. 8.4 Andocken des Roboters und Positionierung der Arme für das Da-Vinci-Si-(*schwarz*) und –X-(*blau*)System

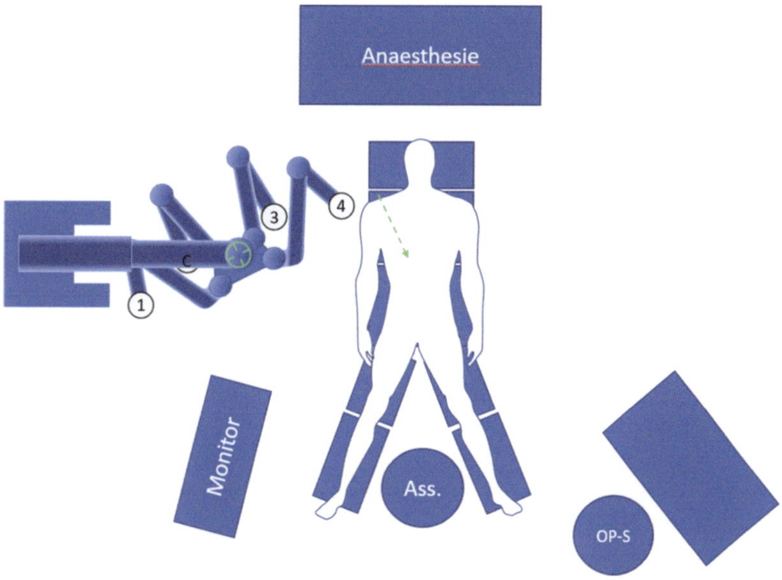

Abb. 8.5 Andocken des Roboters und Positionierung der Arme für das Da-VincixXi-System

ein Pringle-Manöver hergestellt. In der Regel können innerhalb eines 10- bis 15-min-Intervalls entstandene Gefäßdefekte korrigiert und das Pringle-Manöver aufgehoben werden. Durch diese einfache Maßnahme werden größere Blutverluste vermieden und die Versorgung von Blutgefäßen kann kontrolliert unter Sicht ablaufen (Croner et al. 2016a).

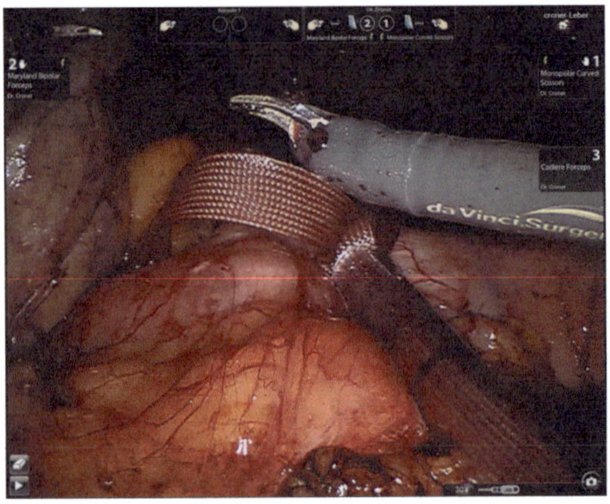

Abb. 8.6 Vorgelegtes Tourniquet am Ligamentum hepatoduodenale, welches durch eine perkutane, gekürzte Thoraxdrainage platziert und dann über einen Trokar am Abdomen ausgeleitet wird

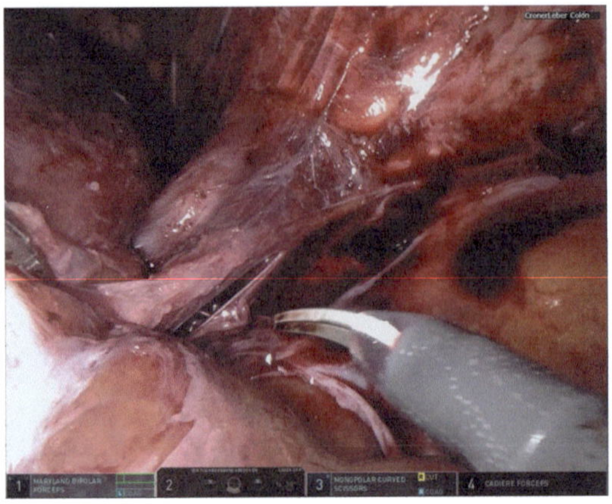

Abb. 8.7 Darstellung der suprahepatischen Vena cava, der linken und mittleren Lebervene im Rahmen einer roboterassistierten Hemihepatektomie links

Tipps und Tricks

Die Vorlage eines Bandes um das Ligamentum hepatoduodenale gelingt am leichtesten mit einem laparoskopischen Instrument. Dieses wird zunächst durch die Thoraxdrainage geführt und diese dann auf entsprechende Länge gekürzt, damit das vorgelegte Band im Abdomen durch die Drainage am Ende auch gefasst werden kann. Oft müssen zwei Bänder verknotet werden, um die nötige Länge zu erreichen, damit das Tourniquet nach extraabdominell ausgeleitet werden kann.

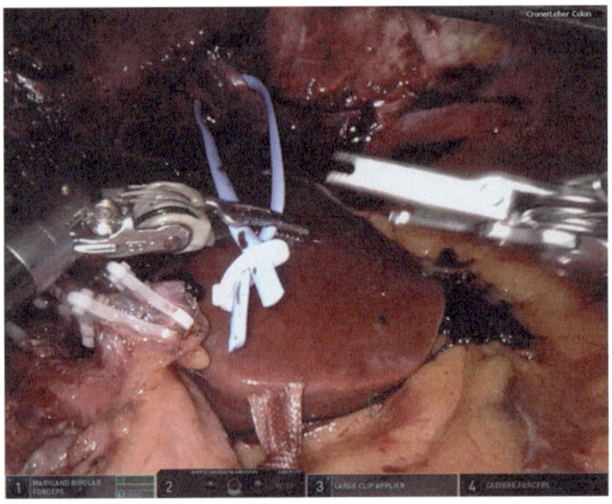

Abb. 8.8 Roboterassistiertes Anzügeln der linken Lebervene mit einem Vessel-Loop, welches am Ende mit einem Clip versehen ist

Kontrolle des Ausstroms

Der Abstrom des Blutes aus der Leber erfolgt durch die Lebervenen. Die linke und oft auch die mittlere Lebervene können bei linksseitigen Leberresektionen dargestellt und mit einem Gummiband angezügelt werden (Abb. 8.7 und 8.8). In vielen Fällen haben die mittlere und die linke Lebervene eine gemeinsame Mündung in die Vena cava, was das Anzügeln in diesem Bereich erleichtert. Bei der rechten Lebervene im Rahmen der Hemihepatektomie rechts gelingt dies eher selten. Bei Resektionen an den posterioren Segmenten sollte die rechte Lebervene zumindest dargestellt werden, um diese bei Problemen zu kontrollieren. Ist die Lebervene angezügelt, kann der Ausstrom gut kontrolliert werden. Bei Blutungen kann am Zügel eng an der Vene ein Clip platziert werden oder unter Zug am Zügel mit dem dritten Roboterinstrument ein übermäßiger Blutverlust oder auch eine Luftembolie verhindert werden. Ob eine venöse Blutung durch Erhöhung des intraabdominellen Druckes reduziert werden kann oder die Blutung durch gleichzeitige Druckausübung auf die Vena cava erhöht wird, ist gegenwärtig Gegenstand kontroverser Diskussionen. Allerdings muss bei einem derartigen Manöver immer das Risiko einer Luftembolie kalkuliert werden. Der Ausstrom, d. h. die suprahepatische Vena cava mit den proximalen Mündungen der Lebervenen sollten bei größeren Leberresektionen immer dargestellt werden. Hier kann dann die betroffene Vene im Problemfall zentral mit einem Roboterarm gefasst werden, während die anderen beiden Arme zur Rekonstruktion des Gefäßes verwendet werden können.

Intrahepatische Gefäßversorgung und Gallengänge

Blutungen innerhalb der Leber können im Rahmen der Parenchymdissektion auftreten, wenn Gefäße verletzt werden. Wenn diese nicht durch Kontrolle des Ein und/oder Ausstroms zu beherschen sind, müssen diese mittels Umstechungen oder Koagulation versorgt werden. Die meisten kleineren Blutungen lassen sich mit einer bipolaren Koagulation stillen. Läsionen an größeren Blutgefäßen müssen entweder mittels Clip oder Umstechungen therapiert werden (Abb. 8.9 und 8.10). Zum Klippen eignen sich sehr gut Hemoloc-Clips. Diese verschließen die Blutgefäße suffizient und sind sehr Lage stabil. Bei fibrotischen oder zirrhotischen Lebern ist die Umstechung meist effizienter und führt schneller zum Erfolg als die Verwendung von Clips. Bei intrahepatischen Blutungen ohne Möglichkeit der Identifikation des Ursprungs, sollte die Blutung zunächst mit Kompressen kontrolliert werden. Unbedingt muss hierbei Traktion an der Leber vermieden werden, um die Blutung nicht weiter zu verstärken. Nach 5–10 min Wartezeit kann dann vorsichtig die Lokalisation aufgesucht und in den meisten Fällen identifiziert werden. Prinzipiell hat sich bei Blutungen ein überhastetes und unüberlegtes Vorgehen nicht bewährt. Durch eine umsichtige und kontrollierte Parenchymdissektion können intrahepatische Gefäße vor einer Verletzung identifiziert und vor dem Durchtrennen sicher versorgt werden.

Ähnlich wie intrahepatische Blutgefäße werden auch Gallengänge versorgt. Diese werden ebenfalls nach Identifizierung intrahepatisch mit Clips oder Nähten ligiert. Eine reine Koagulation von Gallengangsstümpfen hat sich nicht bewährt. Auch zeigt die Fibrinklebung hier keine zufriedenstellenden Ergebnisse. Bei der Verwendung des Staplers im Rahmen der minimal-invasiven Leberchirurgie zeigt sich eine etwas erhöhte Rate an Gallenfisteln (3,4 %) im Vergleich zur Verwendung anderer Parenchymdissektionsmethoden (2,2 %) (Buell et al. 2013).

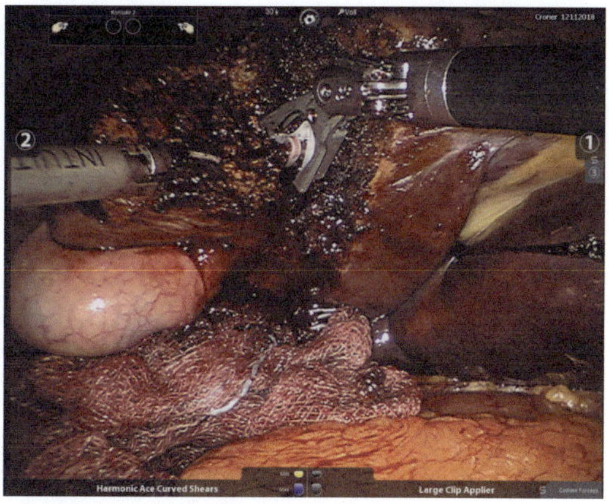

Abb. 8.9 Clip-Setzung im Leberparenchym zur Versorgung intrahepatischer Gefäße und Gallengänge im Rahmen einer Hemihepatektomie

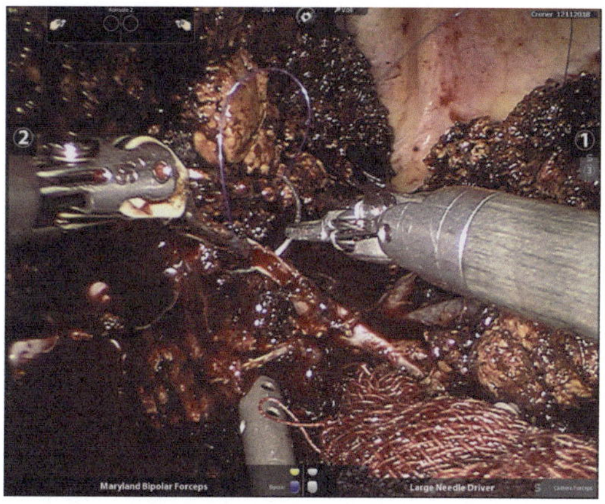

Abb. 8.10 Roboterassistierte Naht bei Blutung einer intrahepatischen Lebervene

Tipps und Tricks

Gut geeignet für intraoperative Umstechungen sind V-Lok®-Nähte. Am Ende der Naht sollte ein Clip angebracht sein. Man kann damit sehr schnell ein Blutgefäß umstechen. Knoten muss man nicht, da der Clip als Widerlager dient. Die Naht kann sehr schnell fixiert werden und dichtet zügig ab. Am Ende der Naht wird ebenfalls ein Clip angebracht. Mit dieser Technik können Umstechungen sehr schnell in kurzem Abstand erfolgen.

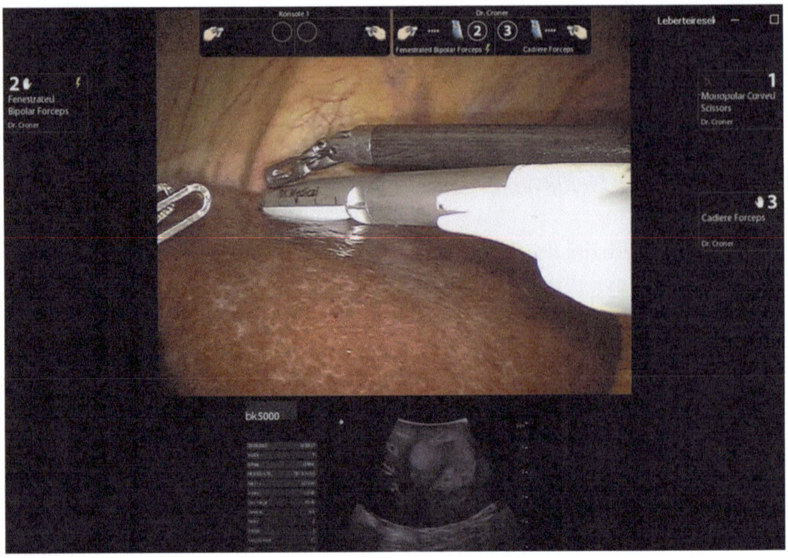

Abb. 8.11 Intraoperativer Ultraschall im Rahmen einer roboterassistierten Leberresektion. Die Ultraschallsonde wird mit der fenestrierten Pinzette über die Leberoberfläche geführt. Beim Dualbildmodus ist im unteren Anteil des Bildes das Ultraschallbild erkennbar. Dies zeigt den intrahepatischen Tumor

8.3 Parenchymdissektion

Intraoperative Bildgebung

Nachdem der Ein- und Ausstrom der Leber kontrolliert ist, kann die Parenchymdissektion beginnen. Vorher muss die intrahepatische Tumorlage noch einmal genau kontrolliert und der Resektionsabstand zum Tumor festgelegt werden. Hierfür ist die Verwendung eines intraoperativen Ultraschalls unabdingbar. Für robotische Anwendungen gibt es mittlerweile genau für diese Zwecke angefertigte Schallköpfe. Diese können über einen Trokar in das Abdomen eingebracht werde. Mit einer fenestrierten Pinzette werden sie über das Leberparenchym geführt (Abb. 8.11). Dabei können Tumorlage, Beziehungen zu den Gefäßen sowie die intrahepatische Gefäßarchitektur genau analysiert werden. Der Bild-im-Bild-Modus, über welchen man an der Roboterkonsole das laparoskopische Bild und den Ultraschall zeitgleich verfolgen kann, ist bei dieser Untersuchung sehr hilfreich. Der Ultraschall sollte sehr ausführlich erfolgen, um ungewünschte Überraschungen im Rahmen der Parenchymdissektion zu vermeiden. Im Idealfall wird ein kontrastmittelfähiges Ultraschallgerät verwendet. Dadurch können auch kleinere Läsionen in der Leber präzise identifiziert werden.

Tipps und Tricks

Wenn man den intrahepatischen Tumor lokalisiert und den Sicherheitsabstand gewählt hat, empfiehlt es sich hier die Leberkapsel zu inzidieren. Dadurch entsteht in der Sonografie ein Schallschatten, von dem aus der Abstand des Tumors zum zu erwartenden Resektionsrand gemessen werden kann (Abb. 8.12). Dies gewährleistet onkologische Sicherheit während der Parenchymdissektion, da durch die bisher fehlende Haptik am Roboterinstrument keine taktile Kontrolle in diesem Bereich möglich ist.

Techniken der Parenchymdissektion

Eine der wesentlichen Limitationen der robotischen Leberchirurgie ist das noch gegenwärtige Fehlen geeigneter robotischer Instrumente für eine sichere Parenchymdissektion.

Der für den Roboter angebotene „vessel sealer“ (Fa. Intuitive) ist sehr grob und für eine subtile Parenchymdissektion meines Erachtens kaum geeignet (Abb. 8.13). Das Lebergewebe lässt sich damit nur schwer vernünftig fassen (Video 8.1). Dadurch ist eine ausreichende Versiegelung der intrahepatischen Gefäße kaum möglich. Überdies verklebt er sehr schnell an der Spitze und wird dadurch unbrauchbar für ein zügiges Vorankommen. Es gibt allerdings auch Chirurgen, welche dieses Instrumentarium für eine Parenchymdissektion verwenden.

Das Ultracision kann als Instrument direkt an den Roboterarmen angebracht werden. Es ist gut

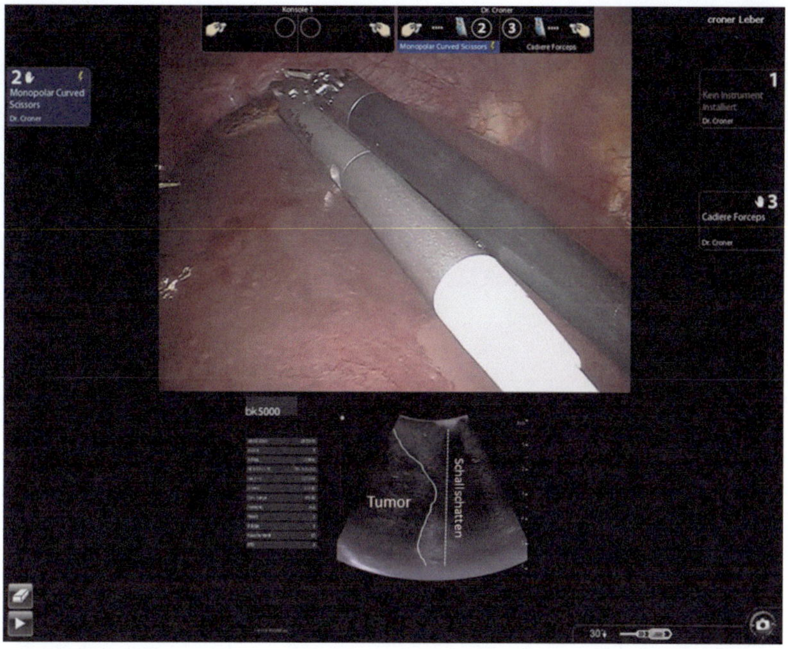

Abb. 8.12 Festlegung des Resektionsrandes bei einer roboterassistierten Leberresektion. Der Schallkopf wird über eine Inzision an der Leberkapsel geführt, welche die Resektionsebene vorgibt. Der hierbei entstehende Schallschatten im B-Mode-Ultraschallbild markiert den Resektionsabstand zum Tumor

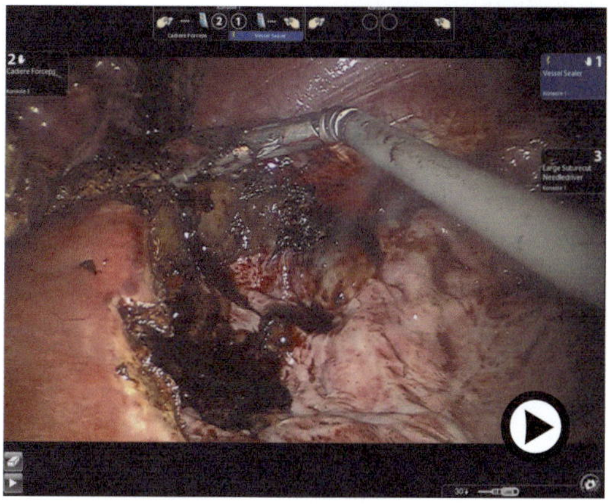

Abb. 8.13 Einsatz des Vessel Sealers (Fa. Intuitive) im Rahmen einer roboterassistierten Leberresektion (Video 8.1) (https://doi.org/10.1007/000-0g3)

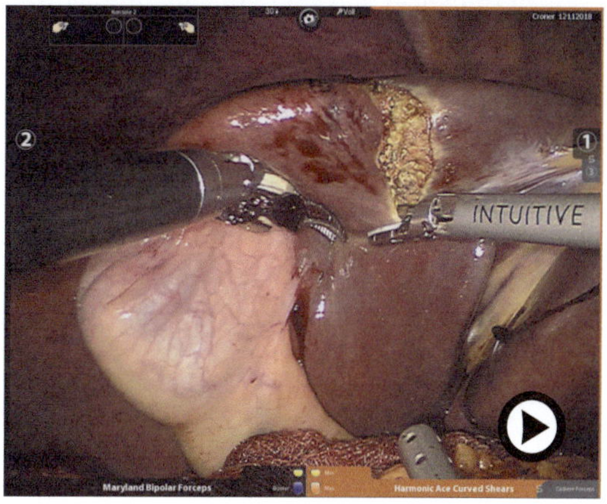

Abb. 8.14 Leberparenchymdissektion mitteles Ultracision bei einer roboterassistierten Leberresektion (Video 8.2) (https://doi.org/10.1007/000-0g2)

geeignet für die ventralen Anteile der Leber, wo nur kleinere Gefäße zu erwarten sind (Abb. 8.14). Richtig angewandt führt es zu einer guten Gefäßversiegelung und garantiert ein zügiges Vorankommen (Video 8.2). Allerdings hat es an der Spitze keine Endowrist®-Funktion (Fa. Intuitive), was nur ein geradliniges Arbeiten in eine Richtung möglich macht. Daher muss die Leber durch die anderen Instrumente entsprechend positioniert werden, um eine entsprechende Dissektionslinie einhalten zu können. Problematisch wird es, wenn intrahepatische Gefäße nur tangential durch das Ultracision erfasst werden. Dann werden diese nur insuffizient verschlossen und Blutungen können entstehen. Durch eine genaue sonografische Analyse kann dieses Risiko reduziert werden.

Für weiche Lebern eignet sich die Parenchymdissektion mittels monopolarer Schere und fenestrierter Maryland-Pinzette (Abb. 8.15). Hierdurch lassen sich Blutgefäße in der Leber sehr gut respektieren. Kleinere Gefäße können

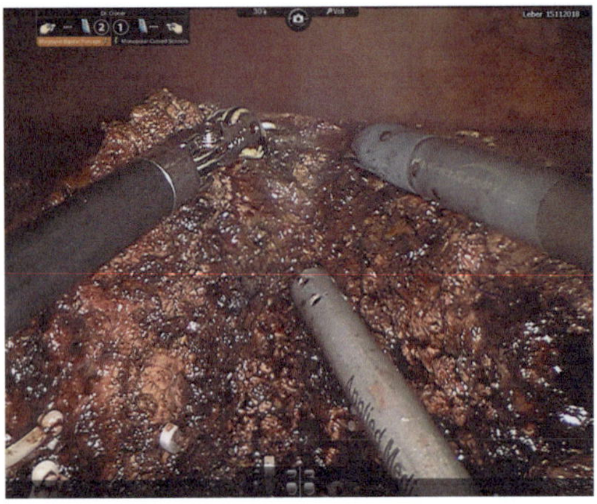

Abb. 8.15 Parenchymdissektion mit monopolarer Schere und bipolarer, fenestrierter Maryland-Pinzette im Rahmen einer roboterassistierten Leberresektion. Der entstehende Rauch wird mit dem Sauger (*unten im Bild*), welcher durch den Assistenten am Tisch geführt wird abgesaugt

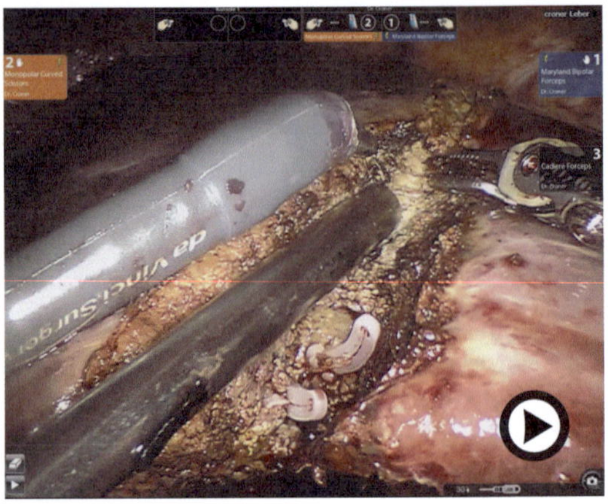

Abb. 8.16 Parenchymdissektion der Leber mit drei Instrumenten. Monopolare Schere und bipolare Pinzette werden von der Roboterkonsole telemanipuliert. Der Aquajet (Mitte) wird über den Assistenztrokar vom Assistenten am OP-Tisch geführt (Video 8.3) (https://doi.org/10.1007/000-0g1)

selektiv durch die feine, gebogene Spitze der Pinzette koaguliert werden. Größere Blutgefäße werden freigelegt und vor dem Durchtrennen an beiden Enden mit einem Clip versorgt. Das Endowrist® (Fa. Intuitive) spielt bei dieser Technik sämtliche Vorteile aus. Mit diesem Verfahren werden auch komplexe, atypische Leberresektionen möglich. Bei fibrotischen oder zirrhotischen Lebern stößt die Technik allerdings an ihre Grenzen, da das hepatozelluläre Gewebe nicht mehr in gleicher Weise wie bei weichen Lebern von den Gefäßen und Gallengängen disseziert werden kann.

Ein Cavitron Ultrasonic Surgical Aspirator, (CUSA, Fa. Valleylab Boulder, CO, USA) oder ein Aquajet (Fa. Erbe), welche bei offenen oder laparoskopischen Leberresektionen Verwendung finden, sind für robotische Verfahren bisher nicht verfügbar. Sie können aber über den Assitenztrokar in den Situs eingebracht und dann entweder vom Assistenten am Tisch oder durch Führung über eine robotische Pinzette eingesetzt werden (Abb. 8.16). In diesen sogenannten Hybrid-Verfahren kann in gleicher Weise wie bei der offenen Leberchirurgie das Parenchym entweder mittels Ultraschalldissektion (CUSA) oder Wasserstrahl (Aquajet) gebrochen und die intrahepatischen Gefäße und Gallengänge respektiert werden (Video 8.3). Auch hier kann bei fehlendem Endowrist® nur geradlinig in einer Richtung gearbeitet werden, Die Leber ist vorher entsprechend zu mobilisieren und für die Dissektionsebene zu positionieren.

Tipps und Tricks
Das Verfahren der Parenchymdissektion sollte anhand der Konstitution der Leber festgelegt werden. Für ausgeprägte Fibrosen und Zirrhosen ist das Ultracision gut geeignet, während eine Dissektion mittels monopolarer Schere und Pinzette kaum zum gewünschten Erfolg führt.

8.4 Roboterassistierte links laterale Leberresektionen

Die linkslaterale Leberresektion (Segmente II, III) ist ein idealer Eingriff für den Einstieg in die minimal-invasive Leberchirurgie. Diese Segmente sind minimal-invasiv sehr gut zugänglich und können kontrolliert angegangen werden (Croner et al. 2016a).

Zu Beginn des Eingriffs wird das Ligamentum teres hepatis von der ventralen Bauchwand mobilisiert. Die Mobilisierung wird entlang des Ligamentum teres hepatis bis zum Ligamentum triangulare fortgeführt. Nach Durchtrennung des Ligamentum triangulare sinistrum werden Segment II und III der Leber mobil. Die Area nuda wird bis zur Darstellung der suprahepatischen Vena cava präpariert. Insbesondere sollte hier die Mündung der linken Lebervene dargestellt werden (Abb. 8.7 und 8.8). Für den Einstieg sollte man am Ligamentum hepatoduodenale in bereits beschriebener Weise ein Tourniquet anbringen. Hierdurch können mögliche Blutungen, vor allem durch die Pfortader verhindert werden. Bereits hierfür muss das Omentum minus eröffnet werden. Gelegentlich befindet sich hierin eine akzessorische linke Leberarterie, die für den Eingriff geklippt und durchtrennt werden muss. Die so mobilisierte linkslaterale Leber lässt sich nun problemlos nach ventral luxieren. Dadurch kommt die Vena cava mit dem hier befindlichen Ligamentum venosum zwischen Lobus caudatus und Lebersegment II zur Darstellung. Das Ligamentum venosum kann hier mit der monopolaren Schere vorsichtig inzidiert werden. Dadurch wird die Leber von der Vena cava mobil. Einzelne direkt von der Leber in die Vena cava drainierende Venen müssen geklippt und selektiv versorgt werden, Im Rahmen der so durchgeführten Lebermobilisierung von der Vena cava kommt nach kranial die linke Lebervene zur Darstellung. Diese wird mit einem Gummizügel angeschlungen (Abb. 8.8). Nach intraoperativer Sonografie und Festlegung der Resektionsgrenze kann die Parenchymdissektion erfolgen. Diese kann in aller Regel gut mit dem Ultracision durchgeführt werden (Abb. 8.14). Zunächst wird das ventrale Parenchym beginnend vom kaudalen Leberrand nach kranial inzidiert. Zu beachten ist dabei, dass die Dissektion links vom Ligamentum teres hepatis erfolgt. Diese Linie ist streng einzuhalten, da bei einer Dissektion zu weit rechts vom Ligament die Gefahr besteht, dass wichtige Segment-IV-Äste der Pfortader verletzt oder durchtrennt werden. Intrahepatische Gefäße zu Segment II und III können in der Regel gut dargestellt und mittels Clip versorgt werden. Durch die mobile Leber und das vorgelegte Tourniquet sind eventuelle Blutungen während dieser Phase gut kontrollierbar. Der Gallengang kann offen abgesetzt und anschließend kontrolliert mittels Umstechung (PDS Naht 5-0) versorgt werden. Die linke Lebervene wird nach kompletter Parenchymdissektion geklippt und durchtrennt.

Alternativ kann zu dieser anatomischen Resektion die linkslaterale Resektion mittels Stapler erfolgen. Nach entsprechender Vorbereitung der Leber wird das ventrale Parenchym in beschriebener Weise zunächst inzidiert. Das Leberparenchym wird dann entlang der vorbereiteten Dissektionsebene mit einem Stapler gefasst und durchtrennt. Hierfür Bedarf es in der Regel 2–3 Stapler-Magazine (60 mm). Diese Technik ist schneller als die anatomische Parenchymdissektion. Insgesamt verursacht die Stapler-Hepatektomie aber etwas mehr Gallenfisteln als die anatomische Technik (Buell et al. 2013).

Das resezierte Lebergewebe wird in einen Bergebeutel verbracht und bei nichtvoroperierten Patienten über einen Pfannenstiel-Schnitt geborgen (Abb. 8.17). Bei voroperierten Patienten können vorbestehende Narben als Inzisionsstellen für die Bergung genutzt werden. Die Resektionsfläche kann mit einem Kollagenflies versorgt werden. Dies ist aber optional und nicht zwingend erforderlich. Die Einlage einer Robinson-Drainage gibt am ersten postoperativen Tag Auskunft über eine mögliche Gallenfistel. In der Regel kann diese bei fehlender Sekretion dann entfernt werden.

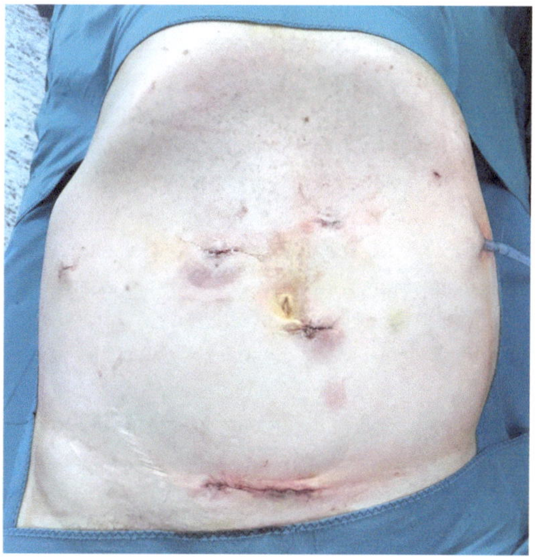

Abb. 8.17 Postoperativer Situs nach roboterassistierter Leberresektion. Das Resektat wurde über einen Pfannenstiel-Schnitt geborgen. Die Haut über der Bergestelle ist mit resorbierbarer Intrakutannaht verschlossen. Die Hautwunden der Trokarinzisionsstellen sind nach Subkutannaht mit einer Fibrinklebung verschlossen

> **Tipps und Tricks**
> Die Leber sollte nie mit dem blanken Roboterinstrumentarium gefasst werden, da hierdurch Kapselläsionen mit Hämatomen und Blutungen entstehen. Um dies zu vermeiden, eignen sich kleine Stieltupfer zwischen Roboterinstrument und Leber.

8.5 Roboterassistierte Resektion der anterioren Lebersegmente (IVb, V, VI)

Die sogenannten anterioren Lebersegmente IVb, V und VI sind der roboterassistierten Leberresektion gut zugänglich. Wichtig ist es, im Rahmen der Vorbereitung zur Leberresektion auch hier ein Tourniquet um das Ligamentum hepatoduodenale wie in beschriebener Weise zu platzieren. Bei Verletzungen des rechts-lateralen Pfortaderastes kann es zu starken Blutungen kommen. Eine Mobilisierung der Leber ist in den meisten Fällen kaum nötig. Lediglich bei Segment-VI-Resektionen kann es hilfreich sein, die Leber vom lateralen Zwerchfell und von dorsal zu mobilisieren. Das Ligamentum teres hepatis und falciforme sollten von der ventralen Bauchwand mobilisiert werden. Es sollte lang belassen werden, dann kann es mit dem Roboterarm R3/4 (Abb. 8.2 und 8.3) gefasst und nach links positioniert werden. Dies hilft bei der Exposition der anterioren Lebersegmente. Wird die Gallenblase entfernt, hängen wir diese wie bei der üblichen minimal-invasiven Technik zentral ab. Der Ductus cysticus und und Arteria cystica werden zentral geklippt und abgesetzt. Die Gallenblase wird partiell von zentral aus dem Gallenblasenbett der Leber mobilisiert. Sie sollte nicht ganz entfernt werden, da auch sie zur Positionierung der Leber für die Resektion verwendet werden kann. Sind alle Vorbereitungen getroffen und sind die Resektionsgrenzen mittels Ultraschall festgelegt, kann die Parenchymphase beginnen. Je nach Leberkonstitution und persönlicher Präferenz können hier die bereits beschriebenen Verfahren zum Einsatz kommen. Bei Verwendung des Ultracision kann der Assistent am Tisch über den Assistenztrokar den Sauger führen (Abb. 8.14). Wichtig ist bei der Präparation von ventral, dass der Lebersegment-V-Ast der mittleren Lebervene zu respektieren ist. Dieser muss zwingend geklippt oder ligiert werden, bevor er durchtrennt werden kann. Gleiches gilt für den rechts lateralen Pfortaderast, der bei der Parenchymdissektion von ventral dorsaler liegt als der Segment-V-Lebervenenast. Arterien und Gallengänge werden ebenfalls intrahepatisch geklippt oder umstochen. Das resezierte Gewebe wird in einen Bergebeutel verbracht und wie bereits beschrieben über einen Pfannenstiel-Schnitt oder eine vorbestehende Narbe geborgen. Auch bei der guten Zugänglichkeit der anterioren Segmente sollten Eingriffe an diesen Stellen nicht unterschätzt werden. Um Verletzungen der großen Gefäße zu vermeiden, empfiehlt sich ein gründlicher Ultraschall mit Einprägung der Gefäßlandmarken vor der Parenchymdissektion. Die Verwendung des Staplers hat sich bei diesen Lebersegmenten nicht sonderlich bewährt. Die Positionierung des Staplers zur gewünschten Leberdissektionsrichtung ist nicht trivial und oft umständlich.

> **Tipps und Tricks**
> Das Ligamentum teres hepatis sollte nach der Mobilisierung von der ventralen Bauchwand nicht abgeschnitten werden. Man kann hierüber die Leber sehr gut nach rechts oder links positionieren, was bei der Parenchymdissektion hilfreich ist. Überdies kann aus dem Ligamentum teres hepatis und dem Ligamentum falciforme ein Patch geformt werden, mit dem man die Resektionsfläche abdecken kann.

8.6 Roboterassistierte Resektion der posterioren Segmente VIa VII, VIII

Die posterioren Lebersegmente IVa, VII und VIII sind nur nach spezieller Lagerung (s. Patientenvorbereitung und Lagerung) einer roboterassistierten Resektion gut zugänglich. Je nach System unterscheidet sich hier die Trokarplatzierung und die Positionierung des Robotersystems (Abb. 8.18, 8.19, 8.20, und 8.21). Die Vorlage eines Tourniquet

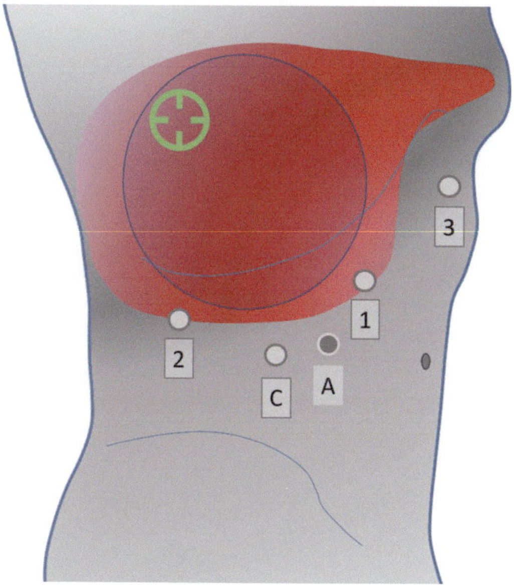

Abb. 8.18 Trokarplatzierung zur isolierten Resektion der posterioren Lebersegmente (IVa, VII, VIII) für das Da-Vinci-Si-System

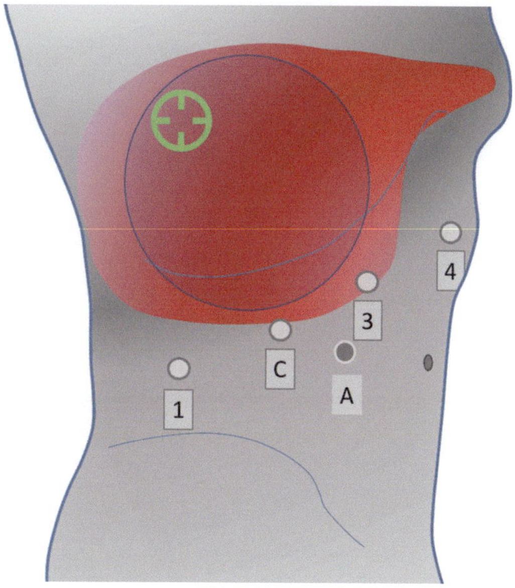

Abb. 8.19 Trokarplatzierung zur isolierten Resektion der posterioren Lebersegmente (IVa, VII, VIII) für das Da-Vinci-X- und -Xi-System

am Ligamentum hepatoduodenale ist bei dieser Positionierung problematisch und meist nicht durchführbar. Allerdings kann oft die rechte Lebervene dargestellt und angeschlungen werden. Hierdurch wird zumindest eine Kontrolle des Ausstroms erreicht. Nach Markierung der Resektionsgrenzen mittels Ultraschall, werden die Lebersegmente mit der gewählten Technik der Parenchymdissektion (Ultracision, CUSA, Aguajet, monopolare Schere) reseziert (Abb. 8.22). Die posterioren Lebersegmente eignen sich nicht für den Einstieg in die roboterassistierte Leberchirurgie. Die Vorbereitung des Patienten, die Positionierung der Instrumente für den richtigen Dissektionswinkel zum Parenchym und die Blutungskontrolle sind in diesem Bereich besonders anspruchsvoll (Wu et al. 2019).

8.7 Roboterassistierte Hemihepatektomie

Hemihepatektomie links

Die Hemihepatektomie links eignet sich sehr gut für den Einstieg in die Majorresektionen an der Leber (Croner et al. 2020). Auch hierfür erfolgt zunächst ein Ultraschall für die Festlegung der Resektionsgrenzen, welche auf der Leberkapsel mit der monopolaren Schere markiert werden. Anschließend wird das Ligamentum teres hepatis und falciforme von der ventralen Bauchwand mobilisiert. Wie bei der Lebersegment-II/III-Resektion erfolgt dies bis zur Vena cava. Anschließend wird ein Tourniquet in beschriebener Weise um das Ligamentum hepatoduodenale gelegt und über einen Trokar ausgeleitet (Abb. 8.6). Vorher wird das Omentum minus geöffnet. Bei Hemihepatektomien links empfiehlt sich die Ausleitung des Tourniquet im rechten Mittelbauch, bei Hemihepatektomie rechts umgekehrt. Dadurch stört das Tourniquet weniger bei der Parenchymdissektion. Nun wird die linke Leber vom Zwerchfell mobilisiert und dabei das Ligamentum triangulare sinistrum durchtrennt. Bei der Manipulation der Leber wird auch hier eine kleine Kompresse zwischen Roboterinstrument und Leber geführt, um keine Läsionen am Organ zu verursachen. Nun erfolgt die Kontrolle des Einstroms. In der Regel dissezieren wir hier das Ligamentum hepatoduodenale. In Abhängigkeit von der Tumorentität kann gleichzeitig eine Lymphknotendissektion erfolgen, die dann entlang der Arteria hepatica communis bis zum

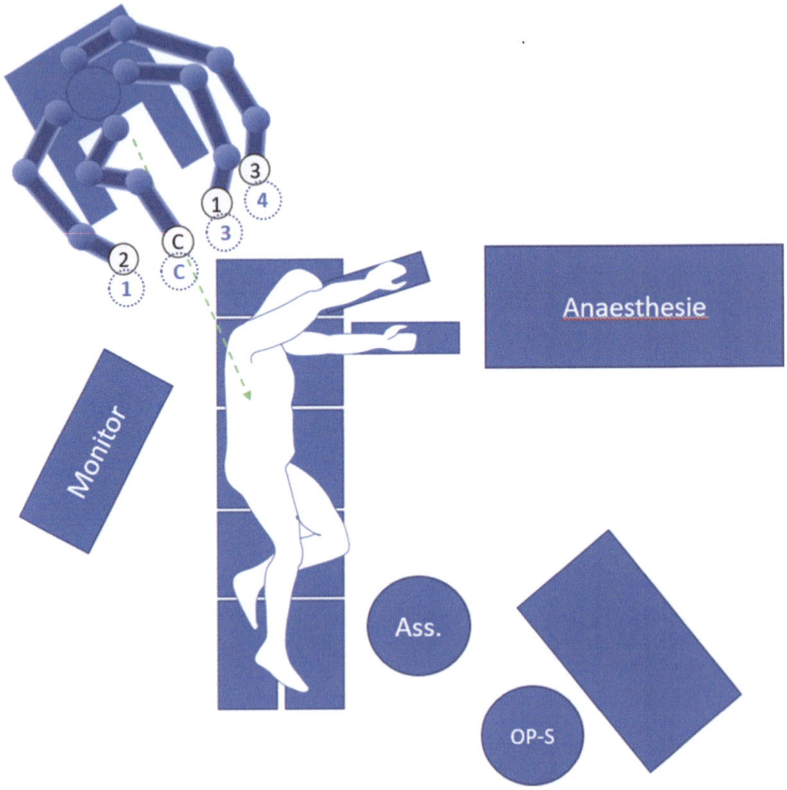

Abb. 8.20 Patientenlagerung und Roboterplatzierung zur isolierten Resektion der posterioren Lebersegmente (IVa, VII, VIII) für das Da-Vinci--Si- (*schwarz*) und X-System (*blau*)

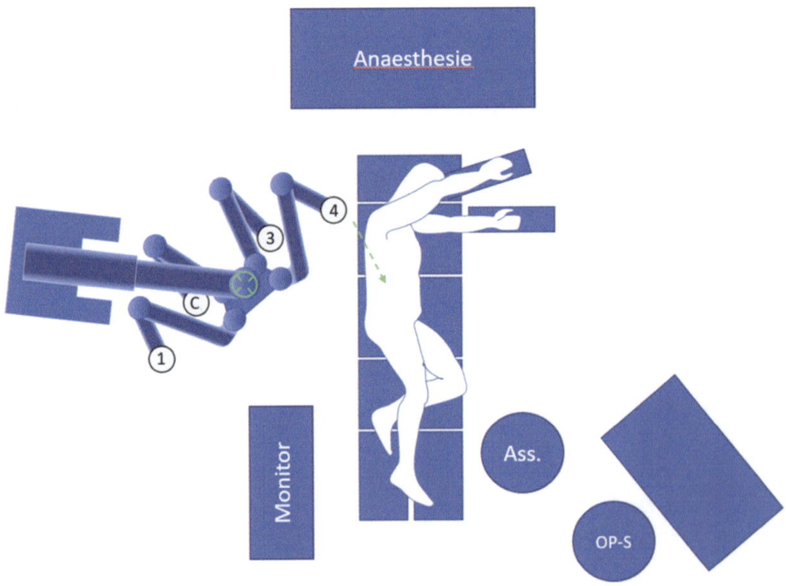

Abb. 8.21 Patientenlagerung und Roboterplatzierung zur isolierten Resektion der posterioren Lebersegmente (IVa, VII, VIII) für das Da-Vinci-Xi-System

Truncus coeliacus fortgeführt werden kann. Beginnend von der Arteria hepatica propria werden rechte und linke Leberarterie dargestellt. Zu beachten sind dabei die vielfältigen Variationen in diesem Bereich. Die Arterie(n) zur Versorgung der linken Leber werden geklippt und abgesetzt (Abb. 8.23). Anschließend wird die Pfortader und deren Bifurkation dargestellt. Der linke Pforta-

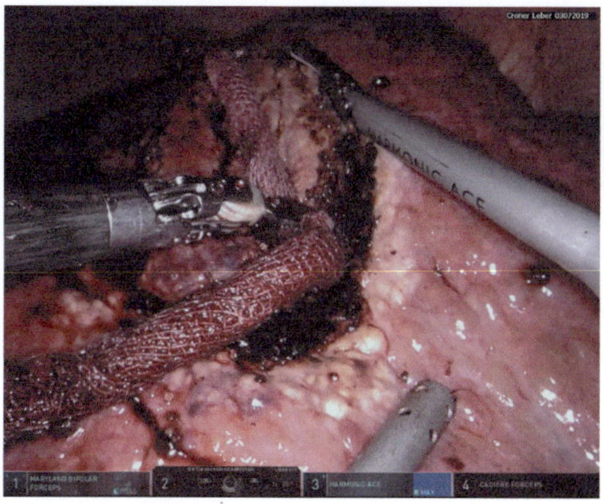

Abb. 8.22 Roboterassistierte Resektion eines Tumors an den posterioren Lebersegmenten (Segmentgrenze VII/VIII) mittels Ultracision und bipolarer Pinzette in einer zirrhotischen Leber

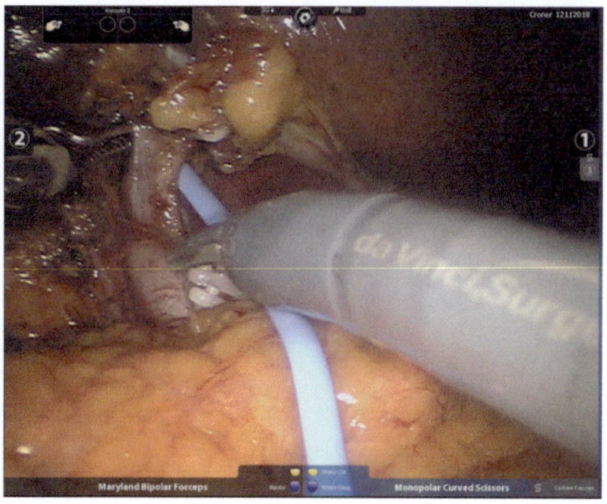

Abb. 8.24 Anzügeln des linken Pfortaderastes mit einem Gummizügel (Vessel-Loop) im Rahmen einer roboterassistierten Hemihepatektomie links

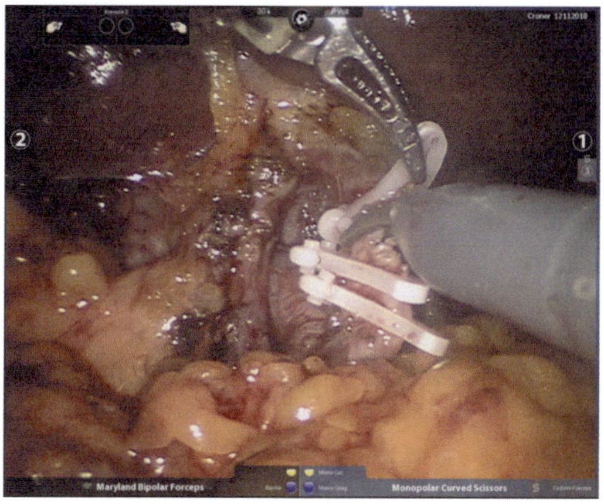

Abb. 8.23 Absetzen der geklippten Arteria hepatica sinistra im Rahmen einer roboterassistierten Hemihepatektomie links. Das Blutgefäß ist nach zentral mit 2 und zum Resektat hin mit einem Clip versorgt

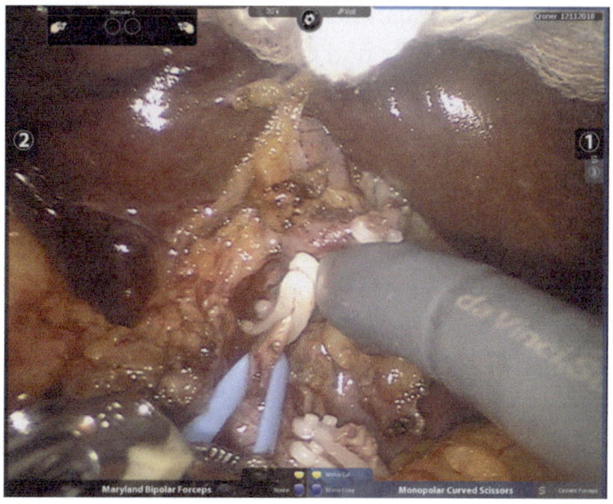

Abb. 8.25 Durchtrennen linken, angezügelten Pfortaderastes im Rahmen einer roboterassistierten Hemihepatektomie links. Nach zentral ist der Pfortaderstumpf mit 2 Clips versorgt

derast kann mit einem Vessel-Loop angeschlungen werden (Abb. 8.24). Anschließend wird er geklippt und durchtrennt (Abb. 8.25). Den Pfortaderast klippen wir mit 2 Clips zum verbleibenden Hauptstamm. Der Gallengang kann entweder intrahepatisch oder bei klarer Exposition im Rahmen der Dissektion des Ligamentum hepatoduodenale abgesetzt werden (Abb. 8.26). Auch hierbei ist auf mögliche Variabilitäten zu achten. Wichtig ist, dass bei Erhalt des Segment I dessen drainierender Gallengang in die Hepatikusgabel geschont werden muss.

Alternativ zur definierten Absetzung einzelner Gefäße im Leberhilus kann dies auch mit einem Stapler im sogenannten“ extrahepatic Glisson approach“ durchgeführt werden (Lee et al. 2016). Hierbei wird das Leberparenchym von der Glisson-Trias, welche die linken Lebergefäße und Gallengänge enthält und von einer Kapsel umgeben ist, mobilisiert, angezügelt und mit einem Stapler in einem Schlag durchtrennt. Am besten eignet sich dabei ein resorbierbarer Faden zum Anschlingen der Glisson-Trias, da dieser keine Probleme macht, wenn er vom Stapler mit

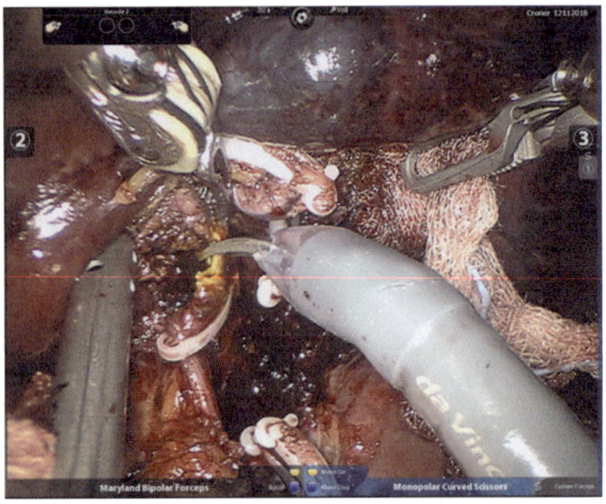

Abb. 8.26 Absetzen des linken Gallengangs im Rahmen einer roboterassistierten Hemihepatektomie links. Dieser ist nach zentral und peripher mit einem Clip versorgt

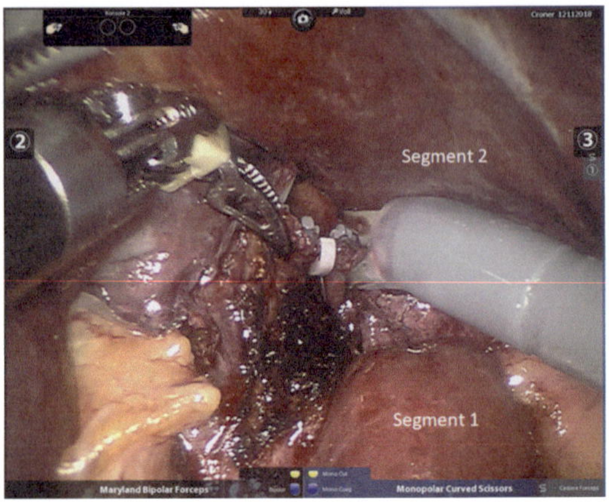

Abb. 8.27 Absetzen der linken geklippten Lebervene im Rahmen einer roboterassistierten Hemihepatektomie links

erfasst und durchtrennt wird. Diese Methode ist sehr schnell, respektiert allerdings keine Varianten der Blutgefäße und Gallengänge.

Wenn der Einstrom durchtrennt ist, wird der Ausstrom kontrolliert. Dabei wird die Leber zunächst von kaudal nach kranial von der Vena cava mobilisiert. Einzelne drainierende Venen werden dabei geklippt und abgesetzt. Je nachdem ob das Segment I erhalten oder mit entfernt werden soll, wird dieses von der Vena cava ebenfalls mobilisiert. Soll es erhalten werden, wird von links lateral das Ligamentum venosum venae cavae durchtrennt und das Segment I dorsal erhalten. Die Leber wird dann ventral von Segment I von der Vena cava mobilisiert. Von hier aus kommend erhält man Zugang zur linken Lebervene. Gegebenenfalls hat diese eine gemeinsame Mündung mit der mittleren Lebervene, was relativ häufig vorkommt. Die linke Lebervene wird angeschlungen, geklippt und abgesetzt (Abb. 8.27). Die linke Leber zeigt nun in ganzem Umfang eine Demarkierung zur rechten Seite. Hat die mittlere Lebervene eine separate Mündung wird diese zunächst angezügelt. Wo diese dann durchtrennt wird, ergibt sich im Laufe der Parenchymdissektion. In der Regel kontrollieren wir bei der Hemihepatektomie links vor der Parenchymdissektion den Ausstrom. Alternativ kann die linke Lebervene am Ende der Parenchymdissektion mit einem Stapler durchtrennt werden.

Nach Demarkierung der Leber erfolgt die Parenchymdissektion entlang der Demarkierungslinie. Auch hier kommen je nach Leberkonsistenz und eigener Präferenz die beschriebenen unterschiedlichen Verfahren zum Einsatz. Von ventral kommend kann am kaudalen Ende der Leber sehr zügig gearbeitet werden. Kranial sind die oberflächlicher liegenden Lebervenen zu beachten. Intrahepatisch werden darstellbare Gefäße und Gallengänge separat geklippt und abgesetzt. Die mittlere Lebervene bietet eine gute Orientierung für die Dissektionsrichtung. Die Exposition der Leber erfolgt am Ligamentum teres hepatis mit Zug nach links. Nach Komplettierung der Parenchymdissektion wird das Resektat in einen Bergebeutel verbracht und wie bereits beschrieben geborgen (Abb. 8.28).

Hemihepatektomie rechts

Die Hemihepatektomie rechts gehört sicherlich nicht zu den Einsteigeroperationen der robotischen Leberchirurgie (Liu Q et al. 2020). Dem wird in der Klassifizierung der Schwierigkeitsgrade zur minimal-invasiven Leberchirurgie Rechnung getragen (Ban et al. 2014). Bevor man sich diesem Eingriff nähert, sollten schon Erfahrungen mit Minorresektionen und idealerweise Hemihepatektomien links vorliegen. Die Lagerung des Patienten für diese Operation erfolgt wie bereits beschrieben in Reversed-Trendelenburg-Position. Die Portplatzierung wurde ebenfalls bereits beschrieben (Abb. 8.1, 8.2, 8.3, 8.4, und 8.5). Der Eingriff beginnt mit der Sonografie und der Festlegung der Resektionsgrenzen zum Tumor. Man sollte sich hier Zeit nehmen und die Gefäßarchitektur der Leber genau studieren. Insbesondere die mittlere Lebervene und deren Segmentäste nach Segment V/VI und VIII sind wichtige Landmarken. Anschließend wird ein Tourniquet um das Ligamentum hepatoduodenale der Leber für die Kontrolle des Einstroms in beschriebener Weise vorgelegt.

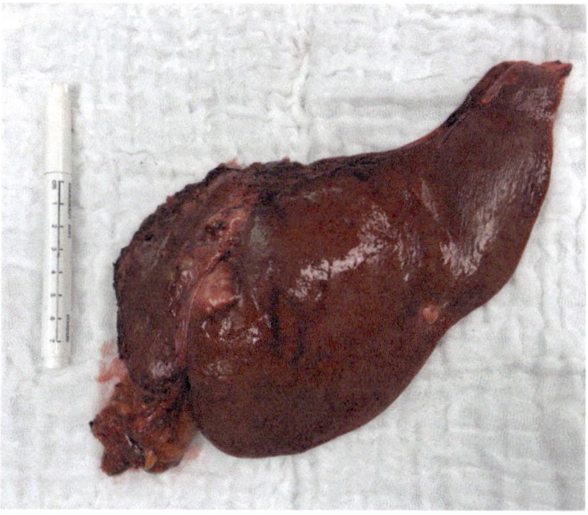

Abb. 8.28 Leberpräparat nach roboterassistierter Hemihepatektomie links und Bergung über einen Pfannenstiel-Schnitt

Es folgt die Mobilisierung der Ligamentum teres hepatis und falciforme nach kranial von der Bauchwand. Am Ligamentum teres hepatis kann nun die Leber nach ventral kranial luxiert werden. Es beginnt die Dissektion des Ligamentum hepatoduodenale. Zentrale Strukturen, wie Pfortader, Arteria hepatica propia und gegebenenfalls Ductus choledochus können zunächst mit einem Gummizügel angeschlungen werden, was in manchen Fällen deren Manipulation erleichtert (Abb. 8.29). Je nachdem welche Tumorart vorliegt kann hier eine Lymphknotendissektion durchgeführt werden. Die Gallenblase wird am Ductus cysticus geklippt und abgesetzt. Gleiches Vorgehen erfolgt an der Arteria cystica. Die Gallenblase wird nur zentral aus dem Gallenblasenbett der Leber mobilisiert. Peripher wird sie belassen. Sie dient im Folgenden dazu, die Leber zu rangieren. Durch Positionierung der Leber über die gefasste Gallenblase können Kapselläsionen besonders bei weichen Lebern vermieden werden. Zunächst lässt sich die Arteria hepatica dextra meist dorsal des Gallengangs darstellen. Diese wird geklippt und durchtrennt (Abb. 8.30) (Video 8.4). Anschließend wird der Ductus hepaticus dexter dargestellt, geklippt und durchtrennt (Abb. 8.31). Die Pfortader wird nun sichtbar. Es muss vor Durchtrennung des rechten Portaderastes zwingend die Pfortadergabel und der linke Pfortaderast dargestellt werden.

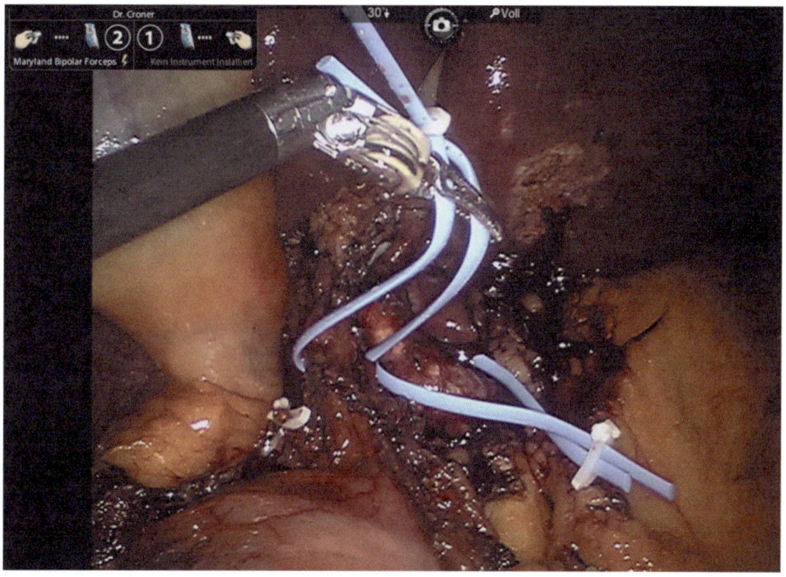

Abb. 8.29 Anzügeln der Arteria hepatica propria (*rechts*) und des Ductus choledochus (*links*) mit einem Gummizügel (Vessel-Loop) als Vorbereitung für eine roboterassistierte Hemihepatektomie rechts

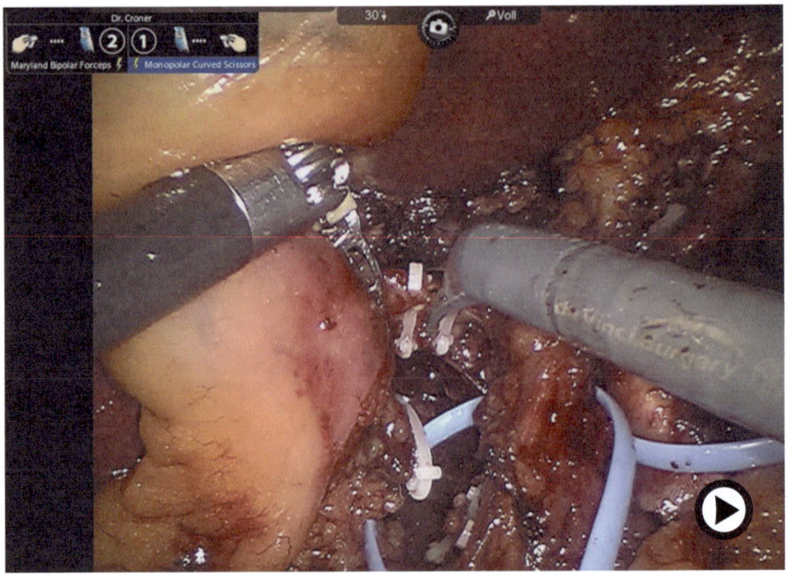

Abb. 8.30 Absetzen der geklippten Arteria hepatica dextra im Rahmen einer Hemihepatektomie rechts hinter dem Duchtus choledochus, welcher mit einem Gummizügel angeschlungen ist. (Video 8.4) (https://doi.org/10.1007/000-0g4)

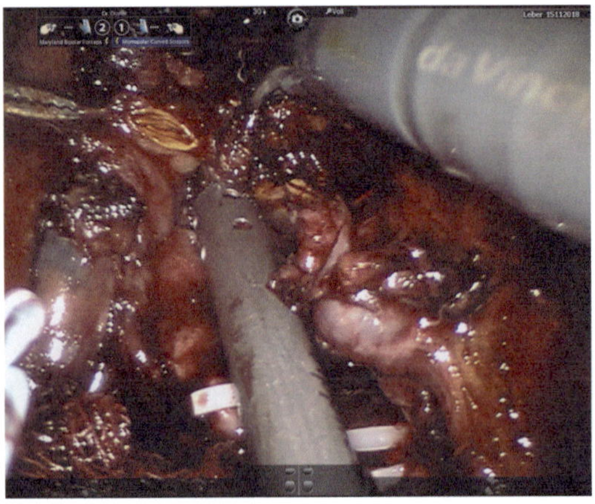

Abb. 8.31 Absetzten des geklippten Ductus hepaticus dexter im Rahmen einer Hemihepatektomie rechts

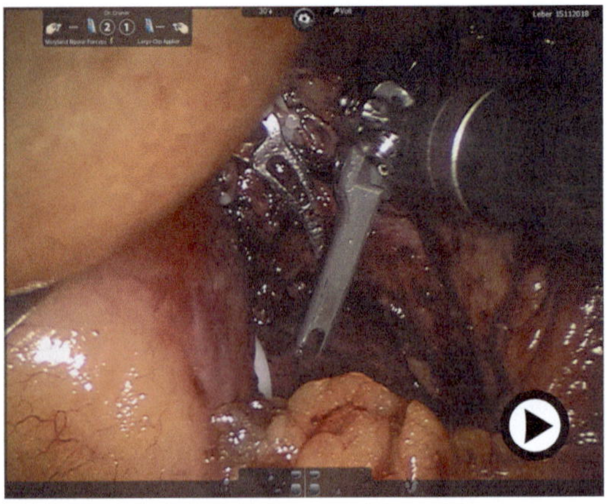

Abb. 8.32 Klippen des rechten Pfortaderastes im Rahmen einer Hemihepatektomie rechts. Durch Verwendung des Endowrist® manipulierbaren Clip-Setzers kann diese Region problemlos erreicht werden. (Video 8.4) (https://doi.org/10.1007/000-0g4)

Zu beachten sind Sonderformen wie z. B. eine Trifurkation der Pfortader mit zentralem Abgang des rechts lateralen und anterioren Pfortaderastes, welche dann separat versorgt werden müssen. Nach zweifelsfreier Identifikation des rechten Asts wird dieser geklippt und durchtrennt (Abb. 8.32) (Video 8.4). Alternativ zur selektiven Darstellung der Gefäße kann wie unter Hemihepatektomie links beschrieben auch rechts ein sogenanntes Extrahepatic Glisson Approach durchgeführt werden (Lee et al. 2016).

Nun demarkiert sich die rechte Leber und es kann mit der monopolaren Schere die Resektionsgrenze an der Leberkapsel markiert werden. Anschließend wird die Leber nach ventral luxiert und sie wird vom Retroperitoneum und der Vena cava mobilisiert. Dabei werden einzelne Spiegel-Venen zur Vena cava geklippt und abgesetzt. Dieses Manöver wird bis zur Mündung der rechten Lebervene durchgeführt. Zu beachten ist dabei das Makuuchi-Ligament. Hinter dieser fibrösen

Struktur verbirgt sich meist eine Vene, die versorgt werden muss, bevor das Ligament durchtrennt wird, da es sonst zu Blutungen kommen kann. Die zirkuläre Darstellung und das Anschlingen der rechten Lebervene gelingt nur in den wenigsten Fällen. Dies sollte auch nicht wegen der Gefahr einer Verletzung der Vena cava forciert werden. Kranial ventral wird das Ligamentum triangulare dextrum bis zur Darstellung der Vena cava inzidiert.

Es folgt nun die Parenchymphase. Hier wird die Leber am Ligamentum teres oder falciforme nach links luxiert. Die Parenchymdissektion kann je nach Textur und Vorliebe mit den oben beschriebenen Techniken erfolgen. Intrahepatische größere Blutgefäße und Gallengänge werden selektiv geklippt und durchtrennt. Nach Komplettierung der Parenchymdissektion wird kranial bis zur rechten Lebervene das Parenchym disseziert. Die rechte Lebervene wird mit dem Linear-Stapler abgesetzt (Abb. 8.33). Nun wird das Ligamentum triangulare dextrum komplett nach lateral inzidiert und die Leber somit komplett vom rechten Zwerchfell mobilisiert. Hier kann der Assistent mit einem laparoskopischen Leberretraktor sehr hilfreich sein. Bei großen und weichen Lebern ist Geduld gefragt, um das Parenchym nicht zu destruieren. Die komplett mobile Leber wird in einen Bergebeutel verbracht und über einen Pfannenstiel-Schnitt oder durch Inzision einer vorbestehenden Narbe geborgen (Abb. 8.34).

Tipps und Tricks

Bei der Präparation des Ligamentum hepatoduodenale empfiehlt es sich, die Gefäße nach Darstellung mit einem Silikonzügel anzuschlingen. Diese werden gekürzt und am Ende mit einem Clip versehen. Über die Silikonzügel können die Gefäße gut exponiert werden, was bei der Dissektion des Ligaments sehr hilfreich ist. Erst nach kompletter Klärung der Leberversorgung sollten die Gefäße geklippt und abgesetzt werden.

8.8 Roboterassistierte Leberlebendspende

Giulianotti et al hat 2012 die erste roboterassistierte Leberlebendspende beschrieben (Giulianotti et al. 2012). Er hat dabei ein stabiles Operationsfeld mit sehr guter 3D-Visualisierung und vor allem enorme Sicherheit beim Nähen von Blutgefäßen und Gallengängen als Vorteil der laparoskopischen Eingriffe wahrgenommen. Technisch entspricht dieses Verfahren weitgehend der roboterassistierten Hemihepatektomie rechts oder links oder der linkslateralen Leberresektion wie bereits oben beschrieben, je nachdem welcher Teil der Leber für eine Leberlebendspende

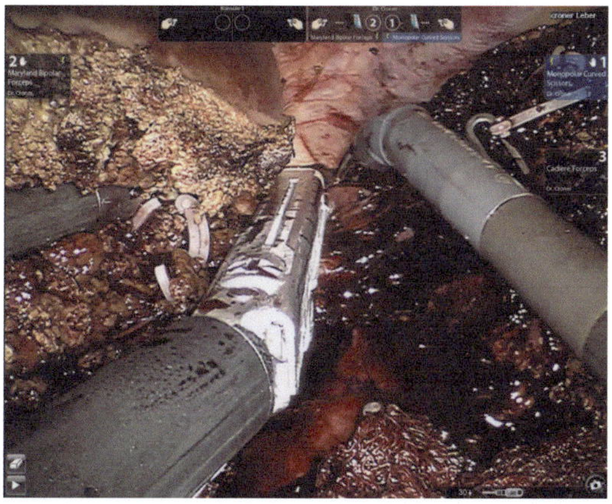

Abb. 8.33 Absetzten der rechten Lebervene mit dem Linear-Stapler am Ende der Parenchymdissektion im Rahmen einer roboterassistierten Hemihepatektomie rechts

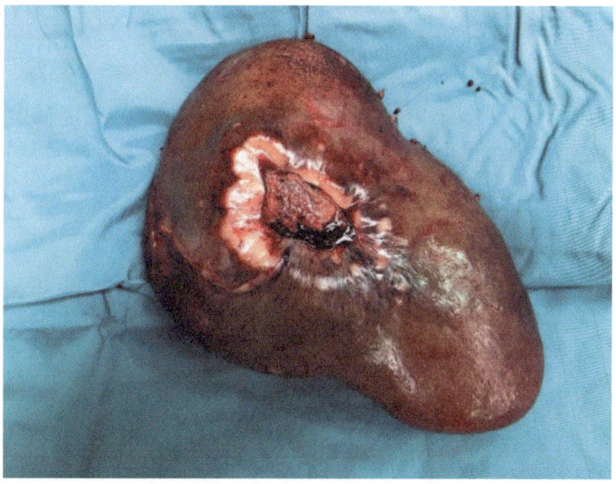

Abb. 8.34 Resektat nacheiner roboterassistierten Hemihepatektomie rechts. Die Einziehungen an der ventralen Leberkapsel lassen den Umfang des Tumors erahnen

rekrutiert werden soll. Allerdings muss bei der Versorgung der Blutgefäße und Gallengänge an den Wiederanschluss im Empfänger gedacht werden und die warme Ischämiezeit möglichst kurz gehalten werden.

Chen et al hat 2016 einen ersten Vergleich zwischen offener und roboterassistierter Leberlebendspende veröffentlicht (Chen et al. 2016, 2017). Dabei hat er 13 robotische mit 54 offenen Fällen verglichen, welche zwischen den Jahren 2013 und 2015 operiert wurden. Er kam zu dem Schluss, dass die roboterassistierten Fälle mehr Zeit brauchen (robotisch 569 versus offen 383 min, p <0,001), höhere Kosten produzieren (robotisch 13.436 $versus offen 5019 $, p <0,001), aber die Spender einen geringeren postoperativen Schmerzmittelverbrauch haben (robotisch 0,58 versus offen 0,84 ng/kg, p = 0,03). Keine Unterschiede fanden sich im intraoperativen Blutverlust, Länge des Krankenhausaufenthaltes oder perioperativer Komplikationsrate. Im Verlauf der roboterassistierten Eingriffe war keine Konversion erforderlich. Chen kam zu dem Schluss, dass die roboterassistierte Leberlebendspende für den Patienten ein sicheres Verfahren ist und von erfahrenen Chirurgen gut durchgeführt werden kann. Allerdings hat sich dieser Eingriff bisher noch nicht in der Breite durchgesetzt. Oberstes Gebot muss bei der Leberlebendspende immer die Sicherheit der Patienten und vor allem des Spenders sein. Daher sollte man ein ausgewiesener Spezialist im Bereich der minimal-invasiven Leberchirurgie sein bevor man sich solchen Eingriffen nähert. So bleibt das Konzept der roboterassistierten Leberlebendspende bisher eine Technik, die wenigen Spezialisten vorbehalten ist, allerdings mit Potenzial für zukünftige Entwicklungen.

8.9 Der Einsatz von Indocyaningrün (IGC) in der roboterassistierten Leberchirurgie

Indocyaningrün (ICG) ist ein nebenwirkungsarmer Fluoreszenzfarbstoff, der initial zur Leberfunktionsdiagnostik verwendet wurde. Nach intravenöser Injektion bindet ICG rasch an Albumin und Lipoproteine, welche von den Hepatozyten aufgenommen werden. Die Ausscheidung erfolgt anschließend nichtmetabolisiert über die Gallengänge (Baker 1966; Cherrick et al. 1960; de Graaf et al. 2011; Huang et al. 2018). Über die Funktionsdiagnostik fand ICG Einzug in die Leberchirurgie. Nach systemischer Applikation fluoreszieren Hepatozyten und Gallengänge innerhalb weniger Minuten unter Bestrahlung mit nahinfrarotem Licht. Aoki et al. beschrieb bereits 2008 die Identifizierung von Lebersegmenten mittels ICG bei anatomischen Leberresektionen (Aoki et al. 2008). Die Lebersegmente können dabei direkt oder indirekt dargestellt werden. Bei der direkten Darstellung wird IGC in die segmentversorgenden Blutgefäße meist unter Ultraschallkontrolle injiziert (Huang et al. 2018). Bei der indirekten Darstellung werden die Segmentäste unterbunden und dann ICG systemisch appliziert, was zu einer negativen Kontrastierung der Lebersegmente führt (Ishizawa et al. 2012b). In beiden Fällen ist eine Identifizierung der individuellen Anatomie möglich. Auch bei Hemihepatektomien kann dieses Verfahren zur Identifizierung der Leberdemarkation nach Unterbindung des Einstroms in die Leber genutzt werden (Abb. 8.35) (Marino et al. 2019).

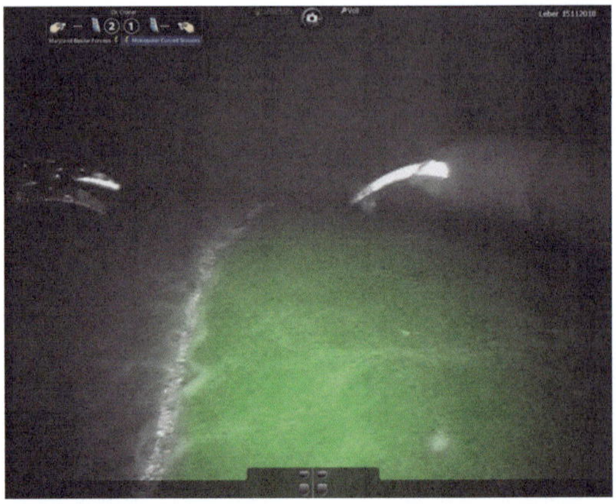

Abb. 8.35 Demarkierung der rechten Leber nach Unterbindung der Arteria hepatica dextra und des rechten Pfortaderastes nach systemischer ICG-Gabe im Rahmen einer roboterassistierten Hemihepatektomie rechts. Die perfundierte linke Leber fluoresziert grün. An der Demarkationsgrenze wurde die Resektionslinie mit der monopolaren Schere markiert

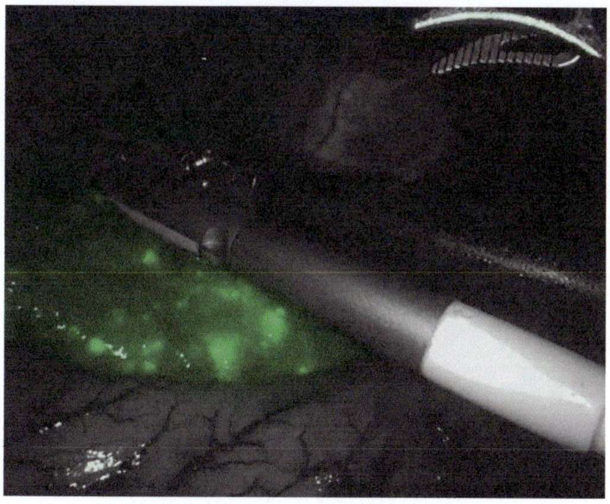

Abb. 8.36 Falsch-positive ICG-Fluoreszenz von Regeneratknoten bei einem Patienten mit hepatozellulärem Karzinom (HCC, *grün*). Mit Hilfe der intraoperativen Sonografie wird der Tumor im Rahmen einer roboterassistierten Leberresektion identifiziert

Später erfolgte die intraoperative Identifizierung von primären und sekundären Lebertumoren (hepatozelluläres Karzinom, cholangiozelluläre Karzinome, kolorektale Lebermetastasen) mittels ICG-Fluoreszenz (Nakaseko et al. 2018; Rossi et al. 2018). Die gestörte Galleexkretion dieser Tumoren oder deren umgebenden Hepatozyten führt zu einer längeren Anreicherung von ICG in diesen Geweben, verglichen mit dem gesunden Lebergewebe. In der Regel wird IGC 3–14 Tage vor dem operativen Eingriff intravenös gespritzt. Durch die beschriebene verlangsamte Ausscheidung aus dem Tumor oder dem peritumoralen Gewebe kommt es zu einer fluoreszierenden Tumordarstellung intraoperativ unter Bestrahlung mit dem entsprechenden Lichtspektrum. Allerdings kommt es bei gestörter Leberfunktion zu falsch-positiven Befunden. Bei Patienten mit hepatozellulärem Karzinom wurden bis zu 8 % falsch-positive Befunde beschrieben (Abb. 8.36) (Mitsuhashi et al. 2008). Eine weitere Limitation stellt die reduzierte Eindringtiefe von fluoreszierendem Licht von 5–10 mm) in das Gewebe dar (Ishizawa et al. 2009). Tiefer liegende Tumoren sind daher schlecht zu identifizieren.

Eine weiteres Einsatzgebiet für ICG im Rahmen roboterassistierter Leberresektionen ist die Fluoreszenzcholangiografie (Boogerd et al. 2017; Kono et al. 2015; Schols et al. 2013). Da ICG über die Gallengänge ausgeschieden wird, kann es für deren intraoperative Darstellung genutzt werden. Eine bereits erprobte Anwendung für diese Methode ist die Darstellung des Ductus cysticus und Ductus choledochus im Rahmen minimal-invasiver Cholezystektomien, um ungewollte Verletzungen der Gallengänge zu vermeiden (Daskalaki et al. 2014). Die Fluoreszenzangiografie kann hier helfen, diese Komplikationen zu vermeiden und die Rate an postoperativen Gallengangfisteln zu reduzieren.

8.10 Morbidität und Mortalität der roboterassistierten Leberchirurgie

In einer vor Kurzem publizierten Empfehlung wurden die roboterassistierte Leberchirurgie als sicheres Verfahren für Lebersegment- und große Resektionen anerkannt. Zwar wird für roboterassistierte Leberresektionen eine längere Operationszeit im Vergleich zu offenen Operationen in nahezu allen Veröffentlichungen beschrieben, allerding ist der intraoperative Blutverlust geringer, die perioperative Komplikationsrate reduziert und der postoperative Krankenhausaufenthalt kürzer als bei konventionell offenen Verfahren (Tab. 8.1) (Croner et al. 2016b; Liu et al. 2019). Wong et al. haben 2019 eine Metaanalyse aus 7 retrospektiven Studien publiziert. Hierbei wurden 329 roboterassistierte mit 426 offen Leberresektionen verglichen. Für die Robotikgruppe wurde eine längere Operationszeit versus der offenen Gruppe beschrieben (mittlerer Unterschied: 61,67 min; 95-%-Konfidenzintervall, CI: 7,03; 115,91). Kein signifikant unterschiedlicher Blutverlust (mittlerer Unterschied: 220,44 ml; 95 % CI: –447,47; 6,58), Risiko für eine Bluttransfusion (relatives Risiko: 0,78; 95 % CI: 0,33; 1,83) oder Anwendung eines Pringle-Manövers (relatives Risiko: 0,78; 95 % CI: 0,09; 11,34) wurden zwischen beiden Gruppen gefunden. Die Konversionsrate für das robotische Verfahren wurde mit 4,4 % beschrieben. Die postoperative Komplikationsrate für alle Komplikationen (relatives Risiko: 0,63; 95 % CI: 0,46; 0,86) und schwere Komplikatio-

Tab. 8.1 Kostenvergleich sowie intra- und perioperative Morbidität und Mortalität offener versus roboterassistierter Leberresektionen (Croner et al. 2016b; Liu et al. 2019; Wong et al. 2019; Sham et al. 2016; Machairas et al. 2019)

	Offene Leberresektionen	Roboterassistierte Leberresektionen	p-Wert
OP-Zeit (min)	231	294	<0,001
Blutverlust (ml)	601–903	306–418	0,09; 0,001
Totale Kosten (€)	16.938,62	13.154,67	<0,001
Krankenhausaufenthalt (Tage)	9	6	<0,001
Morbidität (%)	23,2	14,3	0,004
Gallenfisteln (%)	2,2	2,7	0,57
Mortalität (%)	0,4	0,5	0,55

nen (Clavien-Dindo ≥Grad III) (relatives Risiko: 0,45; 95 % CI: 0,22; 0,94) war bei den Patienten nach roboterassistierter Leberresektion geringer als nach konventionell offenen Eingriffen. Auch war die postoperative Krankenhausverweildauer in der Robotikgruppe (mittlerer Unterschied: –2,57 Tage; 95 % CI: –3,31; –1,82) geringer als nach offenen Operationen (Wong et al. 2019). In diesen Bereichen schneidet der Roboter deutlich besser ab im Vergleich zu offenen Prozeduren. Zwischen laparoskopischen und robotischen Leberresektionen lassen sich derartige Unterschiede bislang kaum abbilden. Die Vergleiche zwischen den beiden Verfahren zeigen in retrospektiven Betrachtungen und Metaanalysen eine möglicherweise reduzierte R1-Resektionsrate, reduzierte Mortalität, weniger Konversionen und eine geringere Lernkurve bei den roboterassistierten Verfahren im Vergleich zur konventionellen Laparoskopie (Zhang et al. 2017; Croner et al. 2016b; Hu et al. 2018; Qiu et al. 2016). Prospektiv randomisierte Studien liegen hierzu allerdings noch nicht vor. Daher können aktuell vor dem Hintergrund einer limitierten Datenlage nur begrenzt Aussagen zu dieser Thematik getroffen werden.

Die hohen Kosten gelten momentan noch als ein limitierender Faktor der Verbreitung der roboterassistierten chirurgischen Verfahren. Hier konnte gezeigt werden, dass die intraoperativen Kosten aufgrund des Materialaufwands bei roboterassistierter Leberresektion höher ist als bei offenen Verfahren, die Gesamtkosten aufgrund des reduzierten Krankenhausaufenthaltes allerdings geringer sind (Croner et al. 2016b; Sham et al. 2016).

8.11 Onkologische Ergebnisse der roboterassistierten Leberresektion

Schon lange ist bekannt, dass sich die onkologische Qualität zwischen offenen und minimalinvasiven Leberresektionen nicht unterscheidet. Die berichteten R0-Resektionsraten bei roboterassistierten Leberresektionen bei Lebermalignomen liegen bei 93–100 % und sind damit den offenen Leberresektionen (96 %) vergleichbar (Croner et al. 2016b; Liu et al. 2019). Beim hepatozellulären Karzinom haben Lai et al. ein 2-Jahres-Gesamt- und-krankheitsfreies-Überleben von 94 % und 74 % berichtet (Lai et al. 2013). Wang et al. berichten über keine Unterschiede im 1-, 2-, und 3-Jahres-krankheitsfreiem-Überleben nach robotischer (72,5 %; 64,3 %; 77,8 %) versus offener (77,8 %; 71,9 %; 71,9 %) Leberresektion bei hepatozellulären Karzinomen (p = 0,325). In dieser Studie hat sich auch das Gesamtüberleben nach 1, 2, und 3 Jahren nicht unterschieden (robotisch: 95,4 %; 92,3 %; 92,3 % versus offen: 100 %; 97,7 % 97,7 %; p = 0,137). Das mittlere Überleben der Patienten nach robotischer Operation lag bei 761 Tagen versus 686 Tagen nach offener Operation (p = 0,115). Auch die Rezidivraten zeigten keine signifikanten Unterschiede zwischen robotischen (27 %) versus offenen (37,3 %) Eingriffen (p = 0,140) (Wang et al. 2018).

Für Gallengangkarzinome und Gallenblasenkarzinome liegen bisher nur Berichte über kleinere Fallserien vor. Khan et al. beschreiben eine Rezidivrate von 31,2 % bei Gallengangkarzinomen und 27,3 % bei Gallenblasenkarzinomen nach einer medianen Beobachtungszeit von

Tab. 8.2 R1 Resektionsraten (*R1*) und 3-Jahres-krankheitsfreies Überleben (*DFS*) bei hepatozellulären Karzinomen (*HCC*) und kolorektalen Lebermetastasen (*CLM*); *n.b.* nicht berichtet (Liu et al. 2019; Machairas et al. 2019; Troisi et al. 2013)

	Offene Leberresektionen	Roboterassistierte Leberresektionen	p-Wert
R1; %	8,9	12,8	0,95
3-Jahre-DFS; HCC (%)	58–71,9	61,6–73	0,325; 0,062
3-Jahre-DFS; CLM (%)	41	62	n.b.

75 Monaten nach roboterassistierter Leberresektion. Das 3-Jahres-Überleben der Patienten mit Gallengangkarzinom lag dabei bei 49 % und Gallenblasenkarzinom bei 65 % (Khan et al. 2018).

Troisi et al. berichten über 1- und 3-Jahres-krankheitsfreies-Überleben von 79 % und 62 % nach robotischer Leberresektion bei kolorektalen Lebermetastasen (Tab. 8.2) (Troisi et al. 2013).

Die bisherigen Daten zeigen ein äquivalentes onkologisches Ergebnis zwischen offenen und roboterassistierten Leberresektionen. Allerdings ist auch hier die Datenlage bisher sehr übersichtlich. Sicherlich muss man für eine endgültige Bewertung zukünftige Studien abwarten.

Die roboterassistierte Leberchirurgie ist eine vielversprechende neue Technik zur minimalinvasiven Leberresektion mit hohem Potenzial. Sie ist in erfahrenen Händen sicher und bietet dem Patienten alle Vorteile der minimal-invasiven Chirurgie mit vergleichbaren onkologischen Ergebnissen zur offenen Leberresektion. Dem erfahrenen hepatobiliären Chirurgen eröffnet sich durch diese technischen Innovationen die Möglichkeit, die Grenzen der minimal-invasiven Leberchirurgie zu erweitern.

Literatur

Abu Hilal M et al (2018) The southampton consensus guidelines for laparoscopic liver surgery: from indication to implementation. Ann Surg 268(1):11–18

Aoki T et al (2008) Image-guided liver mapping using fluorescence navigation system with indocyanine green for anatomical hepatic resection. World J Surg 32(8): 1763–1767

Baker KJ (1966) Binding of sulfobromophthalein (BSP) sodium and indocyanine green (ICG) by plasma alpha-1 lipoproteins. Proc Soc Exp Biol Med 122(4):957–963

Ban D et al (2014) A novel difficulty scoring system for laparoscopic liver resection. J Hepatobiliary Pancreat Sci 21(10):745–753

Boogerd LSF et al (2017) The best approach for laparoscopic fluorescence cholangiography: overview of the literature and optimization of dose and dosing time. Surg Innov 24(4):386–396

Buell JF et al (2013) Evaluation of stapler hepatectomy during a laparoscopic liver resection. HPB (Oxford) 15(11):845–850

Chen PD et al (2016) Robotic liver donor right hepatectomy: a pure, minimally invasive approach. Liver Transpl 22(11):1509–1518

Chen PD, Wu CY, Wu YM (2017) Use of robotics in liver donor right hepatectomy. Hepatobiliary Surg Nutr 6(5):292–296

Cherrick GR et al (1960) Indocyanine green: observations on its physical properties, plasma decay, and hepatic extraction. J Clin Invest 39:592–600

Ciria R et al (2016) Comparative short-term benefits of laparoscopic liver resection: 9000 cases and climbing. Ann Surg 263(4):761–777

Coelho FF et al (2018) Laparoscopy-assisted versus open and pure laparoscopic approach for liver resection and living donor hepatectomy: a systematic review and meta-analysis. HPB (Oxford) 20(8):687–694

Conrad C et al (2012) Laparoscopic portal vein ligation with in situ liver split for failed portal vein embolization. Ann Surg 256(3):e14–e15; author reply e16-7

Croner R et al (2016a) Robotic-assisted liver surgery. Zentralbl Chir 141(2):154–159

Croner RS et al (2015) Pioneering robotic liver surgery in Germany: first experiences with liver malignancies. Front Surg 2:18

Croner RS et al (2016b) Robotic liver surgery for minor hepatic resections: a comparison with laparoscopic and open standard procedures. Langenbeck's Arch Surg 401(5):707–714

Croner R, et al (2020) Zentralbl Chir. https://doi.org/10.1055/a-1157-9754. Online ahead of print.

Daskalaki D et al (2014) Indocyanine green (ICG) fluorescent cholangiography during robotic cholecystectomy: results of 184 consecutive cases in a single institution. Surg Innov 21(6):615–621

Friedrich Trendelenburg (1844–1924) Trendelenburg's position. JAMA, 1969 207(6):1143–1144

Giulianotti PC et al (2012) Robot-assisted right lobe donor hepatectomy. Transpl Int 25(1):e5–e9

de Graaf W et al (2011) Transporters involved in the hepatic uptake of (99m)Tc-mebrofenin and indocyanine green. J Hepatol 54(4):738–745

Guo Y et al (2018) Minimally invasive versus open simultaneous resections of colorectal cancer and synchro-

nous liver metastases: a meta-analysis. Am Surg 84(2):192–200
Hallet J et al (2018) The impact of perioperative blood transfusions on short-term outcomes following hepatectomy. Hepatobiliary Surg Nutr 7(1):1–10
Hibi T et al (2014) International survey on technical aspects of laparoscopic liver resection: a web-based study on the global diffusion of laparoscopic liver surgery prior to the 2nd international consensus conference on laparoscopic liver resection in Iwate, Japan. J Hepatobiliary Pancreat Sci 21(10):737–744
Hu L et al (2018) Effectiveness and safety of robotic-assisted versus laparoscopic hepatectomy for liver neoplasms: a meta-analysis of retrospective studies. Asian J Surg 41(5):401–416
Huang SW, Ou JJ, Wong HP (2018) The use of indocyanine green imaging technique in patient with hepatocellular carcinoma. Transl Gastroenterol Hepatol 3:95
Ishizawa T et al (2009) Real-time identification of liver cancers by using indocyanine green fluorescent imaging. Cancer 115(11):2491–2504
Ishizawa T et al (2012a) Laparoscopic segmentectomy of the liver: from segment I to VIII. Ann Surg 256(6):959–964
Ishizawa T et al (2012b) Positive and negative staining of hepatic segments by use of fluorescent imaging techniques during laparoscopic hepatectomy. Arch Surg 147(4):393–394
Jara M et al (2015) Reliable assessment of liver function using LiMAx. J Surg Res 193(1):184–189
Kawaguchi Y, Lillemoe HA, Vauthey JN (2019) Dealing with an insufficient future liver remnant: portal vein embolization and two-stage hepatectomy. J Surg Oncol 119(5):594–603
Khan S et al (2018) Long-term oncologic outcomes following robotic liver resections for primary hepatobiliary malignancies: a multicenter study. Ann Surg Oncol 25(9):2652–2660
Kono Y et al (2015) Techniques of fluorescence cholangiography during laparoscopic cholecystectomy for better delineation of the bile duct anatomy. Medicine (Baltimore) 94(25):e1005
Lai EC, Yang GP, Tang CN (2013) Robot-assisted laparoscopic liver resection for hepatocellular carcinoma: short-term outcome. Am J Surg 205(6):697–702
Latchana N et al (2019) Red blood cell transfusion in liver resection. Langenbeck's Arch Surg 404(1):1–9
Lee JH et al (2016) Robotic extrahepatic Glissonean pedicle approach for anatomic liver resection in the right liver: techniques and perioperative outcomes. Surg Endosc 30(9):3882–3888
Liu Q, et al (2020) Comparison of the learning curves for robotic left and right hemihepatectomy: A prospective cohort study. Int J Surg 81:19–25
Liu R et al (2019) International consensus statement on robotic hepatectomy surgery in 2018. World J Gastroenterol 25(12):1432–1444
Lock JF et al (2013) Predicting the prognosis in acute liver failure: results from a retrospective pilot study using the LiMAx test. Ann Hepatol 12(4):556–562
Lock JF et al (2017) LiMAx test improves diagnosis of chemotherapy-associated liver injury before resection of colorectal liver metastases. Ann Surg Oncol 24(9):2447–2455
Machairas N et al (2019) Comparison between robotic and open liver resection: a systematic review and meta-analysis of short-term outcomes. Updat Surg 71(1):39–48
Marino MV, Builes Ramirez S, Gomez Ruiz M (2019) The Application of Indocyanine Green (ICG) staining technique during robotic-assisted right hepatectomy: with video. J Gastrointest Surg
Mitsuhashi N et al (2008) Usefulness of intraoperative fluorescence imaging to evaluate local anatomy in hepatobiliary surgery. J Hepato-Biliary-Pancreat Surg 15(5): 508–514
Nakaseko Y, Ishizawa T, Saiura A (2018) Fluorescence-guided surgery for liver tumors. J Surg Oncol 118(2): 324–331
Nguyen KT, Gamblin TC, Geller DA (2009a) World review of laparoscopic liver resection-2,804 patients. Ann Surg 250(5):831–841
Nguyen KT et al (2009b) Minimally invasive liver resection for metastatic colorectal cancer: a multi-institutional, international report of safety, feasibility, and early outcomes. Ann Surg 250(5):842–848
Qiu J, Chen S, Chengyou D (2016) A systematic review of robotic-assisted liver resection and meta-analysis of robotic versus laparoscopic hepatectomy for hepatic neoplasms. Surg Endosc 30(3):862–875
Rossi G et al (2018) Fluorescence guided surgery in liver tumors: applications and advantages. Acta Biomed 89(9-S):135–140
Schiffman SC et al (2015) Laparoscopic versus open liver resection for metastatic colorectal cancer: a metaanalysis of 610 patients. Surgery 157(2):211–222
Schnitzbauer AA et al (2012) Right portal vein ligation combined with in situ splitting induces rapid left lateral liver lobe hypertrophy enabling 2-staged extended right hepatic resection in small-for-size settings. Ann Surg 255(3):405–414
Schols RM et al (2013) Fluorescence cholangiography during laparoscopic cholecystectomy: a feasibility study on early biliary tract delineation. Surg Endosc 27(5):1530–1536
Sham JG et al (2016) Efficacy and cost of robotic hepatectomy: is the robot cost-prohibitive? J Robot Surg 10(4):307–313
Stockmann M et al (2010) The LiMAx test: a new liver function test for predicting postoperative outcome in liver surgery. HPB (Oxford) 12(2):139–146
Troisi RI et al (2013) Robot assistance in liver surgery: a real advantage over a fully laparoscopic approach? Results of a comparative bi-institutional analysis. Int J Med Robot 9(2):160–166
Wakabayashi G et al (2014) Laparoscopic hepatectomy is theoretically better than open hepatectomy: preparing for the 2nd international consensus conference on laparoscopic liver resection. J Hepatobiliary Pancreat Sci 21(10):723–731

Wakabayashi G et al (2015) Recommendations for laparoscopic liver resection: a report from the second international consensus conference held in Morioka. Ann Surg 261(4):619–629

Wang WH et al (2018) Oncological and surgical result of hepatoma after robot surgery. Surg Endosc 32(9):3918–3924

Wong DJ et al (2019) Systematic review and meta-analysis of robotic versus open hepatectomy. ANZ J Surg 89(3):165–170

Wu CY et al (2019) Robotic-assisted right posterior segmentectomies for liver lesions: single-center experience of an evolutional method in left semi-lateral position. J Robot Surg 13(2):231–237

Yu YD et al (2014) Robotic versus laparoscopic liver resection: a comparative study from a single center. Langenbeck's Arch Surg 399(8):1039–1045

Zhang B et al (2017) Laparoscopy-assisted versus open hepatectomy for live liver donor: systematic review and meta-analysis. Can J Gastroenterol Hepatol 2017: 2.956.749

Roboterassistierte Spendernephrektomie

9

Yakup Kulu, Mohammad Golriz und Arianeb Mehrabi

Inhaltsverzeichnis

9.1 **Einleitung** ... 121
9.2 **Robotersysteme** ... 122
9.3 **Operationsverfahren** ... 123
9.4 **Roboterassistierte Spendernephrektomie** ... 123
9.5 **Operation** ... 124
9.6 **Ergebnisse und Evidenz** ... 126

Literatur ... 129

9.1 Einleitung

Im Jahr 2018 befanden sich auf der Warteliste für eine Nierentransplantation in Deutschland 7526 Patienten. Davon sind 2692 Patienten im Jahr 2018 als Neuanmeldungen dazugekommen, die übrigen knapp 5000 Patienten warten seit unterschiedlicher Zeit auf ein Spenderorgan. Dieser Anzahl stehen für das Jahr 2018 in Deutschland 2291 Nierentransplantationen gegenüber (DSO 2018). Bei Patienten mit einer Nierenerkrankung im Endstadium ist die Nierentransplantation die Therapie der Wahl, aber die zur Verfügung stehenden Spenderorgane (lebend oder nicht) decken den Bedarf bei Weitem nicht. Die Lebendspende kann in diesem Zusammenhang der Organknappheit entgegenwirken (Fonouni et al. 2010; Mehrabi et al. 2004). Zudem ist bekannt, dass hinsichtlich der Transplantatfunktion und dem Patientenüberleben die Nierentransplantation mit einer Lebendspende der Kadaverspende überlegen ist (Delmonico und Dew 2007; Terasaki et al. 1995; Mehrabi et al. 2019). Zusammengefasst ist die Nierenlebendspende für den terminal niereninsuffizienten Patienten aufgrund der Organknappheit und der vorteilhafteren Ergebnisse nach Transplantation, verglichen mit der Kadaverspende, ein großzügiges Geschenk. Da sich

Y. Kulu (✉) · M. Golriz · A. Mehrabi
Klinik für Allgemein-, Viszeral- und Transplantationschirurgie, Universitätsklinikum Heidelberg, Heidelberg, Deutschland
e-mail: yakup.kulu@med.uni-heidelberg.de; mohammad.golriz@med.uni-heidelberg.de; arianeb.mehrabi@med.uni-heidelberg.de

T. Hackert, R. S. Croner (Hrsg.), *Roboterassistierte Viszeral- und Thoraxchirurgie*,
https://doi.org/10.1007/978-3-662-60457-1_9

der Lebendspender aus völliger Gesundheit heraus den Risiken einer Spendernephrektomie unterzieht, ist es selbsterklärend, dass alle Vorkehrungen getroffen werden müssen, um die Unversehrtheit des Spenders und des Spenderorgans zu gewährleisten.

Mittels offener Spendernephrektomie konnte dieser Eingriff mit einer sehr niedrigen Komplikationsrate durchgeführt werden (Johnson et al. 1997). Nachdem die Laparoskopie 1992 erstmals für die Nephrektomie erkrankter Nieren angewendet wurde, zeigten erste Arbeiten, dass minimal-invasiv operierte Patienten, verglichen mit offen operierten Patienten, sich schneller erholen (Clayman et al. 1991; Kavoussi et al. 1993). Sie hatten weniger postoperative Schmerzen, einen kürzeren Krankenhausaufenthalt und eine schnellere Rekonvaleszenz. Nur 3 Jahre später wurde die Durchführbarkeit der laparoskopische Spendernephrektomie als sichere Alternative zum offenen Vorgehen erstmals demonstriert (Ratner et al. 1995). In den folgenden Jahren wurden weitere minimal-invasive Techniken wie die handassistierte laparoskopische Spendernephrektomie und die handassistierte retroperitoneoskopische Spendernephrektomie eingeführt (Wadstrom and Lindstrom 2002; Wolf et al. 1998). Die Vorteile des minimal-invasiven Vorgehens im Vergleich zur offenen Operation wurde in mehreren Arbeiten bereits demonstriert (Fonouni et al. 2014; Merlin et al. 2000; Rajab et al. 2005).

Der Operationsroboter wurde erstmals 2002 zur Spendernephrektomie eingesetzt (Horgan et al. 2002). Die Autoren berichteten über ihre ersten 12 Fälle. Alle Fälle wurden mit dem Telemanipulator der Firma Intuitive (da Vinci) durchgeführt. Die mittlere Operationszeit betrug 166 min, der Blutverlust lag bei 68 ml und die Patienten verließen das Krankenhaus nach 1,9 Tagen („range" 1–5 Tage). Schwerwiegende Komplikationen oder verzögerte Funktionsaufnahme des Spenderorgans wurden nicht beobachtet. Die roboterassistierte laparoskopische Spendernephrektomie hat in den folgenden Jahren zunehmend an Bedeutung gewonnen, da die Durchführbarkeit des Eingriffs durch den Einsatz des Roboters erleichtert wird. Der Operationsroboter ermöglicht dem Chirurgen durch das sitzende Arbeiten eine bessere Ergonomie. Die Kamera kann selbstständig gesteuert und das 3-dimensionale HD-Bild kann auf Wunsch mittels optischen Zooms bis auf das 10-Fache vergrößert werden, wobei noch die Instrumente 7 Freiheitsgrade anbieten. Zusätzlich kann die Bewegungsübersetzung eingestellt werden. Zusammengenommen führen diese Funktionen im Vergleich zur konventionellen minimal-invasiven Chirurgie eine deutlich überlegenere Hand-Augen-Koordination. Dies erleichtert sehr das präzise Präparieren in engen Räumen mit hoher Patientensicherheit. Des Weiteren ermöglichen diese Vorteile die minimal-invasive Durchführbarkeit komplexer Operationen auch für den laparoskopisch ungeübten Chirurgen. Es konnte gezeigt werden, dass die laparoskopische Vorerfahrung beim Einsatz des Operationsroboters keine Rolle spielt und die Lernkurve für die Durchführung komplexer Eingriffe deutlich steiler ist als bei der alleinigen Laparoskopie (Jayne et al. 2017).

Im Folgenden stellen wir die Operationstechnik der roboterassistierten Spendernephrektomie dar und diskutieren im Anschluss die aktuell verfügbare Evidenz zu dem Verfahren.

9.2 Robotersysteme

Die roboterassistierte Spendernephrektomie wird aktuell mit dem Da-Vinci-System der Firma Intuitive durchgeführt. Zurzeit sind unterschiedliche Modelle (das aktuelle Xi-System und die Vormodelle S und Si) verfügbar. Bei den S-Modellen wird der Operationsroboter von kranial herangefahren und die Da-Vinci-Trokare werden auf einer halbkreisförmigen Linie platziert. Das aktuellere Xi-Modell wird bei der Spendernephrektomie seitlich herangefahren. Bei der linksseitigen Spendernephrektomie liegt der Patient in Rechtsseitenlage und der Operationsroboter wird von der linken Patientenseite an den Rücken des Patienten positioniert. Für die rechtsseitige Entnahme gilt es analog. Die Da-Vinci-Trokare werden auf einer geraden Linie entlang der medialen Klavikularlinie vom Rippenbogen zur Darmbeinschaufel angeordnet. Als Bergeinzision eignet sich ein Pfannenstiel-Schnitt oder eine periumbilikale Minilaparotomie.

9.3 Operationsverfahren

Bei der Spendernephrektomie wird in der Regel aufgrund der Länge der Nierenvene die Entnahme der linken Seite bevorzugt. Die Befundlage der seitengetrennten Nierenfunktionsszintigrafie und der radiologischen Darstellung der Nierengefäße (magnetresonanztomografische oder computertomografische Angiografie) beeinflusst auch die Seitenwahl. Somit kann es bei arterieller Mehrfachversorgung oder kavernöser Veränderung der linken Nierenvene oder funktionsszintigrafisch deutlichem Größenunterschied beider Nieren notwendig sein, die rechte Niere zu entnehmen (Fonouni et al. 2010). Grundsätzlich sollten hier bei der Einführung des Verfahrens Konstellationen gewählt werden, die eine unproblematische Spendernephrektomie erwarten lassen. Bei funktionsszintigrafisch relativ ausgeglichener Seitenverteilung ist das eine linke Niere mit einer venösen und arteriellen Eingefäßversorgung.

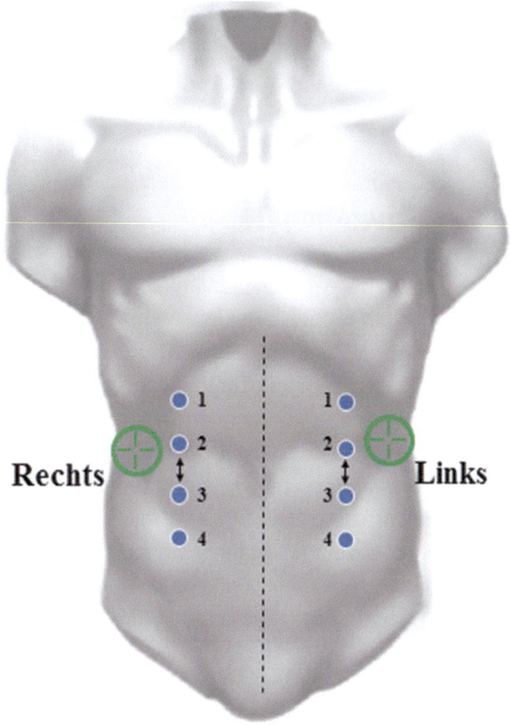

Abb. 9.1 Platzierung der Trokare

9.4 Roboterassistierte Spendernephrektomie

Sowohl bei den S-Modellen als auch beim Xi-Modell erfolgt die linksseitige Spendernephrektomie in Patientenrechtsseitenlage und die rechtsseitige Spendernephrektomie in Patientenlinksseitenlage. Zur stabilen Lagerung des Patienten empfiehlt sich der Einsatz einer Vakuummatratze. Der patientennahe Assistent befindet sich bei linksseitigen Entnahmen auf der rechten Patientenseite in sitzender Position und bei der rechtsseitigen Entnahme auf der linken Patientenseite. Bei den S-Modellen wird der Operationsroboter im Falle einer linksseitigen Entnahme von der linken Schulter herangefahren und die Trokare werden in einem konkaven Halbkreis positioniert. Bei dem Xi-Modell steht der Roboter bei linksseitigen Entnahmen hinter dem Rücken des Patienten auf der rechten Patientenseite. Die Trokare werden unabhängig von der zu entnehmenden Seite analog zueinander auf der Medioklavikularlinie vom Rippenbogen beginnend Richtung Darmbeinschaufel verteilt (Abb. 9.1).

Für die linksseitige Spendernephrektomie sollte der Trokarzugang für den Arm 2 auf Höhe des Nierenhilus zu liegen kommen und wird mit der Kamera besetzt. Dann wird nach kranial, Richtung Rippenbogen der Zugang für Arm 1 (bipolare Fasszange), nach kaudal Richtung Darmbeinschaufel Arm 3 (monopolare Schere oder monopolares Häkchen) und Arm 4 (Cadière-Fasszange) eingebracht. Bei der rechtseitigen Spendernephrektomie wird der Arm 3 mit der Kamera besetzt. Der entsprechende Trokar sollte in der Medioklavikularlinie auf der Höhe des Nierenhilus platziert werden. Nach kranial Richtung Rippenbogen wird auf gleicher Linie der Zugang für Arm 4 (monopolare Schere oder monopolares Häkchen), nach kaudal Richtung Darmbeinschaufel der Zugang für Arm 2 (bipolare Fasszange) und Arm 4 (Cadière-Fasszange) eingebracht.

Im Unterschied zu den S-Modellen kann mit dem Xi-Modell ein Stapler-Instrument bedient werden. Falls zum Absetzen der Gefäße und des Ureters ein Da-Vinci-Stapler verwendet werden soll, wird der 12 mm Da-Vinci-Trokar in Position 4 eingebracht.

Die Abstände zwischen den Trokaren können je nach Habitus des Patienten variiert werden, sollten aber nicht weniger als 6 cm und nicht mehr als

10 cm voneinander entfernt sein. Es empfiehlt sich, zwischen Trokar 1 und 2 etwas mehr Platz zu lassen, sodass ein 5 mm-Assistententrokar auf etwa gleicher Ebene eingebracht werden kann.

9.5 Operation

Das Kolon wird von seinen lateralen Verwachsungen gelöst und mobilisiert. Dabei wird die Gerota-Faszie dargestellt. Bei linksseitigen Entnahmen werden die linke Kolonflexur und der Milzunterpol mobilisiert. Dabei muss auf den Pankreasschwanz geachtet werden. Bei rechtsseitigen Entnahmen kann es notwendig sein, die retroperitonealen Verwachsungen subhepatisch zu lösen. Zusätzlich muss bei rechtsseitigen Entnahmen das Duodenum im Rahmen eines Kocher-Manövers mobilisiert und die Vena cava dargestellt werden. Die Gonadal-Gefäße und der Harnleiter werden auf Höhe deren Überkreuzung mit der Arteria iliaca externa dargestellt (Abb. 9.2). Beide Strukturen werden separat voneinander auf dem Musculus psoas mobilisiert und mit jeweils einem Zügel angezügelt. Bei linksseitigen Entnahmen wird die Gonadalvene bis zu Ihrem Einstrom in die Nierenvene verfolgt und dort unter zuvor gesetzten Clips abgesetzt. Auf der rechten Seite erfolgt das Absetzen der Gonadalvene am Einstrom in die Vena cava. Die Nierenvene wird dargestellt, freipräpariert und angezügelt (Abb. 9.3 a–c). Auf der linken Seite wird die Nebennierenvene sowie die Gonadalvene am Einstrom in die linke Nierenvene dargestellt und abgesetzt. Beim Platzieren der Clips muss darauf geachtet werden, dass diese beim Stapeln der Nierenvene nicht stören werden. Von hier aus wird die Nebenniere vom Nierenoberpol gelöst (Abb. 9.4). Die Nierenvene wird mittels Zügel lateralisiert und dorsal die Nierenarterie identifiziert und freigelegt

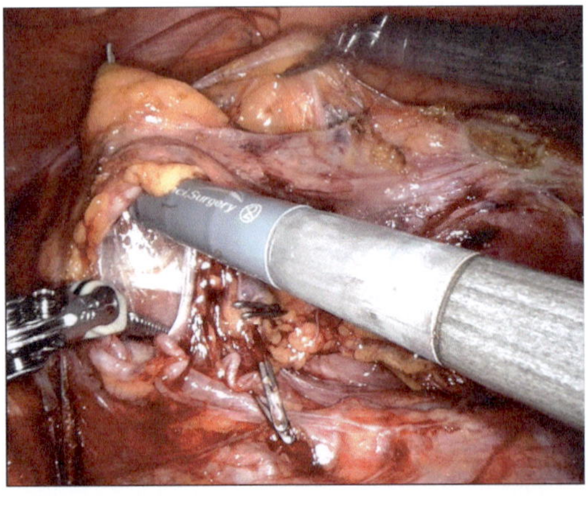

Abb. 9.2 Mobilisieren von den Gonadalgefäßen und dem Harnleiter vom Musculus psoas

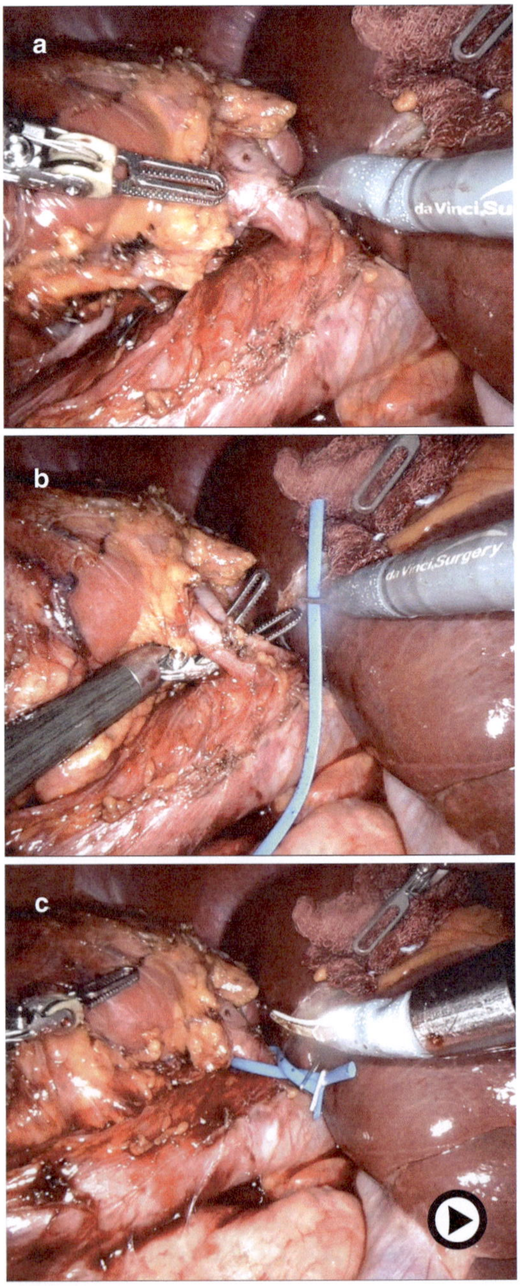

Abb. 9.3 a–c Anzügeln der Nierenvene

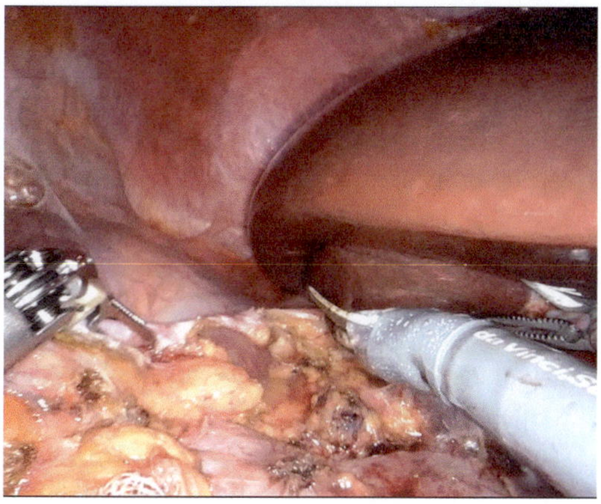

Abb. 9.4 Mobilisieren vom Nierenoberpol und Ablösen der Nebenniere

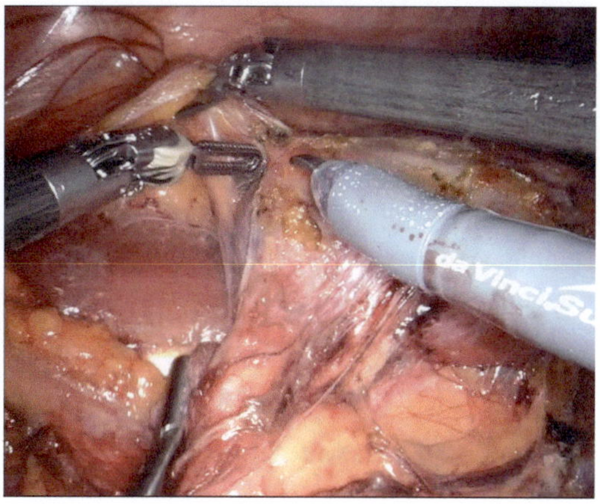

Abb. 9.6 Laterale Mobilisation der Niere

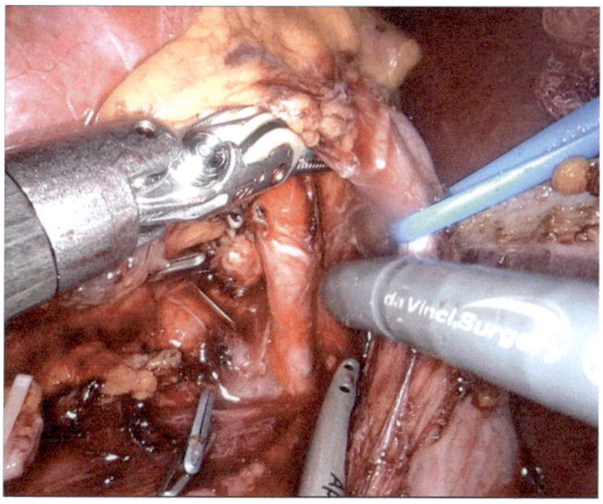

Abb. 9.5 Darstellen der Nierenarterie

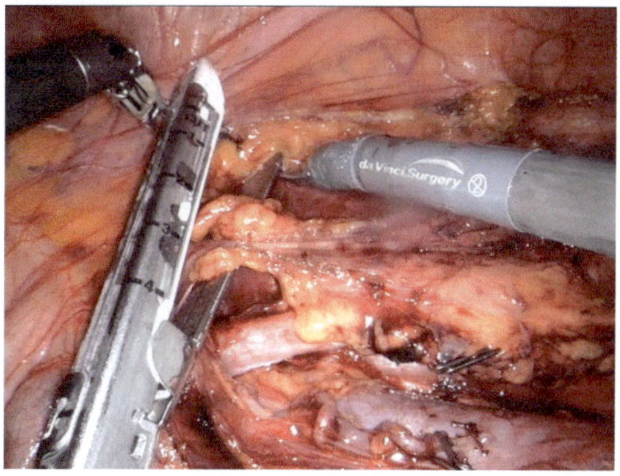

Abb. 9.7 Durchtrennen der Gonadalgefäße

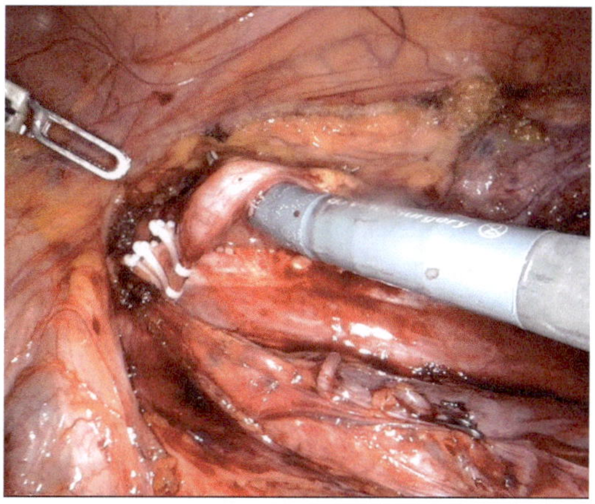

Abb. 9.8 Durchtrennen des Harnleiters

(Abb. 9.5). Unter Belassen des Nierenkapselfetts an der Niere wird der Nierenunterpol mobilisiert (Abb. 9.6). Dabei wird der angezügelte Harnleiter angehoben (Arm 4). Mobilisieren der Niere mit Nierenkapselfett von lateral. Anschließend wird die Präparation am Nierenoberpol fortgesetzt und der Nierenoberpol mobilisiert. Dann kann die Niere nach medial geklappt werden (Arm 4) und die Nierenarterie an ihrem Abgang von der Aorta dargestellt werden. Nach kompletter Mobilisierung der Niere und Darstellen von Harnleiter, Gonadalgefäßen und Nierengefäßen ist die Niere zur Entnahme bereit. Zunächst werden die Gonadalgefäße (Abb. 9.7) und anschließend der Harnleiter durchtrennt (Abb. 9.8). Nach Herausnahme aller Instrumente und Abdocken sowie Zurückfahren des Operationsroboters wird der Bergeschnitt in Pfannenstiel- oder an periumbilikaler Position vorbereitet. Nach laparoskopischer Durchtrennung der Gefäße wird das Organ geborgen. In der Literatur sind im Hinblick auf Vor- und Nachteile der Lokalisation der Bergeinzision widersprüchliche Ergebnisse vorhanden. Ob und inwieweit die Lokalisation der Bergeinzision die Genesung der Spender beeinflusst, wird in einer laufenden randomisierten Studie (HAPERPACT-Trial) überprüft (Kulu et al. 2018).

9.6 Ergebnisse und Evidenz

Die Datenlage zum Vergleich der Ergebnisse zwischen der robotischen und der konventionell laparoskopischen Spendernephrektomie basiert aktuell auf 7 retrospektiven Beobachtungsstudien (Cohen et al. 2015; Geffner et al. 2011; Janki et al. 2017; Liu et al. 2012; Renoult et al. 2006; Serrano et al. 2016; Yang et al. 2018) und einer randomisiert-kontrollierten Studie (Bhattu et al. 2015). In der randomisierten Studie von Bhattu et al. wurden Ergebnisse von 15 robotisch operierten Patienten mit 30 konventionell laparoskopisch operierten Spendern verglichen (Bhattu et al. 2015). Interessanterweise war der Schmerzmittelbedarf der Patienten in der robotischen Gruppe statistisch signifikant niedriger als die der Vergleichsgruppe. Die Operationszeit unterschied sich zwischen den Gruppen nicht, aber das Bergen des Spenderorgans und die warme Ischämiezeit bei robotisch operierten Spendern waren länger. Das beeinflusste jedoch die Nierenfunktion der Empfänger nicht. Die Nierenfunktion 9 Monate nach Transplantation war in beiden Gruppen vergleichbar. Die Autoren schlussfolgerten, dass der robotische Ansatz ist im Vergleich zur konventionellen Laparoskopie sicher ist und mit weniger Morbidität vergesellschaftet ist. Die verlängerte warme Ischämiezeit würde sich nicht negativ auf die Transplantatfunktion auswirken. Es muss jedoch kritisch angemerkt werden, dass die Patienten zum Behandlungsarm nicht verbunden wurden und somit ein Bias im Hinblick auf weniger Schmerzen nicht ausgeschlossen werden kann. Hinzu kommt die limitierte Fallzahl, die auch keine eindeutige Bewertung des Verfahrens erlaubt. Innerhalb 3 der 7 vorliegenden retrospektiven Arbeiten zum Thema wurde die robotische Spendernephrektomie mit der konventionellen Laparoskopie verglichen (Geffner et al. 2011; Liu et al. 2012; Yang et al. 2018). Die Fallzahlen war jeweils überschaubar (zwischen 5 und 35 Patienten). Auch in diesen Analysen zeigte sich, dass das robotische Verfahren die Operationszeit und die warme Ischämiezeit verlängert – ohne Einfluss auf die Funktion des Spenderorgans.

In einer aktuellen Metaanalyse wurden die Ergebnisse aus 7 Studien mit insgesamt 250 robotisch und 264 laparoskopisch operierten Patienten zusammengefasst (Wang et al. 2019). Auch in dieser Analyse bestätigt sich die verlängerte Operationszeit und die verlängerte warme Ischämiezeit bei robotisch operierten Spendern. Krankenhausaufenthalt, Konversionsrate, perioperative Morbidität und Funktion des Spenderorgans war in beiden Gruppen vergleichbar.

In einer ebenfalls kürzlich veröffentlichten systematischen Übersichtsarbeit zur roboterassistierten Spendernephrektomie wurden die Daten aus insgesamt 18 Studien (8 retrospektive Beobachtungsstudien, 4 prospektive Beobachtungsstudien, 1 randomisiert-kontrollierte Studie und 5 „case reports“) mit 910 Patienten zusammengefasst (Creta et al. 2019). Bei einer Operationszeit von 139 bis 306 min lag die warme Ischämiezeit zwischen 1,5 und 5,8 min. Die intraoperative Komplikationsrate lag zwischen 0 und 6,7 %, der Blutverlust zwischen 30 und 146 ml. Die Konversionsrate lag zwischen 0 und 5 %. Die berichtete Dauer des Krankenhausaufenthaltes lag zwischen einem und 5,8 Tagen. Der Transplantatverlust nach einem und 10 Jahren lag bei 1 % und 22 %. Den vorliegenden Daten liegen jedoch methodisch schwache Arbeiten zugrunde. Eine endgültige Bewertung des Verfahrens im Vergleich zur konventionellen Laparoskopie ist zurzeit nicht möglich. Dennoch ist zu erwarten, dass nach Überwindung der Lernkurve die Operationszeit und die warme Ischämiezeit weiter abnehmen werden. In der Tab. 9.1 haben wir die in der Literatur vorhandenen perioperativen Daten zur Spendernephrektomie zusammengefasst.

Tab. 9.1 Perioperative Daten zur Spendernephrektomie

Autoren Jahr	Land	Methode	Patienten (n)	Operationszeit (min)	Warme Ischämiezeit (min)	Blutverlust (ml)	Krankenhausaufenthalt (Tage)	Morbidität (%, CD; Zeit)
Yang et al. 2018	USA	Retrospektiv	LDN: 73 RDN: 22	LDN: 149,8±33,7 RDN: 192,3±26,2	LDN: 2,2±1,2 RDN: 3,4±1,1	LDN: 45,8±64,4 RDN: 55,9±87,8	LDN: 2,8±1,3 RDN: 2,5±0,6	LDN: 4,1, n.a., 1Jahr RDN: 4,5, n.a. 1Jahr
Mulder 2018	Niederlande	Prospektiv	3D-LDN: 40 RDN: 40	3D-LDN: 191,0(159,0–223,5) RDN: 201,0(182,3–228,3)	3D-LDN: 3,0(2,0–4,0) RDN: 3,5(3,1–4,4)	3D-LDN: 50,0(26,3–161,3) RDN: 100,0(50,0–200,0)	3D-LDN: 2,0(1,0–2,0) RDN : 4,0(3,0–4,0)	3D-LDN: 7,5, ≤3, 3 Monate RDN: 7,5, ≤3, 3 Monate
Luke 2018	Kanada	Prospektiv	LDN: 25 RALDN: 14	LDN: 240±53 RALDN: 269±75	LDN: 4,15±1,1 RALDN: 4,3±1,1	LDN: 103±70 RALDN:140±59	LDN : 3,5±0,86 RALDN : 3,1±0,70	LDN: 16, ≤3, 1 Monat RALDN: 7, ≤3, 1 Monat
Cohen et al. 2015	USA	Retrospektiv	HALDN: 20 RALDN: 80	HALDN: 131 RALDN: 139	n.a.	n.a.	HALDN: 2,00 RALDN: 1,55	HALDN: 0, n.a., n.a. RALDN: 3,7, n.a., n.a.
Monn 2014	USA	Retrospektiv	LDN: 4021 RDN: 142	n.a.	n.a.	n.a.	LDN: 3,0(2,0–3,0) RDN: 3,0 (3,0–4,0)	LDN: 5, n.a., IK RDN: 0, n.a., IK
Liu et al. 2012	USA	Retrospektiv	LDN: 20 RALDN: 5	LDN: 231 RALDN: 218	LDN: 2,6 RALDN: 3,8	LDN:76,34 RALDN:30	LDN: 2,6 RALDN: 3,6	n.a.
Geffner et al. 2011	USA	Retrospektiv	LDN: 35 RALDN: 35	LDN: 137±38 RALDN: 149±44	n.a.	LDN:87±109 RALDN:146±363	LDN: 3,1±0,6 RALDN: 3,2±0,9	LDN: 0, n.a., n.a. RALDN: 5,7, n.a., n.a.
Renoult et al. 2006	Frankreich	Retrospektiv	RALDN: 13 ODN: 13	RALDN: 185,5±17,7 ODN: 113,4±25,5	RALDN:7,15±1,62 ODN:1,41±0,9	n.a.	RALDN: 5,84±1,81 ODN: 9,69±2,25	RALDN: 0, n.a., n.a. ODN: 7,7, n.a., n.a.
Boger 2010	USA	Retrospektiv	LDN: 46 HALDN: 20 RALDN: 13	LDN: 171±62 HALDN: 210±69 RALDN: 168±63	n.a.	LDN: 100±113 HALDN: 100±150 RALDN: 100±125	LDN: 2,0±1,0 HALDN: 3,0±2,0 RALDN: 2,0±3,0	LDN: 6,5, >3, n.a. HALDN: 10, >3, n.a. RALDN: 31, >3, n.a.
Giacomoni 2014	Italien	Retrospektiv	HARP: 8 RDN: 8	HARP: 275(85–450) RDN: 250(120–500)	HARP: 2,3(0,30–3,8) RDN: 5,1(4,2–6,5)	HARP: 90(10–400) RDN: 100(10–750)	HARP: 5,0(5,0–9,0) RDN: 5,0(4,0–6,0)	HARP: 0, >2, n.a. RDN: 0, >2, n.a.
Hubert 2007	Frankreich	Retrospektiv	RALDN: 38	181±31,72	5,84±1,97	n.a.	5,59±2,25	RALDN: 0, n.a., n.a.

(Fortsetzung)

Tab. 9.1 (Fortsetzung)

Autoren Jahr	Land	Methode	Patienten (n)	Operationszeit (min)	Warme Ischämiezeit (min)	Blutverlust (ml)	Krankenhausaufenthalt (Tage)	Morbidität (%, CD; Zeit)
Gorodner 2006	USA	Retrospektiv	RALDN: 148	146(60–320)	1,57(0,83–3,34)	76(20–1500)	2,0	RALDN: 0, n.a., n.a.
Giacomoni 2013	Italien	Retrospektiv	RALDN: 20	311(85–530)	n.a.	174(10–750)	5,0(4,0–9,0)	RALDN: 0, >2, n.a.
Janki et al. 2017	Niederlande	Retrospektiv	RALDN: 59 LDN: 61 HALDN: 64	RALDN: 205(114–370) LDN: 165,2(96–360) HALDN: 164,5(85–252)	RALDN: 4(2–6) LDN: 3(1–7) HALDN: 3(1–13)	RALDN: 100(10–1100) LDN: 87,5(0–430) HALDN: 200(25–1200)	RALDN: 2,0(1,0–4,0) LDN: 2,0(0–6,0) HALDN: 2,0(1,0–14,0)	RALDN: 3,4, >2, n.a. LDN: 0, >2, n.a. HALDN: 9,4, >2, n.a.
Serrano et al. 2016	USA	Retrospektiv	ODN: 2642 HALDN: 1184 LDN: 200 RALDN: 94	ODN: 266 HALDN: 282 LDN: 294 ALDN: 306±48	n.a.	ODN: 296±306 HALDN: 91±100 LDN: 130±117 RALDN: 80±60	ODN: 5,1 HALDN: 3,1 LDN: 3,4 RALDN: 3,0	ODN: 0,4, >3b, >1 Monat HALDN: 0,6, >3b, >1 Monat LDN: 1,5, >3b, > 1 Monat RALDN: 1,1, >3b, >1 Monat
Bhattu et al. 2015	Indien	RCS	RALDN: 15 LDN: 18	RALDN: 156,67±32,49 LDN: 140,83±34,97	RALDN: 322,73±61,57 LDN: 263,83±64,49	n.a.	RALDN: 3±0,65 LDN: 4±0,52	RALDN: 0, >2, n.a. LDN: 6,7, >2, n.a.
Breda 2017	Spanien	Prospektiv	RALDN: 17	181(150–200)	4,0±0,5	54±8,4	6,0±1,0	RALDN: 12, 3b, n.a.
Leblanc 2019	Frankreich	Retrospektiv	RALDN: 155	176±23	4,8±0,6	n.a.	n.a.	17, n.a., n.a.
Akin 2019	Türkei	Retrospektiv	RALDN: 12 HARP: 27	RALDN: 190(120–340) HARP: 100(85–120)	RALDN: 3,92(3,0–7,0) HARP: 1,5(1,0–3,0)	RALDN: 35 HARP: 40	RALDN: 3,25 HARP: 3,07	n.a..

LDN Laparoskopische Spendernephrektomie; *RDN* roboterassistierte Spendernephrektomie; *3D-LDN* 3-D laparoskopische Spendernephrektomie; *ALRDN* robotorassistierte laparoskopische Spendernephrektomie; *ODN* offene Spendernephrektomie; *HALDN* handassistierte laparoskopische Spendernephrektomie; *HARP* handassistierte retroperitoneoskopische Spendernephrektomie; *RCS* xxx; *CD* Grad der Clavien-Dindo-Klassifikation; *IK* im Krankenhaus; n.a. nicht angegeben

Literatur

Akin E, Aydogdu S. Barlas (2019) Introducing robot-assisted laparoscopic donor nephrectomy after experience in hand-assisted retroperitoneoscopic approach. Transplant Proc 51:2221–2224

Breda A, Territo A, Gausa L, Rodriguez-Faba O, Caffaratti J, de Leon J P, Guirado L, Facundo C, Guazzieri M, Guttilla A, Villavicencio H (2017) Robotic kidney transplantation: one year after the beginning. World J Urol 35: 1507–1515

Bhattu AS, Ganpule A, Sabnis RB, Murali V, Mishra S, Desai M (2015) Robot-assisted laparoscopic donor nephrectomy vs standard laparoscopic donor nephrectomy: a prospective randomized comparative study. J Endourol 29:1334–1340

Boger M, Lucas SM, Popp SC, Gardner TA, Sundaram C P (2010) Comparison of robot-assisted nephrectomy with laparoscopic and hand-assisted laparoscopic nephrectomy. JSLS 14: 374–380

Clayman RV, Kavoussi LR, Soper NJ, Dierks SM, Meretyk S, Darcy MD, Roemer FD, Pingleton ED, Thomson PG, Long SR (1991) Laparoscopic nephrectomy: initial case report. J Urol 146:278–282

Cohen AJ, Williams DS, Bohorquez H, Bruce DS, Carmody IC, Reichman T, Loss GE Jr (2015) Robotic-assisted laparoscopic donor nephrectomy: decreasing length of stay. Ochsner J 15:19–24

Creta M, Calogero A, Sagnelli C, Peluso G, Incollingo P, Candida M, Minieri G, Longo N, Fusco F, Tammaro V, Dodaro CA, Mangiapia F, Carlomagno N (2019) Donor and recipient outcomes following robotic-assisted laparoscopic living donor nephrectomy: a systematic review. Biomed Res Int 2019:1729138

Delmonico FL, Dew MA (2007) Living donor kidney transplantation in a global environment. Kidney Int 71:608–614

DSO (2018) DSO Jahresbericht, Organspende und Transplantation in Deutschland 2018

Fonouni H, Golriz M, Mehrabi A, Oweira H, Schmied BM, Muller SA, Jarahian P, Tahmasbi Rad M, Esmaeilzadeh M, Tonshoff B, Weitz J, Buchler MW, Zeier M, Schmidt J (2010) The role of an interdisciplinary transplant team on living donation kidney transplantation program. Transplant Proc 42:137–140

Fonouni H, Mehrabi A, Golriz M, Zeier M, Muller-Stich BP, Schemmer P, Werner J (2014) Comparison of the laparoscopic versus open live donor nephrectomy: an overview of surgical complications and outcome. Langenbeck's Arch Surg 399:543–551

Geffner S, Klaassen Z, Tichauer M, Chamberlain RS, Paragi PR (2011) Robotic-assisted laparoscopic donor nephrectomies: early experience and review of the literature. J Robot Surg 5:115–120

Giacomoni A, Di Sandro, A. Lauterio, I. Mangoni, P. Mihaylov G, Concone M, Tripepi, C. Poli, C. Cusumano & L. De Carlis (2013) Initial experience with robot-assisted nephrectomy for living-donor kidney transplantation: feasibility and technical notes. Transplant Proc 45: 2627–2631

Giacomoni A, Di Sandro S, Lauterio A, Concone G, Mangoni I, Mihaylov P, Tripepi M, De Carlis L (2014) Evolution of robotic nephrectomy for living donation: from hand-assisted to totally robotic technique. Int J Med Robot 10: 286–293

Gorodner V, Horgan S, Galvani C, Manzelli A, Oberholzer J, Sankary H, Testa G, Benedetti E (2006) Routine left robotic-assisted laparoscopic donor nephrectomy is safe and effective regardless of the presence of vascular anomalies. Transpl Int 19:636–640

Horgan S, Vanuno D, Sileri P, Cicalese L, Benedetti E (2002) Robotic-assisted laparoscopic donor nephrectomy for kidney transplantation. Transplantation 73:1474–1479

Hubert J, Renoult E, Mourey E, Frimat L, Cormier L, Kessler M (2007) Complete robotic-assistance during laparoscopic living donor nephrectomies: an evaluation of 38 procedures at a single site. Int J Urol 14:986–989

Janki S, Klop KWJ, Hagen SM, Terkivatan T, Betjes MGH, Tran TCK, Ijzermans JNM (2017) Robotic surgery rapidly and successfully implemented in a high volume laparoscopic center on living kidney donation. Int J Med Robot 13(2): S1–8

Jayne D, Pigazzi A, Marshall H, Croft J, Corrigan N, Copeland J, Quirke P, West N, Rautio T, Thomassen N, Tilney H, Gudgeon M, Bianchi PP, Edlin R, Hulme C, Brown J (2017) Effect of robotic-assisted vs conventional laparoscopic surgery on risk of conversion to open laparotomy among patients undergoing resection for rectal cancer: the rolarr randomized clinical trial. JAMA 318:1569–1580

Johnson EM, Remucal MJ, Gillingham KJ, Dahms RA, Najarian JS, Matas AJ (1997) Complications and risks of living donor nephrectomy. Transplantation 64:1124–1128

Kavoussi LR, Kerbl K, Capelouto CC, McDougall EM, Clayman RV (1993) Laparoscopic nephrectomy for renal neoplasms. Urology 42:603–609

Kulu Y, Muller-Stich BP, Ghamarnejad O, Khajeh E, Polychronidis G, Golriz M, Nickel F, Benner L, Knebel P, Diener M, Morath C, Zeier M, Buchler MW, Mehrabi A (2018) Hand-Assisted laparoscopic donor nephrectomy PERiumbilical versus Pfannenstiel incision and return to normal physical ACTivity (HAPERPACT): study protocol for a randomized controlled trial. Trials 19:377

Leblanc L, Lagrange F, Ladriere M, Frimat L, Eschwege P, Kessler M, Hubert J (2019) Robotic-assisted laparoscopic living donor nephrectomy: Study in donors and recipients from 155 cases. Prog Urol 29: 596–602

Liu XS, Narins HW, Maley WR, Frank AM, Lallas CD (2012) Robotic-assistance does not enhance standard laparoscopic technique for right-sided donor nephrectomy. JSLS 16:202–207

Luke PP, Aquil S, Alharbi B, Sharma H, Sener A (2018) First Canadian experience with robotic laparoendoscopic single-site vs. standard laparoscopic living-donor nephrectomy: A prospective comparative study. Can Urol Assoc J 12: E440–E446

Mehrabi A, Golriz M, Khajeh E, Ghamarnejad O, Kulu Y, Wiesel M, Müller T, Majlesara A, Schmitt CP, Tönshoff B. (2019) Surgical outcomes after pediatric kidney transplantation at the University of Heidelberg. J Pediatr Urol. 15(3):221.e1–221.e8. doi: 10.1016/j.jpurol.2019.01.007. Epub 2019 Jan 24

Merlin TL, Scott DF, Rao MM, Wall DR, Francis DM, Bridgewater FH, Maddern GJ (2000) The safety and efficacy of laparoscopic live donor nephrectomy: a systematic review. Transplantation 70:1659–1666

Monn MF, Gramm AR, Bahler CD, Yang DY, Sundaram CP (2014) Economic and utilization analysis of robot-assisted versus laparoscopic live donor nephrectomy. J Endourol 28:780–783

Mulder E, Janki S, Terkivatan T, Klop KWJ, JNM IJ, Tran TCK (2018) 3D Endoscopic donor nephrectomy versus robot-assisted donor nephrectomy: a detailed comparison of 2 prospective cohorts. Transplant 102:e295–e300

Rajab A, Mahoney JE, Henry ML, Elkhammas EA, Bumgardner GL, Ferguson RM, Pelletier RP (2005) Hand-assisted laparoscopic versus open nephrectomies in living donors. Can J Surg 48:123–130

Ratner LE, Ciseck LJ, Moore RG, Cigarroa FG, Kaufman HS, Kavoussi LR (1995) Laparoscopic live donor nephrectomy. Transplantation 60:1047–1049

Renoult E, Hubert J, Ladriere M, Billaut N, Mourey E, Feuillu B, Kessler M (2006) Robot-assisted laparoscopic and open live-donor nephrectomy: a comparison of donor morbidity and early renal allograft outcomes. Nephrol Dial Transplant 21:472–477

Serrano OK, Kirchner V, Bangdiwala A, Vock DM, Dunn TB, Finger EB, Payne WD, Pruett TL, Sutherland DE, Najarian JS, Matas AJ, Kandaswamy R (2016) Evolution of living donor nephrectomy at a single center: long-term outcomes with 4 different techniques in greater than 4000 donors over 50 years. Transplantation 100:1299–1305

Terasaki PI, Cecka JM, Gjertson DW, Takemoto S (1995) High survival rates of kidney transplants from spousal and living unrelated donors. N Engl J Med 333:333–336

Wadstrom J, Lindstrom P (2002) Hand-assisted retroperitoneoscopic living-donor nephrectomy: initial 10 cases. Transplantation 73:1839–1840

Wang H, Chen R, Li T, Peng L (2019) Robot-assisted laparoscopic vs laparoscopic donor nephrectomy in renal transplantation: a meta-analysis. Clin Transpl 33:e13451

Wolf JS Jr, Tchetgen MB, Merion RM (1998) Hand-assisted laparoscopic live donor nephrectomy. Urology 52:885–887

Yang A, Barman N, Chin E, Herron D, Arvelakis A, LaPointe Rudow D, Florman SS, Palese MA (2018) Robotic-assisted vs. laparoscopic donor nephrectomy: a retrospective comparison of perioperative course and postoperative outcome after 1 year. J Robot Surg 12:343–350

Roboterassistierte Schilddrüsenchirurgie

10

Elisabeth Maurer und Detlef K. Bartsch

Inhaltsverzeichnis

10.1 **Einleitung** ... 131

10.2 **Leitlinien, Indikationen und Kontraindikationen** ... 133

10.3 **Techniken** ... 133
10.3.1 Transaxilläre roboterassistierte Thyreoidektomie (TRAT) ... 134
10.3.2 Roboterassistierter Bilateral Axillo Breast Approach (BABA) ... 135
10.3.3 Roboterassistierter Facelift oder retroaurikulärer Zugang ... 136
10.3.4 Roboterassistierte transorale Thyreoidektomie ... 137

10.4 **Ergebnisse** ... 138

10.5 **Roboterassistierte Schilddrüsenchirurgie bei Schilddrüsenkarzinomen** ... 139

10.6 **Lernkurve** ... 139

10.7 **Kosten** ... 140

10.8 **Akzeptanz durch Patienten** ... 140

10.9 **Zusammenfassung** ... 140

Literatur ... 141

10.1 Einleitung

Seit Kocher die Schilddrüsenchirurgie Ende des 19. Jahrhunderts zu einem hinsichtlich Blutstillung und Antisepsis (Chiesa und Kocher 2009) sicher durchführbaren Eingriff weiterentwickelte, wurden über 100 Jahre Schilddrüsenoperationen über einen 4–10 cm langen transzervikalen Zugang, den sogenannten Kocher-Kragenschnitt, durchgeführt. In den letzten Jahrzehnten hat sich die Schilddrüsenchirurgie zu einem häufig durchgeführten Eingriff mit kalkulierbaren, niedrigen intraoperativen Risiken entwickelt. In den 1990er-Jahren wurden erstmals minimal-invasive Verfahren erprobt und teilweise etabliert. Hier ist vor allem die von Miccoli 1998 entwickelte minimal-invasive videoassistierte Thyreoidektomie (MIVAT) zu nennen (Miccoli

E. Maurer (✉) · D. K. Bartsch
Klinik für Visceral-, Thorax- und Gefäßchirurgie, Universitätsklinikum Marburg, Marburg, Deutschland
e-mail: maurere@med.uni-marburg.de; bartsch@med.uni-marburg.de

T. Hackert, R. S. Croner (Hrsg.), *Roboterassistierte Viszeral- und Thoraxchirurgie*,
https://doi.org/10.1007/978-3-662-60457-1_10

et al. 1999). Den minimal-invasiven Zugängen folgte im letzten Jahrzehnt die Entwicklung der extrazervikalen Zugänge zur Schilddrüse. Diese wurden vor allem im Hinblick auf das kosmetische Ergebnis zur Gewährleistung eines narbenfreien Halses erprobt: Der transmamilläre Zugang (Ohgami et al. 2000), der transaxilläre Zugang (Ikeda et al. 2000), kombinierte Zugänge (z. B. ABBA: „axillobilateral breast approach“) (Choe et al. 2007), der transorale Zugang (Witzel und Benhidjeb 2009; Karakas et al. 2011) und der retroaurikuläre Zugang (Schardey et al. 2008). All diesen Verfahren ist ein hoher präparativer Aufwand durch den extrazervikalen Zugang gemein. Dies bedingt eine längere Operationszeit, resultiert jedoch in einer hohen Patientenzufriedenheit wegen des narbenfreien Halses (Abb. 10.1). Die Kombination der extrazervikalen Zugänge mit der Verwendung eines Operationsroboters erfolgte in den letzten 10 Jahren. Als Vorteile gegenüber den rein endoskopischen Verfahren werden die 3-dimensionale Sicht, die 10-fach vergrößernde Kamera, das tremorfreie Operieren sowie die multiplen Freiheitsgrade der Roboterinstrumente genannt. Gerade die bei der Schilddrüsenoperation wichtigen, aber kleinen Strukturen wie Stimmbandnerv und Nebenschilddrüsen sind sehr gut visualisierbar. Im begrenzten Arbeitsraum ermöglichen die in allen Dimensionen abwinkelbaren Instrumente maximalen Präparationsspielraum. Weiterhin wird der Komfort für den Operateur, verglichen mit der endoskopischen Schilddrüsenoperation, betont (Lee und Chung 2013; Maurer et al. 2018). Die ersten roboterassistierten Schilddrüsenoperationen wurden 2007 in Korea durchgeführt (Kang et al. 2009). Der hier verwendete transaxilläre Zugang ist mit mittlerweile über 10.000 durchgeführten Eingriffen der populärste Zugang zur roboterassistierten Schilddrüsenresektion. In den folgenden Jahren wurden weitere extrazervikale Zugänge mit der roboterassistierten Schilddrüsenresektion kombiniert. Eine Besonderheit ohne sichtbare zervikale oder extrazervikale Narbe stellt die roboterassistierte transorale Thyreoidektomie, „transoral robotic thyroidectomy vestibular approach“, TORT(VA) (Tab. 10.1) dar, über die bis dato nur wenige Fallserien existieren (Richmon und Kim 2018a; Razavi et al. 2018).

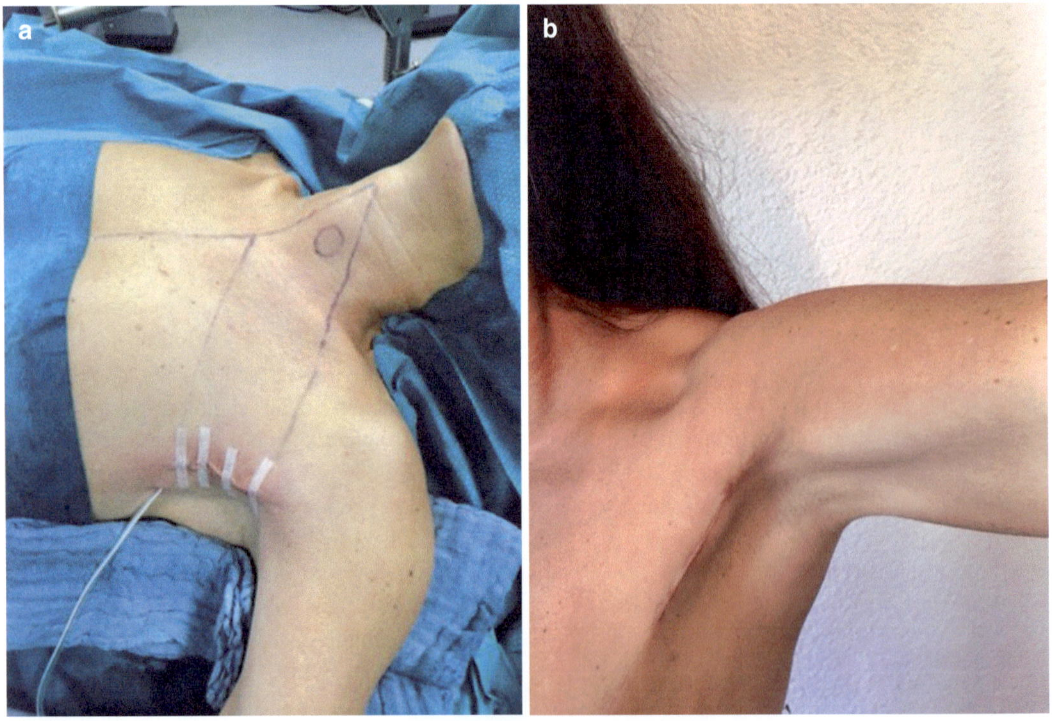

Abb. 10.1 Wunde postoperativ bzw. Narbe 6 Wochen nach transaxillärer roboterassistierter Schilddrüsenoperation

Tab. 10.1 Einführung extrazervikaler Zugänge und roboterassistierter Verfahren in der Schilddrüsenchirurgie

Jahr	Operationsmethode	Erstbeschreiber
2007	Transaxillärer roboterassistierter Zugang	Kang et al. 2009
2008	Bilateral axillo breast approach (BABA) roboterassistiert	Lee et al. 2009
2010	Transoraler roboterassistierter Zugang	Richmon et al. 2011
2011	Retroaurikulärer roboterassistierter Zugang	Terris et al. 2011

10.2 Leitlinien, Indikationen und Kontraindikationen

In der aktuellen nationalen S2k-Leitlinie zur Therapie benigner Schilddrüsenerkrankungen wird die roboterassistierte Schilddrüsenchirurgie nicht explizit erwähnt, da sie in Deutschland kaum zur Anwendung kommt. Es wird jedoch festgehalten, dass für die Anwendung von Alternativzugängen zur Schilddrüsenresektion eine entsprechende Erfahrung in der konventionellen Schilddrüsenchirurgie und eine geeignete Patientenselektion unter Beachtung von Schilddrüsenvolumen, Knotengröße und zugrunde liegender Pathologie wichtige Voraussetzungen sind (AWMF-Leitlinie Operative Therapie benigner Schilddrüsenerkrankungen 2015). Für alle Alternativzugänge gelten die gleichen Prinzipien hinsichtlich Indikationsstellung und Komplikationsvermeidung wie bei den konventionellen Operationsverfahren. Die Ein- und Ausschlusskriterien zur Verfahrenswahl sind bislang nicht eindeutig definiert (AWMF-Leitlinie Operative Therapie benigner Schilddrüsenerkrankungen 2015).

Die American Thyroid Association (ATA) veröffentlichte 2016 ein Statement zu Alternativzugängen, in dem auch auf die verschiedenen roboterassistierten Verfahren eingegangen wird. Alle alternativen Operationsverfahren, so auch die roboterassistierten Verfahren, bedürfen einer sorgfältigen Patientenselektion sowie der strengen Indikationsstellung und haben sich vor allem bei der Resektion von benignen, einseitigen, kleinvolumigen Befunden bewährt. Eine hohe Expertise des Operateurs sowohl in der konventionellen Schilddrüsenchirurgie als in der roboterassistierten Chirurgie wird gefordert (Berber et al. 2016).

Als allgemeine absolute Kontraindikationen zur Durchführung eines Alternativzuganges zur Schilddrüsenresektion sind große (>50 ml pro Seite) und retrosternale Strumen, fortgeschrittene Schilddrüsenkarzinome mit extrathyreoidaler Ausdehnung oder betroffenen Lymphknoten, Rezidiveingriffe und vorhergehende Eingriffe oder Bestrahlungen im Halsbereich anerkannt. Als relative Kontraindikationen werden die Automimmunthyreopathie Basedow, Thyreoiditis und Adipositas genannt (AWMF-Leitlinie Operative Therapie benigner Schilddrüsenerkrankungen 2015; Berber et al. 2016). Aus Sicht der Autoren ist der „ideale“ Patient für eine roboterassistierte Schilddrüsenoperation schlank, hat einen bis maximal 3 cm durchmessenden, benignen, einseitigen Schilddrüsenknoten bei einem Volumen des betroffenen Schilddrüsenlappen von maximal 50 ml, der Abstand zwischen Jugulum und Axilla beträgt etwa 15–17 cm und der Patient wünscht einen narbenfreien Hals (Maurer et al. 2018; Berber et al. 2016). Es sind bei selektionierten Patienten natürlich auch beidseitige Resektionen über einen Zugang möglich. Um den Nervus recurrens auf der kontralateralen Seite nicht zu gefährden kann es aber manchmal erforderlich sein, einen kleinen Rest (<1–2 ml) im Bereich des Ligamentum Berry auf der kontralateralen Seite zu belassen (Eckhardt et. al. 2015). Im deutschen prospektiven StuDoq/Schilddrüsenregister wurden zwischen dem 01.04.2017 und 30.07.2018 über 15.000 Schilddrüseneingriffe von 83 Kliniken durchgeführt, allerdings nur 14 roboterassistierte Eingriffe in einer Klinik (Bartsch et al. 2019).

10.3 Techniken

Im Folgenden werden die verbreitetsten Techniken der roboterassistierten Schilddrüsenchirurgie beschrieben: Die transaxilläre roboterassistierte

Thyreoidektomie (TRAT), der roboterassistierte Bilateral Axillo Breast Approach (BABA), der roboterassistierte Facelift Approach bzw. retroaurikuläre Zugang und der transorale roboterassistierte Zugang.

10.3.1 Transaxilläre roboterassistierte Thyreoidektomie (TRAT)

Ein Hautschnitt am Vorderrand der Axilla vermeidet eine Narbe am Hals gänzlich und ist unter den extrazervikalen Zugängen der gebräuchlichste. Der axilläre Zugang wurde von Ikeda 2000 erstmals beschrieben und beinhaltete eine ca. 30 mm lange Inzision am Vorderrand der Axilla, über die zunächst ein 12 m-Kameratrokar und 2,5 mm-Trokare nacheinander eingebracht wurden und nachfolgend 4 mmHg CO_2 insuffliert wurde (Ikeda et al. 2000). Dieser Zugang wurde 2006 von Chung zu einem gasfreien Zugang modifiziert (Yoon et al. 2006) und 2007 ebenfalls von Chung erstmals mit der Anwendung eines Operationsroboters kombiniert (Abb. 10.2, Kang et al. 2009). Der Arm auf der entsprechenden Zugangsseite muss extendiert gelagert werden. Bezüglich der Armlagerung sind mittlerweile eine Vielzahl von Modifikationen beschrieben, die letztlich aber alle auf der sogenannten Chung-Position (180-Grad-Extension bei gestrecktem Arm) bzw. Kuppersmith-Position (180-Grad-Extension mit abgewinkeltem Ellenbogengelenk) basieren. Die Autoren bevorzugen eine 90-Grad-Extension während des Zugangs und eine maximal 120-Grad-Extension während der Konsolenphase (Abb. 10.3, Maurer et al. 2018). Der ca. 6–8 cm lange Hautschnitt am Vorderrand der Axilla ist bei neutraler Armposition nicht sichtbar. Es wird ein subkutaner Tunnel auf der Pektoralisfaszie über die Klavikula geschaffen. Durch Präparation zwischen sternalem und klavikulärem Anteil des Musculus sternocleidomastoi-

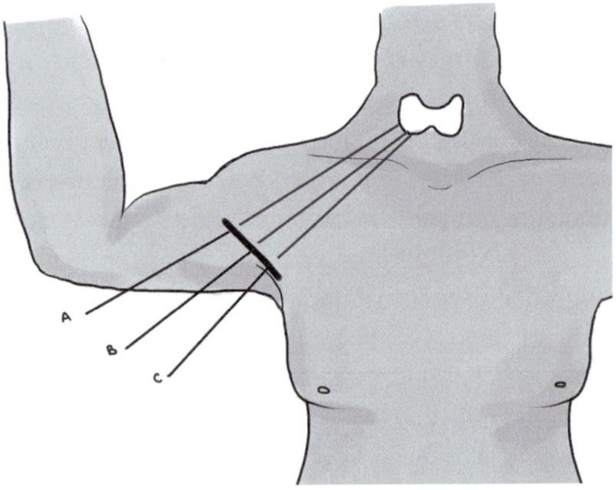

Abb. 10.2 Transaxillärer Zugang

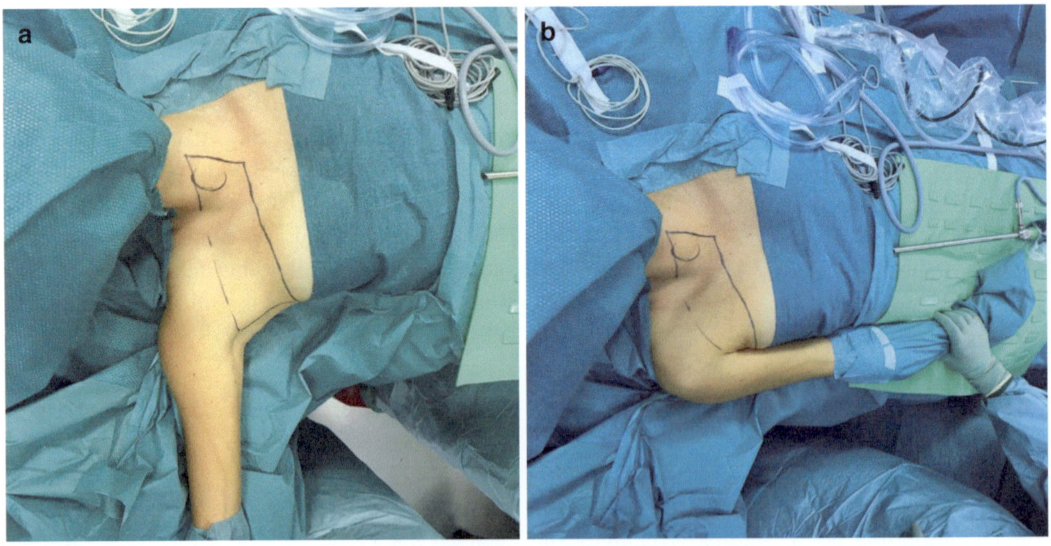

Abb. 10.3 **a, b** Lagerung des Armes im Rahmen einer transaxillären, roboterassistierte Schilddrüsenresektion

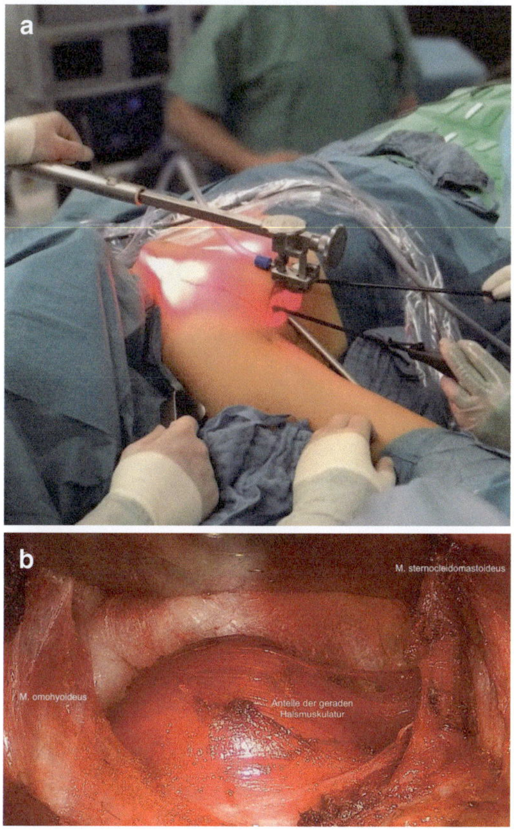

Abb. 10.4 a Präparation des transaxillären Zugangs zur Schilddrüsenloge mit eingebrachten Modena-Sperrer®. **b** Situs während der Präparation des transaxillären Zugangs

deus und Separieren des Musculus omohyoideus wird ein Zugang von lateral zur Schilddrüsenloge geschaffen (Abb. 10.4). Nun wird ein spezielles Sperrersystem eingesetzt, das den subkutanen Hautlappen inklusive des sternalen Anteils des Musculus sternocleidomastoideus anhebt. Die Autoren benutzen hierzu den sogenannten Modena-Sperrer® (Fa. Ceatec) (Abb. 10.4a, b). Der entsprechende Schilddrüsenlappen wird exponiert, indem die gerade Halsmuskulatur abpräpariert wird und ebenfalls von Sperrsystem eleviert wird. Erst jetzt wird der Operationsroboter platziert und 3 oder 4 Arme mit Instrumenten bestückt, die in den Zugang eingeführt werden: der 30-Grad-3D-Kamera, einem Overholt mit bipolarem Strom und einem Harmonic-Skalpell und gegebenenfalls einer zusätzlichen Fasszange (Abb. 10.5). Zunächst wird der ipsilaterale Schilddrüsenlappen reseziert. Durch die 30-Grad-Optik ist die auch die Resek-

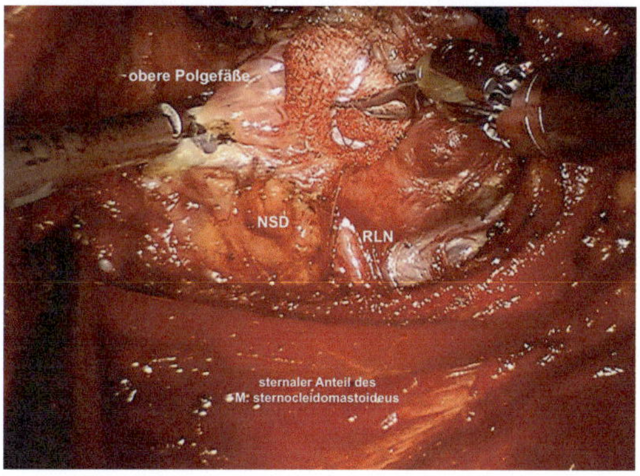

Abb. 10.5 Intraoperativer Situs einer transaxillären Hemithyreoidektomie rechts

tion des kontralateralen Lappens möglich, wobei hier 3 Instrumentenarme notwendig sind und daher Limitationen hinsichtlich der totalen Thyreoidektomie auftreten können. Es werden daher der genannte unilaterale Zugang zur totalen Thyreoidektomie (Berber und Siperstein 2011) als auch ein bilaterales Vorgehen mit Inzisionen in beiden Axillae (Landry et al. 2011) propagiert. Die eigentliche Schilddrüsenresektion unterscheidet sich bis auf die ausschließliche Verwendung des Harmonic-Skalpells und der bipolaren Pinzette nicht von der konventionellen Operation (Abb. 10.5). Es wird intermittierendes Neuromonitoring verwendet. Vorteil dieser Methode ist die gute Exposition des ipsilateralen Schilddrüsenlappens, eine CO_2-Insufflation ist nicht notwendig. Die Präparation des Zugangs erfordert einige Übung.

10.3.2 Roboterassistierter Bilateral Axillo Breast Approach (BABA)

BABA spielt sich zunächst ebenfalls in einer subkutanen Präparationsebene ab und stellt eine Modifikation der von Shimazu et al. beschriebenen ABBA-Technik (Axillo-Bilateral Breast Approach) dar (Shimazu et al. 2003). Es werden insgesamt 4,8 mm- und 12 m Trokare beidseits perimamillär und im Bereich beider Axillae eingebracht (Abb. 10.6). Die subkutane Präparation entspricht dem endoskopischen transmamillären Vorgehens (Ohgami et al. 2000). Dann wird mit 5–6 mmHg CO_2 insuffliert. 2009 wurde die

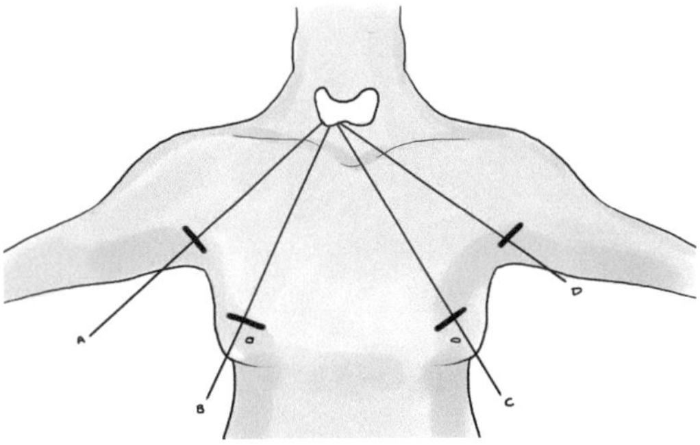

Abb. 10.6 Zugang BABA

BABA-Methode erstmals mit einem Operationsroboter durchgeführt (Lee et al. 2009). Die Optik des Robotersystems wird von links perimamillär eingebracht, das Harmonic-Skalpell von rechts perimamillär. Die axillären Ports werden für den Overholt und eine weitere Fasszange benutzt. Die BABA-Methode erinnert am meistens an die konventionelle Thyreoidektomie, da über die Mittellinie in die Schilddrüsenloge eingegangen wird. Eine beidseitige Operation inklusive guter Sicht auf beide Nervi recurrentes ist durch die weitgehend mittige Positionierung der Kamera gut möglich. Als nachteilig werden lange Präparationswege und die Notwendigkeit der CO_2-Insufflation gesehen. BABA eignet sich speziell für Frauen, da im Gegensatz zu Männern subkutanes und Brustfettgewebe mehr Präparationsspielraum zulassen.

10.3.3 Roboterassistierter Facelift oder retroaurikulärer Zugang

Eine weitere Möglichkeit der Vermeidung eines zervikalen Zugangs wurde von Schardey 2008 entwickelt: Über einen Zugang, der hinter dem Ohr in der behaarten Kopfhaut verborgen wird, erfolgt eine endoskopische Schilddrüsenresektion. 2011 wurde dieser Zugang von Terris mit der Anwendung eines Operationsroboters kombiniert (Abb. 10.7, Terris et al. 2011). Zunächst erfolgt die Präparation eines subkutanen Lappens bis zum Musculus sternocleidomastoideus, der mit einem speziellen Sperrsystem angehoben wird. Der Musculus omohyoideus wird nach ventral abpräpariert und dient als Landmarke zur Identifikation der geraden Halsmuskulatur, die dann ebenfalls unter dem Sperrer angehoben wird. Ein zweiter Sperrer zieht den Musculus sternocleidomastoideus nach lateral. Außer der 30-Grad-Optik des Robotersystems werden 2 Instrumente benutzt, ein Harmonic-Skalpell und ein Overholt. Die Schilddrüsenresektion beginnt mit der Durchtrennung der oberen Polgefäße, erst dann wird der Nervus laryngeus recurrens aufgesucht. Die Resektion des ipsilateralen Lappens ist gut möglich, wobei die Sicht von kranial auf das Operationsgebiet gewöhnungsbedürftig ist. Der kontralaterale Lappen kann mit dieser Technik schlecht entfernt werden (Sung et al. 2016). Der retroaurikuläre Zugang erfordert den kürzesten aller Präparationswege zur Schilddrüse bei Anwendung eines extrazervikalen Zugangs. Es ist keine CO_2-Insufflation notwendig.

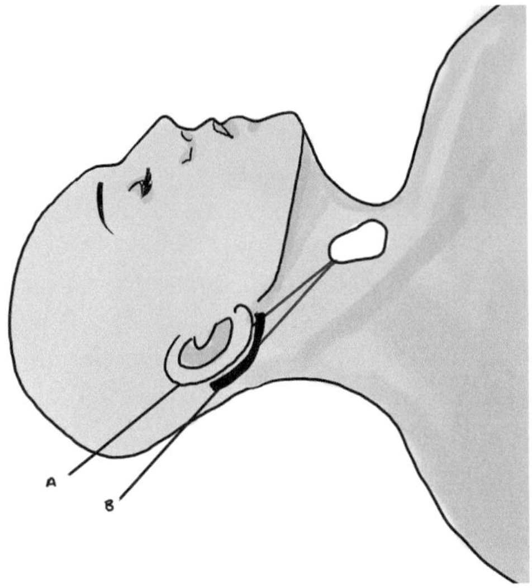

Abb. 10.7 Retroaurikulärer Zugang

10.3.4 Roboterassistierte transorale Thyreoidektomie

Der transorale Zugang zur Schilddrüse wurde initial von Witzel et al. mit einer singulären sublingualen Inzision beschrieben (Witzel et al. 2008). Wilhelm und Metzig erprobten erstmals die transorale Thyreoidektomie am Menschen über einen sublingualen Port und 2 submentale Ports mit CO_2-Insufflation (Wilhelm und Metzing 2011). Die eigene Arbeitsgruppe hat im Rahmen einer Pilotstudie über ein modifiziertes Zervikoskop – sozusagen als „single-port" – einen Zugang durch den Mundboden paratracheal installiert und Hemithyreoidektomien und Parathyreoidektomien mit konventionell-laparoskopischen Instrumenten erprobt (Karakas et al. 2011). Ein ausschließlich submentaler, roboterassistierter Zugang mit 3 Instrumentenports wurde durch Richmon erstbeschrieben (Richmon et al. 2011). Der Eingriff kann grundsätzlich auch ohne Gasinsufflation durchgeführt werden (Nakajo et al. 2013). Die Operation wird in Rückenlagerung durchgeführt, der Hals wird mit einem Schulterkissen überstreckt (Kim et al. 2018a). Es erfolgt eine 1,5–2 cm lange horizontale Inzision am Ende des unteren Lippenbändchens gefolgt von 2 weiteren Inzisionen links und rechts des mittigen Schnitts nahe der oralen Kommissuren, ohne den Nervus mentalis zu verletzen. Verdünnte Epinephrinlösung wird instilliert, um einen Hydrodissektion hervorzurufen. Die Dissektion der Submentalregion erfolgt stumpf mit einem Tunnelierungsgerät. Die 30-Grad-Optik wird über einen 12 mm-Port in die zentrale Inzision eingeführt, über 2,8 mm-Ports rechts und links werden entsprechende Instrumente eingebracht. CO_2 wird mit 5–6 mmHg insuffliert. Anschließend wird in der subplatysmalen Ebene endoskopisch ein Arbeitsraum geschaffen, der bis zum Jugulum nach kaudal und seitlich bis zu den Musculi sternocleidomastoidei reicht (Abb. 10.8). Nun wird der Roboter angedockt. Falls notwendig wird uber einen axillären Zugang der 3. Arm des Roboters eingebracht und mit einer weiteren Fasszange bestückt. Die Mittellinie zwischen der geraden Halsmuskulatur wird in der Linea alba eröffnet, die gerade Halsmuskulatur wird von jeweiligen Schilddrüsenlappen abpräpariert und mit einer Naht transkutan fixiert um eine ausreichende Sicht auf die Schilddrüse zu gewährleisten. Die Schilddrüsenresektion beginnt hier mit der Isthmusdurchtrennung. Nach Darstellung des Nervus laryngeus recurrens bzw. der Nebenschilddrüsen wird der entsprechende Schilddrüsenlappen reseziert. Das Resektat wird über die zentrale orale Inzision geborgen. Die gerade Halsmuskulatur wird adaptiert, die Zugänge im Mund werden mit resorbierbaren Nähten verschlossen. Es wird keine Drainage eingebracht (Tae et al. 2019). Zunächst wurde der transorale Zugang mit Skepsis betrachtet, Grund waren der limitierte Arbeitsspielraum, die Gefahr von Verletzungen im Mundbereich, die Kontamination des OP-Gebiets sowie die Gefahr von Nervenverletzungen (Nervus hypoglossus, Nervus mentalis). Die rein endoskopische transorale Thyreoidektomie wurde 2018 in der bis dato größten thailändischen Serie mit 425 Patienten (Anuwong et al. 2018) als sicher durchführbar bewertet. Mittlerweile wird auch der transorale roboterassistierte Zugang via 3 submentale Inzisionen als machbar betrachtet, nachdem mehrere

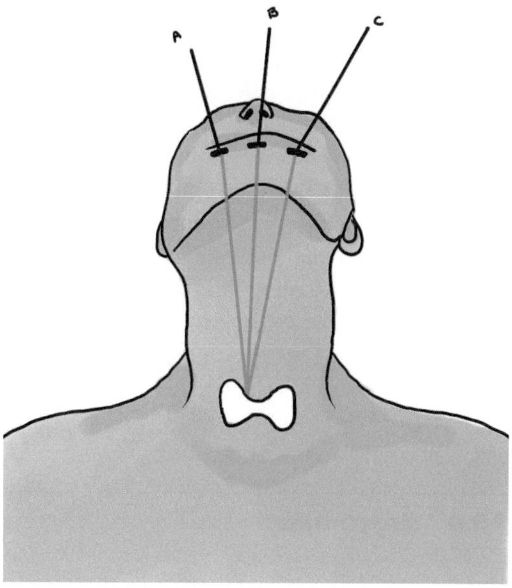

Abb. 10.8 Transoraler Zugang

Arbeitsgruppen zumindest Eingriffszahlen im 2-stelligen Bereich publizierten (Kim et al. 2018; Richmon und Kim 2018a; Razavi et al. 2018). Die transorale roboterassistierte Thyreoidektomie gilt als Form der Natural Orifice Transluminal Surgery (NOTES) und ist weniger invasiv bei der Schaffung des Zugangs als einige andere extrazervikale Verfahren. Die Durchführung einer totalen Thyreoidektomie gilt als einfacher als über einen einseitigen Zugang (transaxillären oder Facelift-Zugang). Die Sicht von kranial auf das OP-Gebiet ist ungewöhnlich. Auch eine (zentrale) Lymphadenektomie gilt als machbar (Tae et al. 2019).

10.4 Ergebnisse

Die roboterassistierten Eingriffe zur Schilddrüsenresektion werden im Allgemeinen von jungen Frauen mit kleinen, vor allem unilobulären Pathologien bevorzugt.

Als größten Vorteil der roboterassistierten Schilddrüsenchirurgie ist das kosmetische Ergebnis zu nennen. Die Patienten bewerten die Kosmetik nach einem extrazervikalen stets sehr gut, die Patientenzufriedenheit und Weiterempfehlungsrate des Eingriffs ist hoch, ebenso verschiedene Scores zur Erfassung der postoperativen Lebensqualität (Maurer et al. 2018; Lee et al. 2010; Tae et al. 2011; Byeon et al. 2016).

Hinsichtlich der Komplikationen muss sich die roboterassistierte Schilddrüsenchirurgie mit der sehr sicher durchführbaren, komplikationsarmen konventionellen transzervikalen Thyreoidektomie messen. Die 3 wesentlichen Komplikationen in der traditionellen Schilddrüsenchirurgie sind die passagere und permanente Rekurrensparese, der postoperative Hypoparathyreoidismus und die Nachblutung. Die transaxilläre roboterassistierte Thyreoidektomie (TRAT) ist mit über 10.000 weltweit durchgeführten Eingriffen nicht nur die am meisten verbreitete, sondern auch die am besten evaluierte Methode. Nach einer Metaanalyse an 2375 Patienten (Lang et al. 2014) hat die TRAT gegenüber der konventionellen Operation gleiche dauerhafte Komplikationsraten hinsichtlich Rekurrensparesen, Hypoparathyreoidismus, Wundinfekt und Nachblutung sowie Gesamtmorbidität. Auch eine Serie von 3000 Patienten weist sehr niedrige Komplikationsraten auf: Permanente Rekurrenspareserate 0,27 %, permanente Hypoparathyreoidismusrate 1,10 %, Hämatom und Nachblutung 0,37 % (Ban et al. 2014). Zu ähnlich guten Ergebnissen kommt die Gruppe um den Pionier Chung, die bis dato 5000 TRATs durchgeführt hat (Kim et al. 2018c). Europäischen Zentren berichten mit deutlich kleineren Fallzahlen (8–250 Patienten) vergleichbare Ergebnisse (Materazzi et al. 2018; Piccoli et al. 2017; Maurer et al. 2018).

Die roboterassistierte BABA-Methode stellt die am zweithäufigsten durchgeführte roboterassistierte Schilddrüsenresektion dar. Die größte Serie von Lee et al. mit 1026 Patienten weist ebenfalls geringe Komplikationsraten nach: Permanente Rekurrenspareserate 0,20 %, permanenter Hypoparathyreoidismus 1,50 %, Nachblutung 0,19 % (Lee et al. 2013). Auch die roboterassistierte retroaurikuläre Hemithyreoidektomie weist bei entsprechender Erfahrung ähnliche permanente Komplikationsraten auf (Lee et al. 2016).

Für die transorale Methode existieren bis jetzt nur kleine Fallzahlen, eine Beurteilung der langfristigen Komplikationen ist noch nicht möglich (Kim et al. 2018a; Kim 2018b; Razavi et al. 2018a).

Hinzugekommen sind neue Komplikationen, die mit der traditionellen Schilddrüsenchirurgie nicht in Verbindung gebracht wurden. Sie beruhen vor allem auf der Präparation des Zugangswegs und der Lagerung der Patienten. Die Wahrscheinlichkeit des Auftretens dieser Komplikationen liegt nach allen verfügbaren Daten im Bereich von etwa 1 %. Im Rahmen der Armlagerung zur transaxillären roboterassistierten Thyreoidektomie können in seltenen Fällen Armplexusschädigungen bis hin zu Paresen (0,13–2,4 %) auftreten (Maurer et al. 2018). Weiterhin sind für die TRAT Jugularvenenverletzungen (0,03 bis 0,36 %), Tracheal- und Ösphagusverletzungen (0,09–1 %) beschrieben (Ban et al. 2014; Kandil et al. 2012; Piccoli et al. 2017). Nach TRAT, BABA und Facelift-Zugang treten in bis zu 10 % der Fälle passagere Dysästhesien der Haut über dem Zugangsweg auf (Piccoli et al. 2017; Maurer et al. 2018), selten

(0,1 %) wird von Perforationen des Hautlappens berichtet. Nach retroaurikulärem Eingriff leiden die Patienten postoperativ signifikant häufiger an Schluckbeschwerden und Dysphagie als nach konventioneller oder transaxillärer Schilddrüsenoperation (Lee et al. 2016). Nach transoraler Operation können Nervus-mentalis- bzw. -hypoglossus-Schäden auftreten, auch über Infekte im Operationsgebiet durch Zugang via die Mundhöhle wurde berichtet. Es wird teilweise eine extendierte, mehrtägige Antibiotikaprophylaxe propagiert (Anuwong et al. 2018).

Alle bislang publizierten Daten geben für die roboterassistierte Schilddrüsenchirurgie signifikant längere Operationszeiten als für die konventionelle Operation an. Da alle roboterassistierten Eingriffe über einen extrazervikalen Zugang erfolgen, wundern die längeren Operationszeiten nicht. Die Eingriffe gliedern sich in 4 Schritte: die Präparation des Zugangs, Andocken des Roboters, Konsolenzeit, Andocken und Wundverschluss. Am aufwendigsten gestaltet sich die Schaffung des Zugangs, sodass eine Verlängerung der Operationszeit um 43–76 min entsteht (Kandil et al. 2016; Piccoli et al. 2017; Sun et al. 2014; Lang et al. 2014). Dies Präparationszeit lässt sich nach Ansicht der Autoren auch nach Überwindung der Lernkurve (>50 Eingriffe) nicht wesentlich unter 40 min verkürzen. Der Konsolenteil wird von einem in der Schilddrüsenchirurgie und Roboteranwendung geübten Chirurgen in Zeiten bewältigt, die mit der konventionellen Schilddrüsenresektion durchaus vergleichbar sind (Maurer et al. 2018).

10.5 Roboterassistierte Schilddrüsenchirurgie bei Schilddrüsenkarzinomen

Es existieren bis dato keine randomisierten klinischen Studien mit Langzeit-Follow-up, die die onkologische Gleichwertigkeit der roboterassistierten mit der konventionellen Schilddrüsenchirurgie beweisen. In der S2k-Leitlinie der Chirurgischen Arbeitsgemeinschaft Endokrinologie (CAEK) zur operativen Therapie maligner Schilddrüsenerkrankungen (AWMF-Leitlinie Operative Therapie maligner Schilddrüsenerkrankungen 2012) werden die alternativen Zugangswege nicht erwähnt. Dies impliziert, dass nach Meinung deutscher Experten bei nachgewiesenen Schilddrüsenmalignomen die konventionelle Operation via Kocher-Kragenschnitt alternativlos ist. Hier sollten kosmetische Aspekte hinter der onkologischen Qualität des Eingriffs zurückstehen. Diese Meinung findet keinen weltweiten Konsens, wie zahlreiche Publikationen vor allem aus dem asiatischen Raum belegen (Ban et al. 2014; Lee et al. 2013). Allerdings wurden hier vor allem papilläre Mikrokarzinome behandelt. Es existieren auch Daten, die schlechtere Ergebnisse (Anzahl der entfernten Lymphknoten, totale Thyreoidektomie, postoperative Thyreoglobulinwerte bei der Therapie eines differenzierten Schilddrüsenkarzinoms) mit TRAT oder BABA als beim offenen Eingriff nachweisen (Lang et al. 2015). Sicherlich ist in allen Gebieten der Chirurgie eine Erweiterung der Operationsindikationen mit wachsender Expertise des Operateurs eng verknüpft. Daten einiger spezialisierter Zentren deuten inzwischen daraufhin, dass die operative Therapie differenzierter Schilddrüsenkarzinome roboterassistiert onkologisch korrekt und komplikationsarm durchführbar ist (Son et al. 2015; Kim et al. 2017a; Kim et al. 2017b). Es wird von einer größeren Anzahl entfernter Lymphknoten, geringerem Blutverlust und besserem kosmetischem Ergebnis als bei der konventionellen Operation berichtet (Son et al. 2015). Eine Studie mit 5-Jahre-Nachbeobachtung berichtet identische perioperative und onkologische Ergebnisse wie nach konventioneller Thyreoidektomie mit Lymphadenektomie (Kim et al. 2016). Es bleibt abzuwarten, ob sich die roboterassistierten Verfahren zur Behandlung des Schilddrüsenkarzinoms in einigen hochspezialisierten Zentren durchsetzen, in der Breite wird dies aufgrund der Komplexität des Eingriffs in absehbarer Zeit sicher nicht der Fall sein.

10.6 Lernkurve

Verglichen mit konventionell endoskopischen Techniken wird für die roboterassistierte Schilddrüsenchirurgie eine schnellere Lernkurve beschrieben. In einer Vergleichsstudie zwischen endoskopischer und roboterassistierter Thyreoidektomie von Lee wurde für beide Verfahren eine Reduktion der Operationszeit mit steigender Expertise berichtet. Eine reproduzierbar kürzere Operationszeit war bei der roboterassistierten Operation nach 35–40 Eingriffen bei der konventionell endoskopischen Technik nach erst 55–60 Eingriffen zu verzeichnen (Lee et al. 2012). Eine prospektive Studie vergleicht die Ergebnisse eines in roboterassistierter Schilddrüsenchirurgie erfahrenen Operateurs mit 3 Anfängern. Die durchschnittliche Operationszeit sowie Komplikationen waren bei den unerfahrenen Chirurgen höher. Nach ca. 50 Eingriffen konnten die Anfänger ihre Operationszeiten und Komplikationsraten auf das Niveau des Experten reduzieren (Lee et al. 2011). Kandil konnte bezüglich der TRAT eine signifikante Reduktion der Operationszeit von 122 auf 104 Minuten nach 40 Eingriffen zeigen (Kandil et al. 2012).

10.7 Kosten

Die hohen Kosten für die roboterassistierten Verfahren in der Schilddrüsenchirurgie werden durch benötigen Materialien wie Instrumente und Abdeckungen und die verlängerten Operationszeiten verursacht. Zudem wird speziell ausgebildetes Personal benötigt, dessen Expertise durch Kurse und Übungen finanziert werden muss. Eine Studie aus den USA vergleicht die Kosten von transaxillären endoskopischen, roboterassistierten und konventioneller Thyreoidektomie bezogen auf das landesspezifische Vergütungssystem für medizinische Leistungen. Endoskopische und roboterassistierte Eingriffe waren verglichen mit der konventionellen Schilddrüsenoperation teurer (13.087 $ versus 9028 $). Es zeigte sich jedoch eine Angleichung der Kosten nach Reduktion der Gesamteingriffszeiten für die extrazervikalen Verfahren (Cabot et al. 2012). Die roboterassistierte Schilddrüsenchirurgie wird im weltweiten Vergleich hauptsächlich in Südkorea durchgeführt. Hier ist die Erstattung der Kosten für diese Eingriffe 4 mal so hoch wie für eine konventionelle Schilddrüsenoperation (Berber et al. 2016). Im deutschen DRG(„diagnosis related groups“)-System wird die roboterassistierte Schilddrüsenoperation aktuell nicht refinanziert, d. h. der Eingriff kann derzeit in Deutschland nicht kostendeckend durchgeführt werden, sodass schon aus betriebswirtschaftlicher Sicht ein breiter Einsatz nicht sinnvoll ist. Aus eigener Erfahrung entsteht bei der derzeitigen DRG-Vergütung ein Defizit von etwa 1000€ pro TRAT.

10.8 Akzeptanz durch Patienten

Während in asiatischen Ländern die extrazervikalen Zugänge zur Schilddrüse aus kulturellen und kosmetischen Gründen großen Anklang finden, ist in Europa der Kocher-Kragenschnitt weiterhin der gebräuchlichste Zugang in der Schilddrüsenchirurgie. In Deutschland werden derzeit lediglich 0,01 % der Schilddrüseneingriffe roboterassistiert durchgeführt (Bartsch et al. 2019). Kosmetische Aspekte stehen bei den Patienten nicht im Vordergrund, so entschieden sich an der Klinik der Autoren weniger als 50 % der Patienten, denen eine transaxilläre roboterassistierte Schilddrüsenoperation angeboten wurde, für diese Operationsmethode (Maurer et al. 2018).

10.9 Zusammenfassung

Die roboterassistierte Thyreoidektomie ist über verschiedene Zugangswege sicher durchführbar und die Ergebnisse von erfahrenen Operateuren bei selektionierten Patienten sind mit denen der konventionellen offenen Schilddrüsenchirurgie vergleichbar. Die roboterassistierte Schilddrüsenchirurgie zielt auf eine Optimierung des kosmetischen Ergebnisses ab, um dem zunehmenden Körperbewusstsein insbesondere jüngerer Patienten gerecht zu werden. Allerdings müssen hier die gleichen Ergebnisse wie mit der sehr standardisierten und komplikationsarmen offenen Schilddrüsenchirurgie erreicht werden, da die Patientensicherheit Vorrang vor einem potenziell besseren kosmetischen Ergebnis hat. Daher ist eine hohe Expertise in der Schilddrüsenchirurgie als auch in der Roboterchirurgie unabdingbare Voraussetzung. Gegenüber der konventionellen Schilddrüsenoperation bestehen Nachteile wie eine längere

Operationszeit und vor allem höhere Kosten, die im deutschen DRG-System mitnichten gedeckt sind. Obwohl sich die roboterassistierte Schilddrüsenchirurgie mit dem zu erwartenden technischen Fortschritt weiterentwickeln wird, ist eine breite Anwendung der Methode in Deutschland mittelfristig nicht zu erwarten.

Literatur

Anuwong A, Ketwong K, Jitpratoom P, Sasanakietkul T, Duh QY (2018) Safety and outcomes of the transoral endoscopic thyroidectomy vestibular approach. JAMA Surg 153(1):21–27

Ban EJ, Yoo JY, Kim WW, Son HY, Park S, Lee SH, Lee CR, Kang SW, Jeong JJ, Nam KH, Chung WY, Park CS (2014) Surgical complications after robotic thyroidectomy for thyroid carcinoma: a single center experience with 3,000 patients. Surg Endosc 28(9): 2555–2563

Bartsch DK, Dotzenrath C, Vorländer C, Zielke A, Weber T, Buhr HJ, Klinger C, Lorenz K (2019) the StuDoq/Thyroid Study Group. Current practise of surgery for Benign Goitre – an analysis of the prospective DGAV StuDoq/Thyroid registry. J Clin Med 8(4)

Berber E, Siperstein A (2011) Robotic transaxillary total thyroidectomy using a unilateral approach. Surg Laparosc Endosc Percutan Tech 21(3):207–210

Berber E, Bernet V, Fahey TJ III, Kebebew E, Shaha A, Stack BC, Stang M, Steward DL, Terris DJ (2016) American thyroid association statement on remote-access thyroid surgery. Thyroid 26(3):331–337

Byeon HK, Kim d H, Chang JW, Ban MJ, Park JH, Kim WS, Choi EC, Koh YW (2016) Comprehensive application of robotic retroauricular thyroidectomy: the evolution of robotic thyroidectomy. Laryngoscope 126(8):1952–1957

Cabot JC, Lee CR, Brunaud L, Kleiman DA, Chung WY, Fahey TJ 3rd, Zarnegar R (2012) Robotic and endoscopic transaxillary thyroidectomies may be cost prohibitive when compared to standard cervical thyroidectomy: a cost analysis. Surgery 152(6):1016–1024

Chiesa F, Kocher ET (2009) The 100 anniversary of the Nobel Prize Award winner Emil Theodor Kocher, a brilliant far-sighted surgeon. Acta Otorhinolaryngol Ital 29(6):289

Choe JH, Kim SW, Chung KW, Park KS, Han W, Noh DY, Oh SK, Youn YK (2007) Endoscopic thyroidectomy using a new bilateral axillo-breast approach. World J Surg 31:601–606

Eckhardt S, Maurer E, Fendrich V, Bartsch DK (2015) Transaxillary robot-assisted thyroidectomy: First experiences with a new operation technique. Chirurg Oct; 86(10):976-82. https://doi.org/10.1007/s00104-015-0008-x

Ikeda Y, Takami H, Niimi M et al (2000) Endoscopic neck surgery by axillary approach. J Am Surg 191:336

Kandil E, Hammad AY, Walvekar RR, Hu T, Masoodi H, Mohamed SE et al (2016) Robotic thyroidectomy versus nonrobotic approaches: a meta-analysis examining surgical outcomes. Surg Innov 23(3):317–325

Kandil EH, Noureldine SI, Yao L, Slakey DP (2012) Robotic transaxillary thyroidectomy: an examination of the first one hundred cases. J Am Coll Surg 214: 558–564

Kang SW, Lee SC, Lee SH, Lee KY, Jeong JJ, Lee YS, Nam KH, Chang HS, Chung WY, Park CS (2009) Robotic thyroid surgery using a gasless, transaxillary approach and the da Vinci S system: the operative outcomes of 338 consecutive patients. Surgery 146(6): 1048–1055

Karakas E, Steinfeldt T, Gockel A, Schlosshauer T, Dietz C, Jäger J, Westermann R, Sommer F, Richard HR, Exner C, Sesterhenn AM, Bartsch DK (2011) Transoral thyroid and parathyroid surgery - development of a new transoral technique. Surgery 150(1):108–115

Kim HY, Chai YJ, Dionigi G, Anuwong A, Richmon JD (2018a) Transoral robotic thyroidectomy: lessons learned from an initial consecutive series of 24 patients. Surg Endosc 32(2):688–694

Kim KN, Lee DW, Kim JY, Han KH, Tae K (2018b) Carbon dioxide embolism during transoral robotic thyroidectomy: a case report. Head Neck 40(3):E25–E28

Kim MJ, Lee J, Lee SG, Choi JB, Kim TH, Ban EJ, Lee CR, Kang SW, Jeong JJ, Nam KH, Jo YS, Chung WY (2017a) Transaxillary robotic modified radical neck dissection: a 5-year assessment of operative and oncologic outcomes. Surg Endosc 31(4):1599–1606

Kim MJ, Nam KH, Lee SG, Choi JB, Kim TH, Lee CR, Lee J, Kang SW, Jeong JJ, Chung WY (2018c) Yonsei experience of 5000 gasless transaxillary robotic thyroidectomies. World J Surg 42(2):393–401

Kim SK, Woo JW, Park I, Lee JH, Choe JH, Kim JH, Kim JS (2017b) Propensity score-matched analysis of robotic versus endoscopic bilateral axillo-breastapproach (BABA) thyroidectomy in papillary thyroid carcinoma. Langenbeck's Arch Surg 402(2):243–250

Landry CS, Grubbs EG, Morris GS, Turner NS, Holsinger FC, Lee JE, Perrier ND (2011) Robot assisted transaxillary surgery (RATS) for the removal of thyroid and parathyroid glands. Surgery 149(4):549–555

Lang BH, Wong CK, Tsang JS, Wong KP, Wan KY (2014) A systematic review and meta-analysis comparing surgically-related complications between robotic-assisted thyroidectomy and conventional open thyroidectomy. Ann Surg Oncol 21(3):850–856

Lang BH, Wong CK, Tsang JS, Wong KP, Wan KY (2015) A systematic review and meta-analysis evaluating completeness and outcomes of robotic thyroidectomy. Laryngoscope 125(2):509–518

Lee DY, Lee KJ, Han WG, Oh KH, Cho JG, Baek SK, Kwon SY, Woo JS, Jung KY (2016) Comparison of transaxillary approach, retroauricular approach, and conventional open hemithyroidectomy: a prospective study at single institution. Surgery 159(2):524–531

Lee J, Chung WY (2013) Robotic thyroidectomy and neck dissection: past, present, and future. Cancer J 19(2):151–161

Lee J, Nah KY, Kim RM, Ahn YH, Soh EY, Chung WY (2010) Differences in postoperative outcomes, function, and cosmesis: open versus robotic thyroidectomy. Surg Endosc 24(12):3186–3194

Lee J, Yun JH, Nam KH, Soh EY, Chung WY (2011) The learning curve for robotic thyroidectomy: a multicenter study. Ann Surg Oncol 18(1):226–232

Lee J, Yun JH, Choi UJ, Kang SW, Jeong JJ, Chung WY (2012) Robotic versus endoscopic thyroidectomy for thyroid cancers: a multi-institutional analysis of early postoperative outcomes and surgical learning curves. J Oncol 2012:734541

Lee KE, Rao J, Youn YK (2009) Endoscopic thyroidectomy with the da Vinci robot system using the bilateral axillary breastapproach (BABA) technique: our initial experience. Surg Laparosc Endosc Percutan Tech 19(3):e71–e75

Lee KE, Kim E, Koo DH et al (2013) Robotic thyroidectomy by bilateral axillo-breast approach: review of 1,026 cases and surgical completeness. Surg Endosc 27(8):2955–2962

Leitlinie der deutschen Gesellschaft für Allgemein- und Viszeralchirurgie – Chirurgische Arbeitsgemeinschaft Endokrinologie: Operative Therapie maligner Schilddrüsenerkrankungen. AWMF-Leitlinien-Register Nr. 088/002, 2012

Leitlinie der deutschen Gesellschaft für Allgemein- und Viszeralchirurgie – Chirurgische Arbeitsgemeinschaft Endokrinologie: Operative Therapie benigner Schilddrüsenerkrankungen. AWMF/11/003/0021, 2015

Materazzi G, Fregoli L, Papini P, Bakkar S, Vasquez MC, Miccoli P (2018) Robot-Assisted Transaxillary Thyroidectomy (RATT): a series appraisal of more than 250 cases from Europe. World J Surg 42(4): 1018–1023

Maurer E, Wächter S, Albers M, Holzer K, Bartsch DK (2018) Transaxillary robot-assisted thyroidectomy - results and acceptance of a new surgical technique. Zentralbl Chir 143(4):353–360

Miccoli P, Berti P, Bendinelli C et al (1999) Minimally invasive sugery for thyroid small nodules: preliminary report. J Endocrinol Investig 22:849–851

Nakajo A, Arima H, Hirata M, Mizoguchi T, Kijima Y, Mori S et al (2013) Trans-oral video-assisted neck surgery (TOVANS): a new transoral technique of endoscopic thyroidectomy with gasless premandible approach. Surg Endosc 27(4):1105–1110

Ohgami M, Ishii S, Arisawa Y, Ohmori T, Noga K, Furukawa T, Kitajima M (2000) Scarless endoscopic thyroidectomy: breast approach for better cosmesis. Surg Laparosc Endosc Percutan Tech 10(1):1–4

Piccoli M, Mullineris B, Santi D, Gozzo D (2017) Advances in robotic transaxillary thyroidectomy in Europe. Curr Surg Rep 5(8):17

Razavi CR, Khadem MGA, Fondong A, Clark JH, Richmon JD, Tufano RP, Russell JO (2018) Early outcomes in transoral vestibular thyroidectomy: Robotic versus endoscopic techniques. Head Neck 40(10):2246–2253

Richmon JD, Kim HY (2018a) Transoral robotic thyroidectomy (TORT): procedures and outcomes. Gland Surg 6(3):285–289

Richmon JD, Holsinger FC, Kandil E, Moore MW, Garcia JA, Tufano RP (2011) Transoral robotic-assisted thyroidectomy with central neck-dissection: preclinical cadaver feasibility study and proposed surgical technique. J Robot Surg 5(4):279–282

Schardey HM, Schopf S, Kammal M, Barone M, Rudert W, Hernandez-Richter T, Pörtl S (2008) Invisible scar endoscopic thyroidectomy by the dorsal approach: experimental development of a new technique with human cadavers and preliminary clinical results. Surg Endosc 22(4):813–820

Shimazu K, Shiba E, Tamaki Y, Takiguchi S, Taniguchi E, Ohashi S, Noguchi S (2003) Endoscopic thyroid surgery through the axillo-bilateral-breast approach. Surg Laparosc Endosc Percutan Tech 13(3):196–201

Son SK, Kim JH, Bae JS, Lee SH (2015) Surgical safety and oncologic effectiveness in robotic versus conventional open thyroidectomy in thyroid cancer: a systematic review and meta-analysis. Ann Surg Oncol 22(9):3022–3032

Sun GH, Peress L, Pynnonen MA (2014) Systematic review and meta-analysis of robotic vs conventional thyroidectomy approaches for thyroid disease. Otolaryngol Head Neck Surg 150(4):520–532

Sung ES, Ji YB, Song CM, Yun BR, Chung WS, Tae K (2016) Robotic thyroidectomy: comparison of a postauricular facelift approach with a gasless unilateral axillary approach. Otolaryngol Head Neck Surg 154(6):997–1004

Tae K, Ji YB, Jeong JH, Lee SH, Jeong MA, Park CW (2011) Robotic thyroidectomy by a gasless unilateral axillo-breast or axillary approach: our early experiences. Surg Endosc 25(1):221–228

Tae K, Ji YB, Song CM, Ryu J (2019) Robotic and endoscopic thyroid surgery: evolution and advances. Clin Exp Otorhinolaryngol 12(1):1–11

Terris DJ, Singer MS, Seybt MW (2011) Robotic facelift thyroidectomy: II. Clinical feasibility and safety. Laryngoscope 121(8):1636–1641

Wilhelm T, Metzig A (2011) Endoscopic minimally invasive thyroidectomy (eMIT): a prospective proof-of-concept study in humans. World J Surg 35(3):543–551

Witzel K, Benhidjeb T (2009) Monitoring of the recurrent laryngeal nerve in totally endoscopic thyroid surgery. Eur Surg Res 43(2):72–76

Witzel K, von Rahden BH, Kaminski C, Stein HJ (2008) Transoral access for endoscopic thyroid resection. Surg Endosc 22(8):1871–1875

Yoon JH, Park CH, Chung WY (2006) Gasless endoscopic thyroidectomy via an axillary approach: experience of 30 cases. Surg Laparosc Endosc Percutan Tech 16(4):226–231

Operationen an der Lunge

11

Thorben Möller und Jan-Hendrik Egberts

Inhaltsverzeichnis

11.1 **Einleitung** ... 143

11.2 **Indikationen zur onkologischen Lungenchirurgie** ... 144

11.3 **Technik der roboterassistierten onkologischen Lungenchirurgie (am Beispiel einer Oberlappenresektion rechts)** ... 145

11.4 **Postoperatives Management** ... 149

11.5 **Vor- und Nachteile der roboterassistierten Lungenchirurgie** ... 149

11.6 **Ausblick** ... 151

Literatur ... 151

11.1 Einleitung

Analog zu den viszeralchirurgischen Operationen kann die roboterassistierte Thoraxchirurgie (RATS) die bestehenden Limitationen der videoassistierten thorakoskopischen Chirurgie (VATS) überwinden. Die RATS in Deutschland kann auf eine mittlerweile lange Tradition zurückblicken. Bereits 2003 erfolgte die erste dokumentierte robotische Thymektomie (Rückert et al. 2008) und ist seitdem zum Standardverfahren geworden, mit einer Expertise von mehreren hundert Eingriffen an einem deutschen Zentrum (Ismail et al. 2013). International begann diese Entwicklung deutlich früher, bereits 2002 wurde die erste Fallserie der roboterassistierten Lungenresektionen mit Lymphadenektomie von einer italienischen Arbeitsgruppe dokumentiert (Melfi et al. 2002).

Aufgrund der erhöhten intrakorporalen Beweglichkeit mit mehreren Freiheitsgraden unter optimaler Sicht bietet sich der Einsatz der roboterassistierter Chirurgie bei thoraxchirurgischen Operationen an. Im Vergleich zur abdominellen roboterassistierten Chirurgie unterscheidet sich das Vorgehen im Thorax durch einige relevante anatomische Unterschiede. Insbesondere der relativ enge Raum und die starre Begrenzung durch die Thoraxwand limitiert die Bewegungsfreiheit bei der VATS. (Gonzalez-Rivas et al. 2013; Swanson et al. 2007; Licht et al. 2013).

T. Möller (✉) · J.-H. Egberts
Klinik für Allgemeine, Viszeral-, Thorax-, Transplantations- und Kinderchirurgie, des Universitätsklinikums Schleswig-Holstein, Campus Kiel, Kiel, Deutschland
e-mail: Thorben.Moeller@uksh.de; Jan-Hendrik.Egberts@uksh.de

T. Hackert, R. S. Croner (Hrsg.), *Roboterassistierte Viszeral- und Thoraxchirurgie*,
https://doi.org/10.1007/978-3-662-60457-1_11

Auch in Deutschland finden roboterassistierte Lungenresektionen aktuell eine deutlich zunehmende Verbreitung (Egberts et al. 2018b). Neben der Thymektomie und den anatomisch-onkologischen Lungenresektionen sind auch erweiterte und parenchymsparende Resektionen sowie bronchoplastische Eingriffe wie Manschettenresektionen sicher durchführbar (Cerfolio 2016; Egberts et al. 2018a). Mit dem Da-Vinci®-System steht derzeit (Stand 2019) das einzige auf dem deutschen Markt zugelassene Robotersystem zur Verfügung, vielversprechende neue Systeme anderer Anbieter stehen kurz vor der Markteinführung. Aus unserer Sicht ist die RATS eine der bedeutsamsten und innovativsten Technologien der chirurgischen Gegenwart. Zwar wurde einige Fallserien publiziert, welche die sichere Anwendbarkeit zeigten, eine Evidenz, insbesondere in Bezug auf Vorteile gegenüber der VATS, konnte bislang noch nicht nachgewiesen werden (Wei et al. 2017; Santoro und Pansadoro 2013). Diesbezüglich bestehen Ansätze zur Vernetzung der robotisch operierenden Chirurgen in der Thoraxchirurgie, um entsprechende prospektive oder Registerstudien zu ermöglichen (Egberts et al. 2018a). In unserem Zentrum kommt die RATS vor allem bei onkologischen Lungenresektionen im Sinne von Segmentresektionen und Lobektomien zum Einsatz.

11.2 Indikationen zur onkologischen Lungenchirurgie

Die Indikationsstellung zur onkologischen Lungenchirurgie bei nichtkleinzelligem-Lungenkarzinom (NSCLC) sollte immer in einem interdisziplinären und erfahrenen thoraxonkologischen Team getroffen werden. Zur kompletten Tumorentfernung wird eine anatomische Resektion im Sinne einer Segment- oder Lappenresektion durchgeführt, verbunden mit einer systematischen Lymphadenektomie. Von chirurgischer Seite spielen hier vor allem die Konzepte der funktionellen Operabilität und chirurgischen Resektabilität eine entscheidende Bedeutung. Die potenzielle Notwendigkeit von erweiterten Resektionen (Manschettenresektionen, angioplastische Resektionen, Mitnahme von Perikard oder Vorhof oder Thoraxwandresektionen, Bilobektomie oder Pneumonektomie) sollte präoperativ durch ein erfahrenes Team evaluiert werden und stellen für erfahrene Zentren mittlerweile keine Kontraindikation für den Einsatz des Operationsroboters dar.

Funktionelle Operabilität
Neben der oben genannten präoperativen Evaluation der chirurgischen Resektabilität ist in der onkologischen Thoraxchirurgie die funktionelle Operabilität ein weiteres Entscheidungskriterium. Klassischerweise wird für Patienten zur Pneumonektomie eine Einsekundenkapazität (FEV1) von mehr als 2 l und für Patienten vor Lobektomie eine FEV1 >1,5 l gefordert (Colice et al. 2007). Dies ist jedoch nach den heutigen Standards nur als grobe Einschätzung der präoperativen Lungenfunktion zu verstehen. Insbesondere aufgrund des verbesserten perioperativen Managements sind diese Zahlen heute nicht mehr als strikte Indikationsgrenzen zu sehen. Die onkologische Resektion stellt beim NSCLC aktuell die einzige vorhandene kurative Therapieoption dar, daher sollten möglichst viele Patienten einer Resektion zugeführt werden. In Grenzfällen sollte eine erweiterte präoperative Diagnostik mittels Diffusionskapazität und Spiroergometrie erfolgen (Brunelli et al. 2013). Zudem existieren Verfahren, mit denen anhand des geplanten Resektionsausmaßes die postoperative Lungenfunktion vorausgesagt werden kann (Win et al. 2004). Neben einer optimalen präoperativen kardiologischen und pulmologischen Einstellung der Patienten spielen in der jüngeren Vergangenheit auch Prehabilitationskonzepte eine zunehmende Bedeutung. Hierbei handelt es sich um strukturierte präoperative Trainingsprogramme mit dem Ziel, die kardiopulmonale Belastbarkeit zum Operationszeitpunkt zu verbessern (Möller et al. 2019).

Von chirurgischer Seite sollten immer die Grundsätze parenychmsparender Chirurgie angewendet werden, um auch Patienten mit schlechter kardiopulmonaler Leistungsfähigkeit nicht von der einzigen kurativen Therapieoption bei NSCLC auszuschließen. Hierbei kommen Segmentresektionen und zur Vermeidung einer Pneumonektomie Manschettenresektionen zum Einsatz. Für Segmentresektionen konnte im Stadium IA eine onkologische Gleichwertigkeit gezeigt werden, wenngleich die Evidenz weiterhin als gering einzuschätzen ist (Hennon und Landreneau 2018). Aus unserer Sicht sollte daher insbesondere bei Patienten mit grenzwertiger Lungenfunktion die operative Versorgung an einem thoraxonkologischem Zentrum erfolgen.

Staging und präoperative Diagnostik

Insbesondere die Thoraxonkologie unterliegt mit immer neuen zielgerichteten internistisch-onkologischen Therapieoptionen einem steten Wandel. Daher ist hier eine interdisziplinäre Zusammenarbeit zwischen Pulmologie, Onkologie und Thoraxchirurgie von entscheidender Bedeutung. Dies geschieht meistens in interdisziplinären thoraxonkologischen Tumorkonferenzen, um für jeden Patienten ein individuelles Therapiekonzept festzulegen. Bei Diagnose eines malignomverdächtigen Lungenrundherdes sollten folgenden Untersuchungen mit dem Ziel der histologischen Sicherung erfolgen:

- Computertomografie (CT) des Thorax
- Bronchoskopie mit Biopsie bei Zugänglichkeit
- Transthorakale CT-gestützte Punktion bei peripherem Lungenrundherd ohne bronchoskopische Zugänglichkeit

Nach histologischer Sicherung und Differenzierung des Primarius sollten folgenden Untersuchungen präoperativ zum Staging und Abklärung der Operabilität erfolgen:

- Bronchoskopie und endobronchialer Ultraschall und Biopsie bei Verdacht auf mediastinalen Lymphknotenbefall
- Positronenemissionstomografie(PET)-CT
- Magnetresonanztomografie(MRT) des Gehirns
- Mediastinoskopie mit Lymphknotenexstirpation bei Verdacht auf Lymphknotenmetasierung ohne endobronchiale Zugänglichkeit
- Lungenfunktion mit Bestimmung der FEV1 und Diffusionskapazität

Nach Abschluss der Diagnostik sollte der Fall erneut in der thoraxonkologischen Konferenz diskutiert werden, um interdisziplinär ein onkologisches Therapiekonzept festzulegen.

11.3 Technik der roboterassistierten onkologischen Lungenchirurgie (am Beispiel einer Oberlappenresektion rechts)

Im Folgenden wollen wir exemplarische die Durchführung einer roboterassistierten Oberlappenresektion rechts mit dem Da-Vinci-Xi®-System (Intuitive Surgical, Sunnyvale, California, United States) beschreiben. Routinemäßig setzten wir hier eine 4-Arm-Technik ein. Die Operation erfolgt nach Einlage eines Doppellumentubus in Einlungenventilation.

Patientenlagerung und Zugang

Nach Lagerung des Patienten in Linksseitenlage erfolgt ein Aufklappen des OP-Tisches zur Erweiterung der Interkostalräume (Abb. 11.1). Zum Set Up im OP-Saal siehe auch Abb. 11.2. Der rechte Arm wird in eine Schwimmerposition verbracht und ausreichend fixiert. Anders als bei der klassischen anterolateralen Thorakotomie erfolgt der Zugang kaudaler, nämlich im Bereich des 8. Interkostalraums (für Resektionen des Unterlappens im 9. ICR). Nach Sicherstellung der Einlungenventilation erfolgte die Platzierung der 4 Trokare (8 mm) in diesem Interkostalraum, dabei ist auf einen Abstand zwischen den Trokaren von mindestens 6 cm zu achten, um eine Kollision der Roboterarme zu verhindern. Wir verwenden routinemäßig eine Gasinsufflation mit einem Zieldruck von 8 mmHg. Zudem erfolgt routinemäßig die Anlage einer Interkostalblockade mit Ropivacain. Zusätzlich verwenden wir einen 12 mm-Assistenztrokar, welcher einen Interkostalraum kaudaler (im 9. ICR) zwischen Trokar 3 und 4 eingebracht wird. Hierbei nehmen wir einen Minithorakotomie vor und bringen einen Alexis-Wundsperrer der Größe A mit Deckel ein (Applied Medical, Rancho Santa

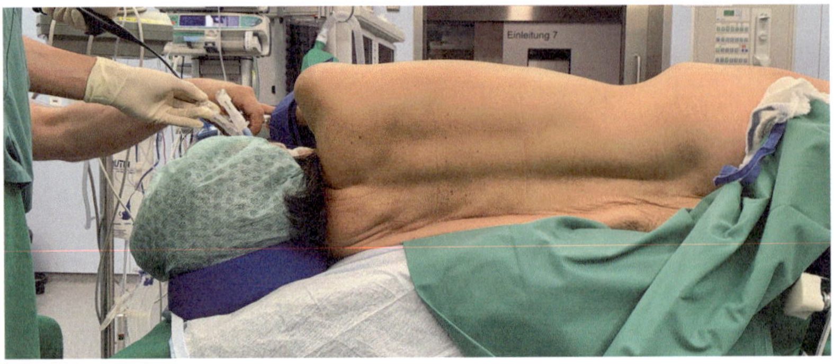

Abb. 11.1 Patientenlagerung in Schwimmerposition und Linksseitenlage für rechtsseitige Resektionen, Rückenansicht mit Aufklappen des Thorax durch Absenkung des Rumpfes, durch die Anästhesie erfolgt eine abschließende bronchoskopische Kontrolle der Lage des Doppellumentubus

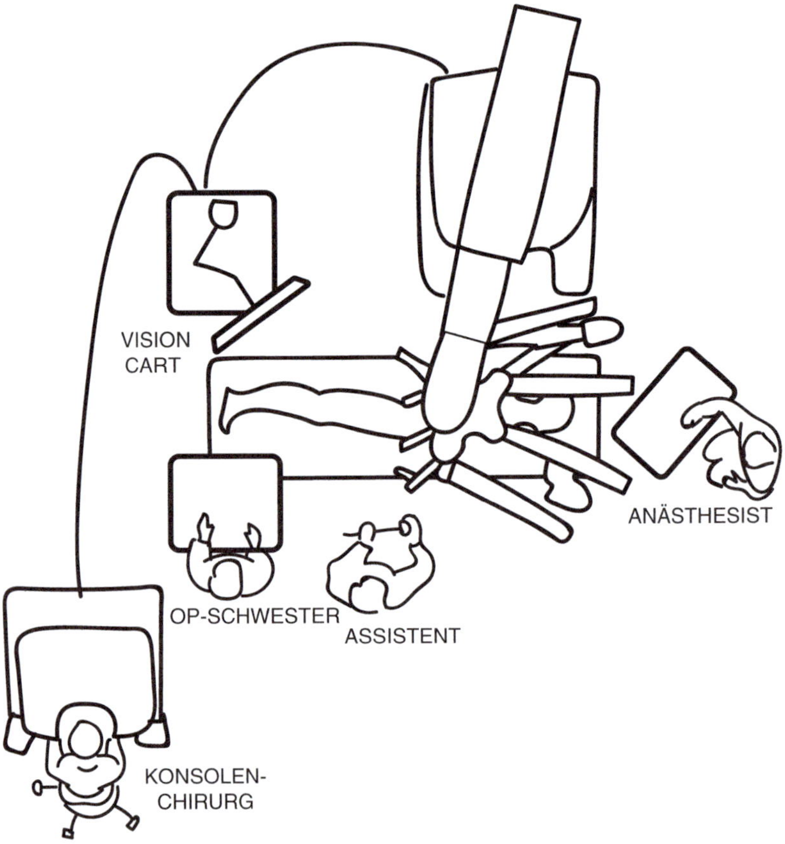

Abb. 11.2 Setup des Operationssaals für eine rechtsseitige Lungenresektion

Margarita, California, United States). Dieser Zugang dient der Bergung des Präparates sowie als Notfallzugang bei der Notwendigkeit einer eiligen Konversion, sowie zum Einbringen des Staplers durch den bettseitigen Assistenten. Zur Portplatzierung siehe auch Abb. 11.3 und 11.4. Arm 1 und Arm 2 werden von der linken Hand des Roboterchirurgen bedient, Arm 3 beherbergt die 30-Grad-Optik, Arm 4 wird von der rechten Hand des Operateurs bedient. Zu den empfohlenen Instrumenten der roboterassistierten Lobektomie siehe auch Tab. 11.1.

Dissektion und Lymphadenektomie

Nach Andocken des Roboters (Abb. 11.5 und 11.6) beginnt die Resektion mit der Mobilisation des

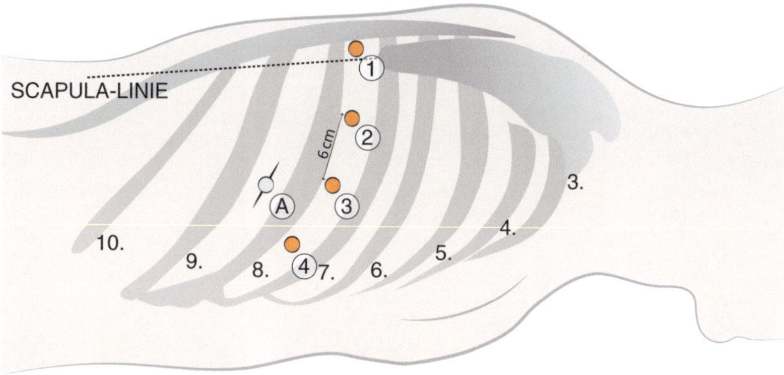

Abb. 11.3 Schema der Trokarplatzierung

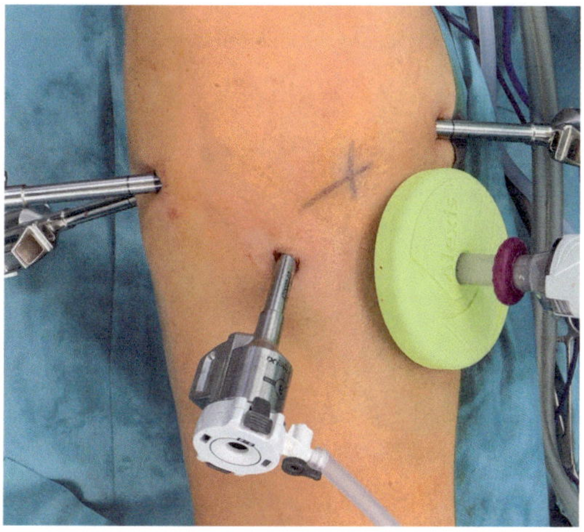

Abb. 11.4 Platzierte Trokare zur rechtsseitigen Lungenresektion. In Abhängigkeit der individuellen Patientenanatomie sollte eine Anpassung der Trokarplatzierung erfolgen

Tab. 11.1 Empfohlene Instrumente für die roboterassistierte Lobektomie

Arm 1 (linke Hand)	Cadiere Forceps
Arm 2 (linke Hand)	Long Tip Up Grasper
Arm 3	30-Gad-Optik
Arm 4 (rechte Hand)	Curved Bipolar Dissector

Oberlappens. Bei bestehenden Verwachsungen bietet der Roboter im Vergleich zur thorakoskopischen Operation deutliche Vorteile im Handling, insbesondere im Bereich der lateralen Thoraxwand (Abb. 11.7). Hierzu wird der Oberlappen über Arm 2 angehoben und so das Interlobium aufgespannt. Nun beginnt die Dissektion im Bereich des Interlobiums, bis schließlich die Pulmonalarterie dargestellt und freipräpariert werden kann. Nach Identifizierung und sicherer Schonung der Abgänge zu Segment 6 und Segment 4/5 wird das

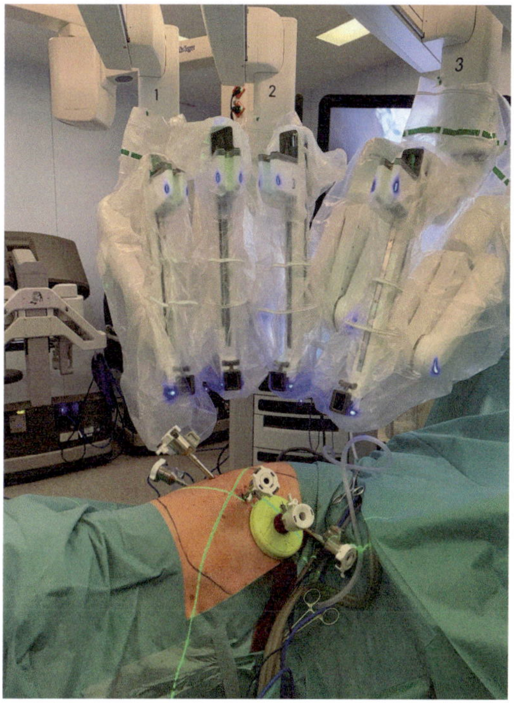

Abb. 11.5 Andocken des Roboters mittels Laser-Zielkreuz

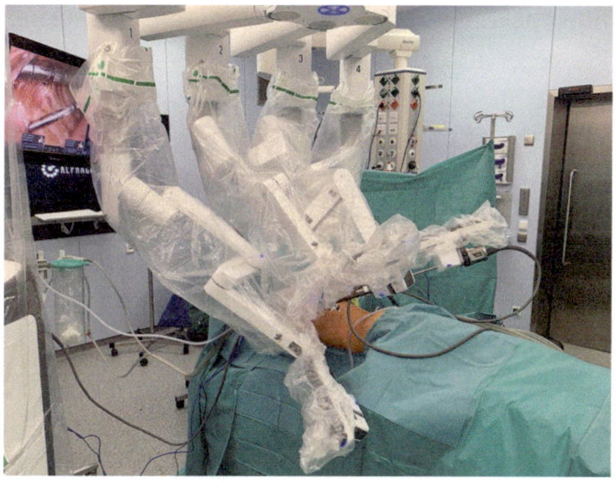

Abb. 11.6 Angedockte Arme des Da-Vinci®-Xi-Systems

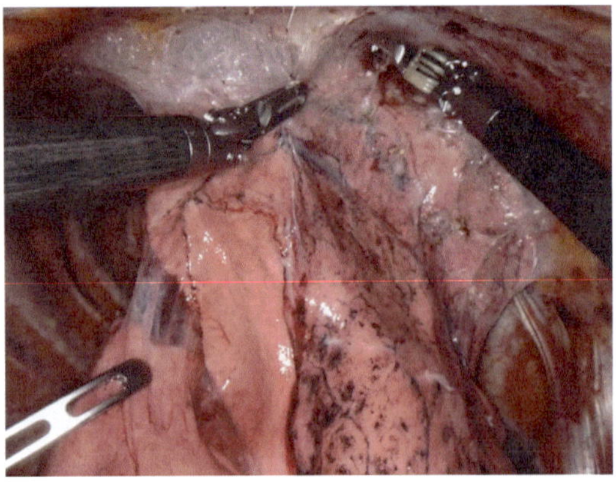

Abb. 11.7 Adhäsiolyse im Bereich des Oberlappens bei ausgeprägten Verwachsungen mit der Thoraxwand

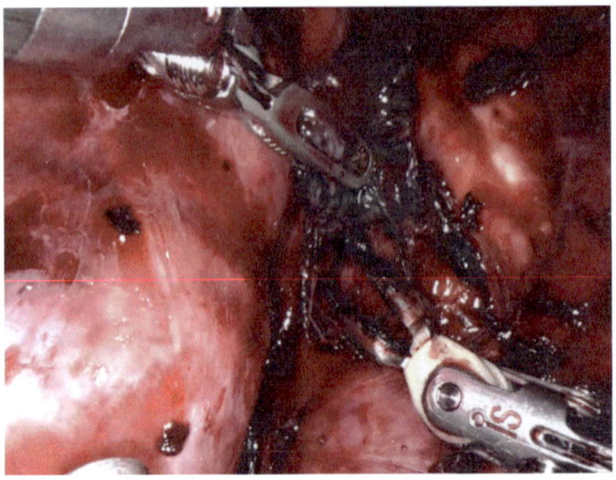

Abb. 11.8 Lymphadenektomie infrakarinal

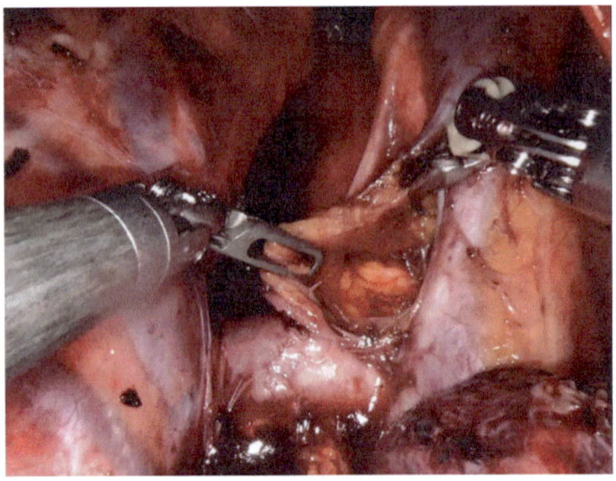

Abb. 11.9 Lymphadenektomie im Bereich des oberen Mediastinums, kaudal erkennt man die Vena azygos mit der Einmündung in die Vena cava superior. Kranial stellen sich rechts der Nervus phrenicus und links der sich aufspannende Nervus vagus dar

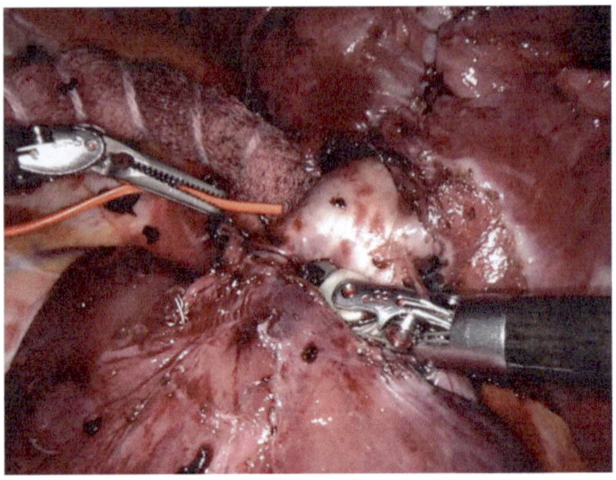

Abb. 11.10 Anschlingen des Segment-VI-Abganges der Pulmonalarterie mit einem Vessel-Loop

hintere Interlobium nach dorsaler pleuraler Inzision durchtrennt. Nun Präparation auf den Bronchus intermedius, hierbei wird das Interlobium nun final mit einem Stapler durchtrennt. Dies kann entweder mit dem Roboter-Stapler über Arm 1 oder mittels eines konventionellen Linear-Staplers über den Assistentrokar erfolgen. Nun schließt sich die Darstellung und Ligation des Segment-2-Astes an. Nach weiterer Mobilisation im Bereich des Lungenhilus mit Darstellung der Oberlappenvene und des Truncus anterior werden diese segmentweise durchtrennt. Dabei ist insbesondere auf eine sichere Schonung der Mittellappenvene zu achten. Nach weiterer kleinschrittiger Mobilisation kann schließlich die Darstellung des Oberlappenbronchus erfolgen, welcher mit dem Linear-Stapler durchtrennt wird. Hiernach kann die vordere Parenchymbrücke mit dem Linear-Stapler durchtrennt werden. Schließlich erfolgt die Komplettierung der Lymphadenektomie bis nach infrakarinal, im oberen Mediastinum, im Bereich des Hilus und des Ligamentum pulmonale. Zur Lymphadenektomie siehe auch Abb. 11.8 und 11.9. Exemplarisch zeigen Abb. 11.10, 11.11, und 11.12 das Absetzen der Gefäße am Beispiel einer rechtsseitigen Unterlappenresektion.

Bergung des Präparates und Wundverschluss
Nach Einbringen eines Bergebeutels wird das Präparat über den Assistenzzugang geborgen (Abb. 11.13). Schließlich erfolgt unter Sicht die Anlage einer 24-er-Thoraxdrainage nach ventro-

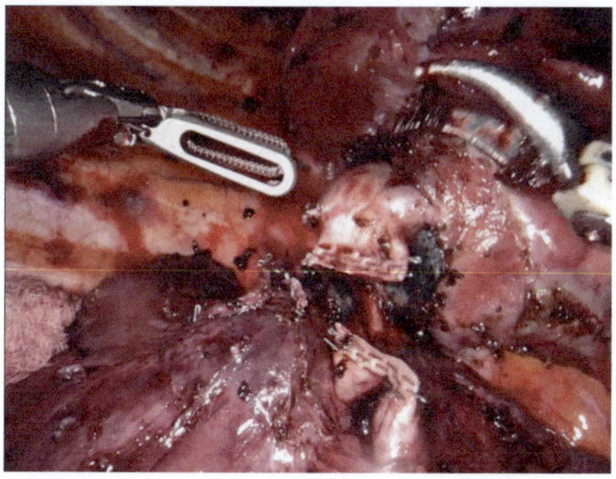

Abb. 11.11 Zustand nach Durchtrennung der Unterlappenarterie mittels Linear-Stapler

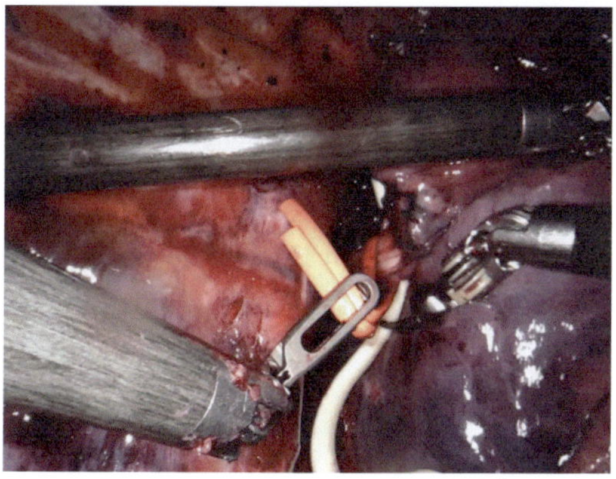

Abb. 11.12 Einbringen des Staplers zur Durchtrennung der Unterlappenvene

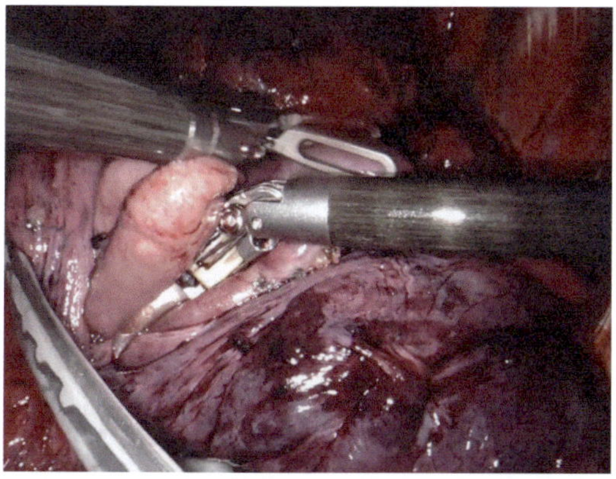

Abb. 11.13 Bergung des Präparates im Bergebeutel

apikal. Unter Sicht erfolgt nun ebenfalls die Insufflation der Lunge nach Entfernung der Trokare. Schließlich Verschluss der Minithorakotomie fortlaufend, gefolgt vom Hautverschluss.

11.4 Postoperatives Management

Wie auch in anderen Bereichen der Chirurgie haben sich auch in der Thoraxchirurgie „Fast-Track"-Konzepte bewährt (Dumans-Nizard et al. 2016; Refai et al. 2018). Hierzu sollte eine frühe Extubation des Patienten noch im OP-Saal angestrebt werden. Routinemäßig erfolgt die postoperative Verlegung in den Aufwachraum und im Anschluss auf die Normalstation. Bei bestehenden Komorbiditäten oder erweiterten Resektionen kann auch die Überwachung auf Intermediate-Care-Einheit oder Intensivstation indiziert sein. Neben der frühpostoperativen Mobilisation noch am OP-Tag sollten die Patienten zeitnah in atemtherapeutische Übungen und Atemtraining eingewiesen werden. Hierzu ist aus unserer Sicht eine adäquate analgetische Abdeckung der Patientin erforderlich, dies gelingt zum einen durch die routinemäßige intraoperative Anlage einer Interkostalblockade sowie durch großzügige Indikationsstellung zur patientenkontrollierten Analgesie. Im Regelfall erfolgt intraoperativ die Anlage einer Thoraxdrainage, welche bei fehlender Fistelung und regredienter Fördermenge innerhalb weniger Tage entfernt werden kann. Nach abschließender Röntgenkontrolle kann eine zügige Entlassung der Patienten nach Hause erfolgen, um eine schnelle Rekonvaleszenz auf das vorherige Aktivitätsniveau zu erreichen.

11.5 Vor- und Nachteile der roboterassistierten Lungenchirurgie

Technische Aspekte

Unbestreitbar bietet RATS einige technische Vorteile im Vergleich zur konventionellen, videoassistierten Thoraxchirurgie. Insbesondere aufgrund der verbesserten Manövrierbarkeit in 7

Freiheitsgraden der EndoWrist®-Technologie mit einem zusätzlichen Gelenk intrakoporal. Dies führt aufgrund der Ähnlichkeit mit gewohnten, manuellen Bewegungen zu einer intuitiveren Handhabung. Weitere technische Vorteile der Roboterchirurgie sind ein Tremorfilter, eine verbesserte Ergonomie, Fluoreszenzbildgebung (Firefly®-Technologie) und eine hochauflösende 3-dimensionale Sicht mit Selbstführung der Kamera. Der Hauptnachteil der aktuell (Stand Jahr 2019) verfügbaren Robotertechnologie ist das Fehlen eines haptischen Feedbacks. Es hat sich gezeigt, dass ein erfahrener Konsolenchirurg diesen Mangel aufgrund sich entwickelnder optischer Feedbackmechanismen ausgleichen kann (Meccariello et al. 2016).

Onkologische Ergebnisse

Die Evidenz zu den onkologischen Ergebnissen der RATS ist aktuell als noch gering einzuschätzen. In der deutschen Thoraxchirurgie gibt es einen kostenbedingten Trend zugunsten der VATS-Lobektomie, die sich zu einem uniportalen Ansatz entwickelt (Gonzalez-Rivas et al. 2013). Auch hier wurde intensiv diskutiert, ob VATS oder Thorakotomie der onkologisch besserer Ansatz ist, und bleibt letztlich umstritten (Gopaldas et al. 2010). Insbesondere bleibt die Qualität und Vollständigkeit der thorakalen Lymphadenektomie bei Verwendung der VATS unklar. Mit der Rate des nodalen Upstagings existiert ein Qualitätssicherungstool in Bezug auf die Vollständigkeit der thorakalen Lymphadenektomie. Diesbezüglich konnte eine Überlegenheit der konventionellen Thorakotomie über die VATS gezeigt werden (Boffa et al. 2012). Aufgrund der verbesserten intrakorporalen Beweglichkeit bestand hier die Hoffnung mit der RATS ähnliche Raten an nodalem Upstaging wie beim konventionell-offenen Vorgehen zu erreichen. Dies konnte in mehreren Studien gezeigt werden, ein Überlebensvorteil wurde hingegen nicht beobachtet (Yang et al. 2017; Wilson et al. 2014). Die klinische Relevanz dieser Ergebnisse bleibt somit unklar.

Konversionsraten und Sicherheitsaspekte

In der Literatur werden Konversionsraten von 9–10 % beschrieben (Glenn et al. 2019; Arnold et al. 2018). Im eigenen Vorgehen können diese Raten mit steigender Expertise deutlich reduziert werden. Im eigenen Patientengut ergaben sich vergleichbare Konversionsraten für die ersten 60 Eingriffe, hiernach fand eine deutliche Reduktion der Konversionsrate statt (4 %). Unterschiede in Bezug auf die postoperative Mortalität und Morbidität im Vergleich zur VATS ergaben sich in aktuellen Studien nicht (Louie et al. 2016). Zu den Sicherheitsaspekten zählt aus unserer Sicht die frühe Etablierung eines zur Thorakotomie erweiterbaren Zugangs, hierzu nutzen wir den Assistenzzugang über den schließlich auch das Operationspräparat geborgen werden kann. In unserer Erfahrung kann im Falle einer Blutung bereits robotisch eine, zumindest temporäre, Kontrolle durch Kompression erreicht werden. Im Bereich der Minithoraktomie des Assistenzzugangs kann dann zügig eine Thorakotomie etabliert werden. Neben der Blutung können auch Adhäsionen zur Konversion zwingen, dies jedoch zumeist ohne notfallmäßige Dringlichkeit. Trotzdem sollte der bettseitige Assistent eine ausreichende Expertise im Bereich der Thoraxchirurgie besitzen, um im Fall einer notfallmäßigen Konversion handlungsfähig zu sein.

Lernkurven

Die Lernkurve beschreibt die Anzahl der Operationen, die ein Chirurg benötigt, um eine Plateauphase in Bezug auf OP-Zeit, Konversionsraten und Komplikationen zu erreichen. Für die VATS-Lobektomie wird in der Literatur eine vergleichsweise lange Lernkurve mit ca. 50 Eingriffen beschrieben (Bedetti et al. 2017). Die stellt einen der großen Nachteile der VATS dar. Aus unserer Sicht stellt hingegen die roboterassistierte Thoraxchirurgie die ideale Translation des offenen Vorgehens auf einen minimal-invasiven Zugang dar. Diese persönliche Einschätzung wird gestützt von in der Literatur veröffentlichten Lernkurven der robotischen Lobektomie, wo Operationszahlen von 14-20 robotischen Lobektomien bis zum Erreichen der Plateauphase als ausreichend beschrieben werden (Toker et al. 2016; Cheufou et al. 2018). Durch die Verfügbarkeit einer Doppelkonsole kann nach Etablierung der Technik an einem Zentrum eine Ausbildung weiterer Konsolenchirurgen nach dem Fahrlehrerprinzip erfolgen.

11.6 Ausblick

Die Entwicklung von RATS ist noch nicht abgeschlossen, was durch neue chirurgische Techniken und technische Verbesserungen unterstützt wird. Im Sinne von zu erwartenden Augmented-reality-Verfahren ist in Zukunft gegebenenfalls die intraoperative Projektion von bildgebenden Befunden auf den Situs möglich. Dies kann zur sicheren Identifikation des Tumors wie auch der begleitenden Gefäße dienen und damit helfen, die Resektionsgrenzen zu visualisieren. Der nächste Schritt wird die Einführung einer Single-Port-Roboterplattform auf dem deutschen Markt sein. Angesichts der vielversprechenden Ergebnisse der uniportalen Lobektomie könnte dies potenziell die Vorteile beider Ansätze kombinieren.

Literatur

Arnold BN, Thomas DC, Narayan R, Blasberg JD, Detterbeck FC, Boffa DJ, Kim AW (2018) Robotic-assisted lobectomies in the national cancer database. J Am Coll Surg 226(6):1052–1062.e15

Bedetti B, Bertolaccini L, Solli P, Scarci M (2017) Learning curve and established phase for uniportal VATS lobectomies: the Papworth experience. J Thorac Dis 9(1):138–142

Boffa DJ, Kosinski AS, Paul S, Mitchell JD, Onaitis M (2012) Lymph node evaluation by open or video-assisted approaches in 11,500 anatomic lung cancer resections. Ann Thorac Surg 94(2):347–353

Brunelli A, Kim AW, Berger KI, Addrizzo-Harris DJ (2013) Physiologic evaluation of the patient with lung cancer being considered for resectional surgery: diagnosis and management of lung cancer, 3rd ed: American College of Chest Physicians evidence-based clinicalpracticeguidelines.Chest143(5Suppl):e166S–e190S

Cerfolio RJ (2016) Robotic sleeve lobectomy: technical details and early results. J Thorac Dis 8(Suppl 2):S223–S226

Cheufou DH, Mardanzai K, Ploenes T, Theegarten D, Stamatis G, Kampe S, Aigner C (2018) Effectiveness of robotic lobectomy – outcome and learning curve in a high volume center. Thorac Cardiovasc Surg 67(7):573–577

Colice GL, Shafazand S, Griffin JP, Keenan R, Bolliger CT, American College of Chest Physicians (2007) Physiologic evaluation of the patient with lung cancer being considered for resectional surgery: ACCP evidenced-based clinical practice guidelines (2nd edition). Chest 132(3 Suppl):161S–177S

Dumans-Nizard V, Guezennec J, Parquin F, Puyo P, Sage E, Abdat R, Vaillant V et al (2016) Feasibility and results of a fast-track protocol in thoracic surgery. Minerva Anestesiol 82(1):15–21

Egberts JH, Möller T, Hajduch S, Hofmann HS, Krüger I, Limmer S, Rückert JC, Steinert M (2018b) Stand der roboter-assistierten Thoraxchirurgie (RATS) 2017 in Deutschland. In: Zentralblatt für Chirurgie – Zeitschrift für Allgemeine, Viszeral-, Thorax- und Gefäßchirurgie, 143:V 213. Georg Thieme, Verlag KG Stuttgart

Egberts J-H, Möller T, Becker T (2018a) Robotic-assisted sleeve lobectomy using the four-arm technique in the DaVinci Si® and Xi® systems. Thorac Cardiovasc Surg 67(7):603–605

Glenn Z, Zubair M, Hussain L, Grannan K (2019) Comparison of pulmonary lobectomies using robotic and video-assisted thoracoscopic approaches: results from 2010 – 2013 National inpatient sample. J Cardiovasc Surg 60(4):526–531

Gonzalez-Rivas D, Paradela M, Fernandez R, Delgado M, Fieira E, Mendez L, Velasco C, de la Torre M (2013) Uniportal video-assisted thoracoscopic lobectomy: two years of experience. Ann Thorac Surg 95(2):426–432

Gopaldas RR, Bakaeen FG, Dao TK, Walsh GL, Swisher SG, Chu D (2010) Video-assisted thoracoscopic versus open thoracotomy lobectomy in a Cohort of 13,619 patients. Ann Thorac Surg 89(5):1563–1570

Hennon M, Landreneau RJ (2018) Role of segmentectomy in treatment of early-stage non–small cell lung cancer. Ann Surg Oncol 25(1):59–63

Ismail M, Swierzy M, Rückert JC (2013) State of the art of robotic thymectomy. World J Surg 37(12):2740–2746

Licht PB, Jørgensen OD, Ladegaard L, Jakobsen E (2013) A national study of nodal upstaging after thoracoscopic versus open lobectomy for clinical stage I lung cancer. Ann Thorac Surg 96(3):943–950

Louie BE, Wilson JL, Kim S, Cerfolio RJ, Park BJ, Farivar AS, Vallières E, Aye RW, Burfeind WR, Block MI (2016) Comparison of video-assisted thoracoscopic surgery and robotic approaches for clinical stage I and stage II non-small cell lung cancer using the society of thoracic surgeons database. Ann Thorac Surg 102(3):917–924

Meccariello G, Faedi F, AlGhamdi S, Montevecchi F, Firinu E, Zanotti C, Cavaliere D et al (2016) An experimental study about haptic feedback in robotic surgery: may visual feedback substitute tactile feedback? J Robot Surg 10(1):57–61

Melfi FMA, Menconi GF, Mariani AM, Angeletti CA (2002) Early experience with robotic technology for thoracoscopic surgery. Eur J Cardiothorac Surg 21(5):864–868

Möller T, Becker T, Egberts J-H (2019) Präkonditionierung von Lunge und Kreislauf vor viszeral- oder thoraxchirurgischen Eingriffen. Chirurg 90(5):529–536

Refai M, Andolfi M, Gentili P, Pelusi G, Manzotti F, Sabbatini A (2018) Enhanced recovery after thoracic surgery: patient information and care-plans. J Thorac Dis 10(Suppl 4):S512–S516

Rückert JC, Ismail M, Swierzy M, Sobel H, Rogalla P, Meisel A, Wernecke KD, Rückert RI, Müller JM (2008) Thoracoscopic thymectomy with the da Vinci robotic system for myasthenia gravis. Ann N Y Acad Sci 1132(1):329–335

Santoro E, Pansadoro V (2013) Robotic surgery in Italy national survey (2011). Updat Surg 65(1):1–9

Swanson SJ, Herndon JE, D'Amico TA, Demmy TL, McKenna RJ, Green MR, Sugarbaker DJ (2007) Video-assisted thoracic surgery lobectomy: report of CALGB 39802 – a prospective, multi-institution feasibility study. J Clin Oncol 25(31):4993–4997

Toker A, Özyurtkan MO, Kaba E, Ayalp K, Demirhan Ö, Uyumaz E (2016) Robotic anatomic lung resections: the initial experience and description of learning in 102 cases. Surg Endosc 30(2):676–683

Wei S, Chen M, Chen N, Liu L (2017) Feasibility and safety of robot-assisted thoracic surgery for lung lobectomy in patients with non-small cell lung cancer: a systematic review and meta-analysis. World J Surg Oncol 15(1):98

Wilson JL, Louie BE, Cerfolio RJ, Park BJ, Vallières E, Aye RW, Abdel-Razek A, Bryant A, Farivar AS (2014) The prevalence of nodal upstaging during robotic lung resection in early stage non-small cell lung cancer. Ann Thorac Surg 97(6):1901–1906. discussion 1906–1907

Win T, Laroche CM, Groves AM, White C, Wells FC, Ritchie AJ, Tasker AD (2004) Use of quantitative lung scintigraphy to predict postoperative pulmonary function in lung cancer patients undergoing lobectomy. Ann Thorac Surg 78(4):1215–1218

Yang H-X, Woo KM, Sima CS, Bains MS, Adusumilli PS, Huang J, Finley DJ et al (2017) Long-term survival based on the surgical approach to lobectomy for clinical stage I nonsmall cell lung cancer: comparison of robotic, video-assisted thoracic surgery, and thoracotomy lobectomy. Ann Surg 265(2):431–437

Erratum zu: Roboterassistierte Kolon- und Rektumresektionen

Henry Ptok und Roland S. Croner

Erratum zu:

Kapitel 5 in: T. Hackert, R. S. Croner (Hrsg.), Roboterassistierte Viszeral- und Thoraxchirurgie, https://doi.org/10.1007/978-3-662-60457-1_5

Die Videos 5.2 und 5.3 waren bei der Erstpublikation vertauscht; die Links in den Abbildungen 5.11 und 5.15 führten zu falschen Videos. Die Zuordnung der Videos zu den korrekten Abbildungen wurde korrigiert. Die Textreferenz des Videos 5.3 auf S. 58 führte fälschlicherweise auf Abbildung 5.11 statt auf Abbildung 5.15. Dies wurde ebenfalls korrigiert.

Die aktualisierte Version des Kapitels finden Sie unter https://doi.org/10.1007/978-3-662-60457-1_5

T. Hackert, R. S. Croner (Hrsg.), *Roboterassistierte Viszeral- und Thoraxchirurgie*,
https://doi.org/10.1007/978-3-662-60457-1_12

Anhang

Perspektiven der Roboterchirurgie

Roland S. Croner und Thilo Hackert

Chirurgische Techniken unterliegen einem ständigen Wandel. Technische Innovationen und neue Erkenntnisse in der Anatomie und Physiologie haben schon immer das Vorgehen der Chirurgen beeinflusst. Dabei stehen für den Chirurgen immer der Nutzen für den Patienten sowie der hohe Qualitätsanspruch seiner Arbeit im Vordergrund. Die Minimierung des chirurgischen Traumas, gepaart mit dem optimalen Behandlungserfolg für den Patienten sowohl perioperativ als auch langfristig sind oberste Prämisse unseres Handelns. Als neuste Innovation im Bereich der minimalinvasiven Chirurgie verzeichnen gegenwärtig sogenannte roboterassistierte Verfahren einen permanenten Anstieg hinsichtlich der Indikation und Anwendung in der Viszeral- und Thoraxchirurgie. Dabei handelt es sich in keiner Weise um eigenständig agierende Roboter, sondern eher um Telemanipulatoren, welche durch die Kombination technischer Besonderheiten die minimalinvasive Chirurgie auf ein neues Level heben. Initial wurden die Prototypen dieser „Roboter" für militärische Zwecke entwickelt. Die Idee, Operationsinstrumentarium am Patienten über eine gewisse Distanz zu navigieren, sollte für Ärzte und medizinisches Personal das Risiko im Einsatzgebiet reduzieren.

Mittlerweile hat die Technologie Einzug in die zivile Nutzung gefunden, wovon viele Patienten profitieren. Die Urologen haben als Erste den Vorteil der Systeme beim Agieren in engen Räumen, vor allem bei Prostataoperationen erkannt. Mittlerweile sind andere operative Disziplinen nachgezogen. Es gibt mittlerweile kaum eine Anwendung, die nicht wenigstens einmal dem Versuch unterzogen wurde, den „Robotereinsatz" zu wagen. Dies birgt aber auch Gefahren, denn der Einsatz neuer Operationskonzepte soll ja in erster Linie dem Patienten nutzen und nicht den „Spieltrieb" der Anwender befriedigen. Kritiker behaupten, die Methode würde bald wieder verschwinden, zu technokratisch, zu teuer, zu lange Operationszeiten, kein bewiesener Vorteil für den Patienten.

In Teilen ist dies sogar richtig. Objektivierbare, signifikante Vorteile der „roboterassistierten" Verfahren sind gegenüber der herkömmlichen Laparoskopie schwer zu evaluieren. Die Studien diesbezüglich zeigen bisher wenig signifikant verwertbare Vorteile für die Robotik. Daher muss die Frage erlaubt sein, ob wir nicht einer technischen Faszination unterliegen, welche von der Industrie getriggert wird, aber beim Patienten als Vorteil nicht ankommt.

Fakt ist, dass die Reduktion des chirurgischen Traumas und die damit verbundene postoperative schnellere Rekonvaleszenz des Patienten mit reduzierter Morbidität ein klarer Vorteil minimalinvasiver Operationstechniken ist. Dabei muss die gleiche perioperative und langfristige chirurgische Qualität wie bei offenen Operationen gewährleistet sein. Insbesondere in der onkologischen Chirurgie muss die Resektion der tumortragenden Organe mit gegebenenfalls adäquater Lymphknotendissektion in gleicher Weise wie bei offenen Operationen erfolgen. Nur dann profitiert der Patient von

T. Hackert, R. S. Croner (Hrsg.), *Roboterassistierte Viszeral- und Thoraxchirurgie*,
https://doi.org/10.1007/978-3-662-60457-1

der schnelleren postoperativen Erholung und auch vom mittel- und langfristigen onkologischen Ergebnis. Vor diesem Hintergrund hat sich die konventionell laparoskopische Chirurgie nach heftigen Diskussionen in den Anfangsjahren mittlerweile gut in der Allgemeinchirurgie und auch in der onkologischen Viszeral- und Thoraxchirurgie etabliert. Sie ist hier nicht mehr weg zu denken. Kennen wir nicht viele Argumente gegen die „roboterassistierte“ Chirurgie aus den Anfangsjahren der Laparoskopie?

Die roboterassistierten Verfahren sind deswegen so faszinierend, weil sie durch neue technische Innovationen und hier vor allem dem sogenannten EndoWrist® erhebliche Vorteile für den Operateur in die minimal-invasive Chirurgie bringen. Außerdem hat die Plattform ein enormes Potenzial für die Implementierung zukünftiger weiterer, digitaler Innovationen. Und hier ist auch die Grundlage der Faszination verwurzelt: Digitalisierung. Dieses Wort, das in aller Munde ist und unseren Arbeitsalltag in Zukunft verändern soll. Für den Chirurgen bedeutet Digitalisierung im Operationssaal = Robotik. Allerdings sind die bisherigen Systeme, wie ja bereits erwähnt, noch keine echten Roboter. Autonomie und unabhängiges Agieren der Maschinen ist noch nicht möglich. Dennoch bieten die gegenwärtigen Systeme durchaus die Plattform, solche Szenarien anzudenken. Angeheizt wird diese Diskussion durch die Industrie. Artifizielle Intelligenz, integrierte Bildgebung und Systemautonomie sind die Schlagworte der zukünftigen Ausrichtung. Sicher wird die Kombination all dieser Techniken irgendwann zu einer echten Autonomie, einem echten Operationsroboter führen. Dies ist nur eine Frage der Zeit. Ohne Zweifel müssen bis dahin noch erhebliche technische und innovative Barrieren gebrochen und gemeistert werden. Aber der Weg ist beschritten und die begonnene Entwicklung ist nicht aufzuhalten. Erhebliche juristische und ethische Diskussionen über die Anwendung solcher Methoden sowie über die gesellschaftspolitische Akzeptanz werden ganz sicher folgen.

Aber zurück zu den Fakten. Fakt ist, dass die gegenwärtigen Systeme einen sehr stabilen Operationssitus für den Operateure bieten. Fakt ist, dass wir eine extrem gute Visualisierung haben, Fakt ist, dass wir mittels neuer Freiheitsgrade an der Spitze der Instrumente neue Möglichkeiten der Geräteführung und Anwendung bei der Präparation und der Anlage von Nähten haben. Fakt ist, dass wir im Situs mehrere Instrumente durch den Operateur kontrollieren und einstellen können. Fakt ist, dass die Bewegung der Instrumente im Patienten über die Konsole für den Operateur erheblich einfacher von statten geht als dies bei der konventionellen Laparoskopie am Tisch möglich ist. Die Stabilität des Operationssitus kann durch neuartige Insufflationsmanagementsysteme weiter optimiert werden. Diese verfügen über einen ventilfreien Trokar mit deutlich vergrößertem Anschluss für den Insufflationsschlauch. Sie sind in der Lage, binnen kürzester Zeit große Mengen CO_2 nach zu pumpen. Die bisherige Limitierung des Gasflusses durch den Luerlock-Anschluss eines Trokars entfällt somit, sodass auch bei konstantem Saugen oder großen Leckagen ein sicheres Arbeiten durch ein stabiles Pneumoperitoneum möglich bleibt. Zudem zirkuliert das CO_2 permanent zwischen dem Patienten und dem Gerät. Ein Filter im Gerät sorgt für die Eliminierung der Rauchgase, und das gereinigte CO_2 wird dem Patienten wieder zugeführt. Im Ergebnis hat der Operateur immer eine rauchfreie Sicht und das Personal wird geschützt vor der Inhalation schädlicher Rauchgase. Die Kombination all der beschriebenen Details bringt für den Operateur erhebliche ergonomische und visuelle Vorteile gegenüber der konventionellen Laparoskopie. Jeder Chirurg, der ein „Robotersystem“ einmal ausprobiert hat, realisiert dies sofort.

Die minimal-invasive Chirurgie wird durch die Anwendung der Robotik auf ein neues Level gehoben. Die Frage, welche man sich stellen muss, ist, ob sich nicht diese Optimierungen der Ergonomik und des „Komforts“ für den Operateur doch letztendlich auf die Behandlungsqualität des Patienten auswirkt. Lernkurven für definierte Operationen fallen mit der Robotik aufgrund der beschriebenen Vorteile bereits flacher aus als bei der konventionellen Laparoskopie. Ein klarer Vorteil für Patienten, denn dadurch kann sich eine anspruchsvolle minimal-invasive

Prozedur schneller verbreiten und mehreren Patienten zu Gute kommen.

Aber die Anwendung der Robotik im Operationssaal vermag noch mehr. Da der Operateur an einer Konsole agiert, ist er auf eine enge Interaktion mit den Assistenten und Pflegekräften am Operationstisch angewiesen. Roboterchirurgie ist echtes Teamwork. Ohne die Formation eines gut funktionierenden Teams mit klaren Handlungsanweisungen, Rückkopplungen und vor allem gegenseitigem Vertrauen ist Roboterchirurgie in der gegenwärtigen Form nicht umsetzbar. Diese Erkenntnis führt zu einer völlig neuen Art der Interaktion der beteiligten Partner. Team-Building im Operationssaal bekommt eine völlig neue Definition. Überzogene Hierarchien mit bedingungslosem Gehorsam funktionieren hier nicht. Erfolge und Niederlagen werden intensiv gemeinsam erlebt und analysiert. Der hierdurch geprägte Spirit im Operationssaal prägt die neue Gestaltung dieses Arbeitsplatzes, was ihn für unsere junge Generation attraktiv macht. Diese neue Attraktivität ist für unser Fach von essenzieller Bedeutung, um künftig ausreichend Nachwuchs zu generieren und für die Chirurgie mit all ihren Facetten zu begeistern. Für unseren chirurgischen Nachwuchs bietet die Robotik eine ideale Plattform, um in die wunderbare Welt der Chirurgie einzutauchen, diese kennen zu lernen und auch das Fach künftig weiter zu entwickeln. Viele der jungen Kollegen bringen bereits Erfahrungen mit digitalen Medien aus anderen Bereichen mit und gelten daher als sogenannte „digital natives". Die Integration digitaler Plattformen in den Operationssaal ist für sie eine logische Konsequenz der gegenwärtigen Entwicklung in allen Belangen des alltäglichen Lebens. Die neuen Handlungsspielräume, welche die Robotik gegenüber der konventionellen Laparoskopie eröffnet, wird zu Problemlösungen und neuen operativen Strategien führen, welche durch eine neue Generation von Chirurgen entwickelt und geprägt werden.

Die Chirurgie befindet sich somit in einer echten Umbruchphase. Eine Zeit der Erneuerung, getrieben durch technische Innovationen und gesellschaftspolitische Umbrüche. Eine echte Chance für unser Fach und eine spannende Zeit. Vor dem skizzierten Hintergrund wird nach meiner persönlichen Einschätzung die roboterassistierte Chirurgie die konventionelle Laparoskopie perspektivisch ablösen.

Ähnliche Entwicklungen haben sich bei anderen technischen Innovationen bereits abgespielt. Betrachtet man die Telekommunikation oder die Navigation im Straßenverkehr, lassen sich schnell Parallelen identifizieren. Die Industrie hat dies bereits erkannt, daher wurde von vielen Firmen der Weg Richtung roboterassistierter Chirurgie beschritten, um hier neben dem bisherigen Marktführer andere Systeme zu etablieren. Die ersten Konkurrenzprodukte sind bereits auf dem Markt, weitere werden folgen. Dies wird in absehbarer Zeit auch den gegenwärtig hohen Kostenaufwand für die roboterassistierten Eingriffe reduzieren. Dadurch kann das Verfahren nicht nur in universitären Zentren und großen Kliniken, sondern auch weiter in der Breite etabliert und eingesetzt werden. Gegenwärtig wird durch den erheblichen Kostendruck im Gesundheitssystem diese Etablierung in der Breite blockiert. Damit wird eines der wesentlichen Argumente der Kritiker der Robotik im OP, nämlich die hohen Kosten, in absehbarer Zeit fallen.

Weitere technische Innovationen wie haptische Rückkopplung der Instrumente, noch kleinere Zugänge für ein geringeres Operationstrauma, intraoperative Bildgebung zur Darstellung von Tumoren und Organen werden von vielen Anwendern erwartet und werden hoffentlich bald die Operationsroboter noch besser für den Einsatz im OP wappnen.

Die Robotik ist mittlerweile echte Realität, sie ist hier in unserer Gegenwart und es liegt an uns Chirurgen, die Systeme, Indikationen und Operationsverfahren mit zu entwickeln.

Im Sinne unserer Patienten sollten wir die Chance ergreifen und die Zukunft mitgestalten wie es Chirurgen schon immer getan haben. Denn nur wir wissen, in welchen Bereichen neue Technologien im Operationssaal bei der Anwendung für den Patienten letztendlich sinnvoll sind. Letztendlich ist es immer besser, die Dinge mit zu entwickeln als entwickelt zu werden.

Stichwortverzeichnis

A

Alexis-Sperrer, 65
Anastomoseninsuffizienz, 72
Anatomische Leberresektion, 114
Andocken, 31
Anteriores Lebersegment, 97, 106
Anti-Trendelenburg-Lagerung, 41
Aquajet, 104
Armplexusschädigung, 138
Arteria colica media, 51
Arteria colica sinistra ascendens, 60
Arteria hepatica dextra, 111
Arteria mesenterica inferior, 60
Arteria rectalis superior, 63
Assistententrokar, 36, 124
Augmented Reality, 151
Ausstromkontrolle, 100
Axillärer Zugang, 134

B

BABA, 135
Beobachtungsstudie, 3
Bergebeutel, 105
Bergeinzision, 53
Bergeschnitt, 125
Blasenfunktion, 74
Blutverlust, 72, 96
Bursa omentalis, 37, 52, 58

C

Clipping, 101
Colon transversum, 54
Complete Mesocolic Excision (CME), 47, 72
CUSA, 104

D

D2-Lymphadenektomie, 83
Da Vinci-Si, 29
Da Vinci-Stapler, 32
Da-Vinci-System, 2, 30, 85
Da Vinci Xi, 18
Da-Vinci-Xi-System, 35
Denonvillier-Faszie, 69
Deszendorektostomie, 70
Dissektionsgerät, 81
Dissektionslinie, 103
Distale Pankreatektomie, 31
Drainage, 105
Duct-to-mucosa-Naht, 38
Duodenopankreatektomie, 3, 39
Dysästhesie, 138

E

Einführung, 91
Eingefäßversorgung, 123
Eingriffskosten, 47
Einstromkontrolle, 98
Endowrist, 46
Expertise, 46
Extrahepatic Glisson Approach, 109
Extrakorporale Anastomosierung, 53, 56
Extrazervikaler Zugang, 132
Ex-vivo-Training, 8

F

Fast Track, 149
FDA-Zulassung, 2
Fibrinklebung, 101
Flexurmobilisation, 57
Fluoreszenzcholangiografie, 115
Fluoreszierende Tumordarstellung, 115
Früh-postoperative Ergebnisse, 71
Funktionelle Operabilität, 144

G

Gallenfistel, 101
Gastrektomie, 79
Gastroepiploika-Arkade, 53, 55, 58, 60
Gesamtüberleben, 74, 116

T. Hackert, R. S. Croner (Hrsg.), *Roboterassistierte Viszeral- und Thoraxchirurgie*,
https://doi.org/10.1007/978-3-662-60457-1

H

Handassistierte laparoskopische Spendernephrektomie, 122
Handassistierte retroperitoneoskopische Spendernephrektomie, 122
Hand-Augen-Koordination, 122
Harnleiter, 124
Hemihepatektomie links, 107
Hemihepatektomie rechts, 110
Hemikolektomie links, 62
Hemikolektomie rechts, 47, 71
Henle-Truncus, 51, 55
Hybrid-Ösophagektomie, 17
Hybrid-Verfahren, 104
Hypoparathyreoidismus, 138

I

Ileokolische Gefäßachse, 50
Indocyaningrün-Fluoreszenz, 22
Indocyaningrün (ICG), 114
Indocyaninrün (ICG), 65
Intrahepatische Gefäßarchitektur, 102
Intrahepatische Gefäßversiegelung, 102
Intrakorporale Anastomosierung, 53, 56
Intraoperativer Blutverlust, 115
Intraoperativer Ultraschall, 41, 102
In-vivo-Training, 8
IPMN, 42

K

Kameraport, 31
Koagulation, 101
Kolektomie, 3
Kololienales Band, 59
Komplikationsrate, 34, 126
Konsole, 2
Kontraindikation, 133
Kontrastmittelultraschall, 102
Konventionelle Laparoskopie, 126
Konversion, 47
Konversionsrate, 54, 71, 72, 115, 150
Kosmetik, 138
Kosten, 91, 116, 140
Krankenhausverweildauer, 116
Krankheitsfreies Überleben, 116

L

Lagerung, 87
Laparoskopie, 30, 34
Laparoskopische Spendernephrektomie, 122
Leberfunktionstest, 96
Leberlebendspende, 113
Lebermobilisierung, 105
Lebervenenmündung, 100
Leitlinie, 133
Lernkurve, 12, 47, 81, 92, 126, 139, 150
Ligamentum hepatoduodenale, 37
Ligamentum teres hepatis, 105
Ligamentum triangulare dextrum, 113
Ligamentum venosum, 105
Linke Kolonflexur, 57
Linke Lebervene, 105, 110
Linkslaterale Leberresektion, 104
Linksseitige Spendernephrektomie, 123
Lobektomie, 144
Lokalrezidivrate, 74
Lonestar-Retraktor, 70
Luftembolie, 98
Lungenresektion, 143
Lymphadenektomie, 18, 81, 148
Lymphknotenausbeute, 73
Lymphknotendissektion, 83, 107

M

Magen-Bypass, 86
Magenchirurgie, 80
Magenkarzinom, 81
Magenschlauchbildung, 21
Majorresektion, 107
Manschettenresektion, 144
Maryland-Pinzette, 103
Medialer Zugang, 57
Mentoringkonsole, 10
Mesenterialwurzel, 37, 49
Mesocolon transversum, 56
Mesorektum, 65, 69
Metaanalyse, 92
Minimal-invasive Ösophagektomie, 17
Minimal-invasives Operationsverfahren, 1
Mittlere Lebervene, 106
Monopolare Schere, 103
Morbidität, 40, 46, 71
Mortalität, 40, 71
Musculus sphinkter ani internus, 69

N

Nebenniere, 124
Nebennierenvene, 124
Nephrektomie, 122
Nervus hypogastricus, 64, 69
Nervus hypoglossus, 137
Nervus mentalis, 137
Nervus recurrens, 24
Nierenfunktionsszintigrafie, 123
Nierentransplantation, 121
Nierenunterpol, 125

O

Oberlappenresektion, 145
Onkologische Qualität, 116
Onkologisches Langzeitergebnis, 73
Operationsroboter, 31, 122

Operationstechnik, 4
Operationszeit, 39, 72, 115, 126, 139

P
Pankreaschirurgie, 29, 30
Pankreaskarzinom, 39
Pankreaslinksresektion (PLR), 34
Pankreasunterrand, 58, 64
Pankreatektomie, 40
Parenchymdemarkierung, 110
Parenchymdissektion, 101
Patient Cart, 2
Patientenselektion, 46, 133
Patientensicherheit, 140
Peritoneale Umschlagsfalte, 69
Periumbilikale Minilaparotomie, 125
Pfannenstiel-Schnitt, 33, 38, 65, 105, 125
Pfortader, 108
Pfortadergabel, 112
Pfortaderniveau, 32
Posteriores Lebersegment, 98, 106
Postoperative Komplikationsrate, 115
Präparationsspielraum, 132
Pringle-Manöver, 99
Promontorium, 69
Protektives Loop-Ileostoma, 70
Pyloruserhaltende Resektion, 37

R
Randomisierte Studie, 3, 40
Rechte Lebervene, 113
Rechtseitige Spendernephrektomie, 123
Rechts-lateraler Pfortaderast, 106
Redo-Operation, 90
Rektumresektion, 66, 71
Rekurrensparese, 138
Resektionsausmaß, 96
Resektionsrand, 102
Reservekapazität, 96
Retroaurikulärer Zugang, 136
Retrospektive Studie, 40
Roboter, 30, 31, 35, 40, 42
Roboteraassistierte Spendernephrektomie, 126
Roboterassistierte minimal-invasive Ösophagektomie, 17
Roboterassistierte Thoraxchirurgie, 143
Roboters, 29
Robotik, 34, 85
Robotikzentrum, 91
Robotische Chirurgie, 1
Robotische Gruppe, 39
Robotische Ösophagusresektion, 3
Robotische Pankreaschirurgie, 30

S
Schilddrüsenkarzinom, 139
Schilddrüsenvolumen, 133
Schwierigkeit, 93
Segment I, 110
Segmentresektion, 144
Seitenwahl, 123
Selektive Darmdekontamination, 27
Sexualfunktion, 74
Sigmaresektion, 62
Simulatortraining, 7
Sleeve-Gastrektomie, 86
Spiegel-Venen, 112
Staging, 145
Surgical Cart, 6

T
Table-Motion, 38, 40
Table-Motion-Technologie, 48
Teamfähigkeit, 12
Technik, 87
Telemanipulator, 2
Terminale Niereninsuffizienz, 121
Thorakotomie, 150
Thoraxdrainage, 149
Thymektomie, 143
TME-Qualität, 74
Total intravenöse Anästhesie, 18
Tourniquet, 97
Tracheal- und Ösphagusverletzung, 138
Training, 3
Trainingscurriculum, 9
Transaxillärer Zugang, 132
Transorale Thyreoidektomie, 137
Transversosigmoidostomie, 66
Treitz-Band, 36
Trokarplatzierung, 35, 80
Trokarposition, 41
Trokarpositionierung, 31
Tumorfreies Überleben, 74
Tumorspezifisches Überleben, 73
Tutoring, 4, 30

U
Ultracision, 102
Umstechung, 101
Umwandlungsoperation, 90
Uncinate, 38
Uniportale Lobektomie, 151

V
Vakuummatratze, 123
Vena mesenterica inferior, 57
Vena mesenterica superior, 50
Verres-Nadel, 48, 97
Vessel Sealer, 31, 102
Videoanalyse, 10
Vision Cart, 2
Visuelle Haptik, 47

W
Warme Ischämiezeit, 126

X
Xi-Roboter, 85

Z
Zirkular-Stapler, 26
Zirkumferenzieller Resektionsrand, 74